Joachim-F. Grätz

Klassische Homöopathie für die junge Familie

Kinderwunsch, Schwangerschaftsbegleitung und Geburt, Kleinkindbetreuung, Entwicklungsstörungen und Behinderungen, natürliche Entwicklung

Band 2 – Fallbeispiele aus der Praxis

F. Hirthammer Verlag

Im gleichen Verlag sind zum Thema Impfungen bisher folgende sich ergänzende Bücher erschienen:

H. L. Coulter:	Impfungen – der Großangriff auf Gehirn und Seele
F. und S. Delarue:	Impfungen – der unglaubliche Irrtum
S. Delarue:	Impfschutz – Irrtum oder Lüge?
J.-F. Grätz:	Sind Impfungen sinnvoll? Ein Ratgeber aus der homöopathischen Praxis
G. Buchwald:	Der Rückgang der Schwindsucht (Tbc) trotz „Schutz"-Impfung
V. Scheibner:	Impfungen, Immunschwäche und Plötzlicher Kindstod
G. Kneißl:	Impfratgeber aus ganzheitlicher Sicht

2., erweiterte Auflage April 2003

ISBN 3-88721-158-8

Raiffeisenallee 10, D-82041 Oberhaching/München
Telefon 089/323 33 60, Telefax 089/324 17 28

Gedruckt auf 100% chlorfrei gebleichtem Papier.

Gewidmet meiner lieben Frau Andrea und meinen lieben Kindern
Christina Elisabeth, Sarah Irina und Jan-Niklas,
die gesund und im Einklang mit den Naturgesetzen aufwachsen dürfen
und die mir durch ihre Liebe jederzeit Kraft und Unterstützung geben,
sowie meinen lieben Patienten,
die mir ihr Vertrauen geschenkt haben und
von denen ich so viel lernen durfte.

„Der Gesundheitszustand des Menschen ist ein Dokument für die Einstellung desselben in die Naturgesetzlichkeit des Lebens und ein Maßstab hierfür."

Professor Dr. Günther Enderlein

„Naturam expelle furca; tamen usque recurret."
(„Treibst du Natur mit dem Knüppel aus, sie kommt stets zurück.")

Horaz, 65–8 v. Chr.

„Die größte Krankheit des Menschen ist aus der Bekämpfung der Krankheit entstanden, denn die eigentlichen Heilmittel haben weit Schlimmeres gebracht, als man mit ihnen zu erreichen gedachte."

Friedrich Wilhelm Nietzsche

„Gesetz ist das wirkliche Leben aller Dinge."

John Henry Allen in ‚Die Chronischen Krankheiten – Die Miasmen'

„Die Wahrheit richtet sich nicht nach uns, wir müssen uns nach ihr richten."

Matthias Claudius

„Das Wahre hat allein Bestand."

Sophokles, 495–406 v. Chr.

„Es dauert in der Wissenschaft nicht dreißig, sondern sechzig Jahre, bis eine neue, umstürzende Erkenntnis sich durchsetzt. Es müssen nicht nur die alten Professoren, sondern auch ihre Schüler aussterben."

Max Planck

Inhaltsverzeichnis

Vorwort zur 2. Auflage

Mit Freude kann ich feststellen, daß die beiden Bücher *„Klassische Homöopathie für die junge Familie“* sowohl in der Fachwelt als auch bei interessierten Familien so viel Anklang gefunden haben und unter aller Voraussicht zu einem wegweisenden Klassiker avancieren. Aus diesem Grunde möchte ich als Vorwort für die 2. Auflage aus der Vielzahl der dankbaren Zuschriften einige wenige Auszüge zitieren:

„Der erste Band Ihres Buches ist gelesen und der zweite nähert sich leider dem Ende zu. Ich war mit Begeisterung dabei und danke Ihnen dafür. Ihr Buch hat mir wieder sehr viel an Wissen und damit auch an Sicherheit gegeben.“ Frau S. H., Mutter von zwei Kindern aus M.

„Ich gratuliere Ihnen zu Ihrem Buch.“ Dr. S. aus S., Österreich, Ärztin

„Herzlichen Dank für Ihr ausgezeichnetes Buch, das auch im Hinblick auf die homöopathische Behandlung sehr empfehlenswert für Patienten ist.“
Frau G. S., Heilpraktikerin in E.

„... darf ich Ihnen sagen, daß ich Ihr Buch für sehr gut und sehr wichtig halte, in dem Bemühen, Kinder vor Schäden zu bewahren. Daher kann ich es in jeder Hinsicht sehr empfehlen.“
Dr. med. H. P. aus H., Kinderarzt mit Zusatzbezeichnung Homöopathie

„Ich habe zunächst mit Band 2 begonnen und ihn gelesen wie einen Krimi. Einfach spannend. Ich konnte ihn nicht beiseite legen.“ Herr K. P. aus W.

„... möchte ich mich bedanken und Ihnen sagen, daß ich durch das Studium Ihrer Bücher für mich persönlich und meine Praxis eine Menge lernen konnte.“
Dr. med. M. B. aus B., Kinderarzt mit Zusatzbezeichnung Homöopathie

„Nochmals vielen Dank, daß Sie diese wertvolle Arbeit leisten.“
Frau H. H., Mutter aus S.

Dr.-Ing. Joachim-F. Grätz, Oberhausen i. Obb., im April 2003

Vorwort zur 1. Auflage

Der vorliegende *„Band 2 – Fallbeispiele aus der Praxis“* ist Teil des zweibändigen Werkes *„Klassische Homöopathie für die junge Familie“* mit dem Untertitel *„Kinderwunsch, Schwangerschaftsbegleitung und Geburt, Kleinkindbetreuung, Entwicklungsstörungen und Behinderungen, natürliche Entwicklung“*, welches aus meiner homöopathischen Praxisarbeit heraus entstanden ist. Er setzt gewissermaßen die Lektüre von *„Band 1 – Grundlagen und Praxis“* voraus, ist aber auch, für sich allein genommen, durchaus verständlich und lesenswert. Am meisten Nutzen wird der Leser jedoch erst dann ziehen können, wenn die Gesamtzusammenhänge der präsentierten, recht anspruchsvollen Fälle bis ins Detail durchdrungen und in ihrer *vollständigen* Tragweite verstanden werden. Und einige Gedankengänge und therapeutische Schlußfolgerungen kann er, ob Therapeut oder medizinischer Laie, so behaupte ich, wirklich erst dann in vollem Umfange nachvollziehen, wenn er sich eingehend mit den in Band 1 erarbeiteten Grundlagen und Naturgesetzmäßigkeiten sowie den daraus abgeleiteten therapeutischen Konsequenzen vertraut gemacht hat. Dies gilt weitestgehend auch für den (herkömmlichen) Homöotherapeuten, da ja auch er auf medizinischem Grundwissen aufsetzen muß! – Ich wünsche Ihnen viel Freude bei der Lektüre bzw. beim Studium der Fälle.

Dr.-Ing. Joachim-F. Grätz, Starnberg/See, im August 1999

Einleitung

„Ein Bild sagt mehr als tausend Worte"; da man kann Archimedes immer wieder beipflichten. Aus diesem Grunde sollen die erarbeiteten Gesetzmäßigkeiten und Zusammenhänge aus Band 1 anhand von ausgewählter Kasuistik verifiziert und vertieft werden. In dem vorliegenden Band 2 werden also lehrreiche und einprägsame Fallbeispiele aus meiner homöopathischen Praxis vorgestellt, welche allesamt mit den Kenntnissen der Klassischen Homöopathie, insbesondere der Miasmenlehre, und den sonstigen besprochenen Überlegungen für jedermann gut nachvollziehbar sein sollten, trotz ihrer teilweise recht großen Komplexität. Die Fälle beinhalten die großen Themenkreise *Schwangerschaftsvorbereitung und -begleitung, Säuglings- und Kleinkindbetreuung, die junge Familie* und schließlich auch *die ältere Generation.*

1. Repertorisationsschema

Um den Weg zum heilenden Simile (bzw. zu den heilenden Similia) visualisieren zu können und ganz besonders für all diejenigen, die aus didaktischen Gründen versuchen, anhand der beschriebenen Fallschilderungen vorab eine eigene „Nachrepertorisation“ zu erstellen, um dann danach besser vergleichen zu können, inwieweit sie den Fall wirklich „durchdrungen“ haben, habe ich mich entschlossen, bei den meisten Fällen eine *Repertorisation* mitzuliefern. Der weniger Interessierte braucht ja keinen intensiven Blick darauf zu verschwenden.
Für den interessierten Laien oder Einsteiger in die Homöopathie deshalb an dieser Stelle noch ein paar erklärende „Worte“, wie so eine Repertorisation zu lesen ist (siehe hierzu das – im Sinne von Archimedes – selbsterklärende Bild 1.1). Und noch einmal kurz zur Wiederholung: Die Repertorisation* kann nur eine grobe Hilfe für den Einstieg in die Arzneimittellehre sein, nicht mehr und nicht weniger! So ist nicht immer das an erster Stelle stehende Arzneimittel das zu verschreibende Simile! *Der nicht zu unterschätzende Vorteil einer Computerrepertorisation liegt in der Handhabbarkeit der großen Rubriken und dem Durchspielen von Varianten und last (but) not least in der Geschwindigkeit der Erstellung der relevanten Unterlagen für die Arzneimittelwahl bei komplexen chronischen Fällen.* Erst mit der Auswertung (Arzneimittelmatrix) beginnt das eigentliche Denkgeschäft des Homöopathen (was, streng genommen, nicht so ganz stimmt, denn es beginnt selbstverständlich schon etwas früher, nämlich mit der Auswahl der miasmatischen und sonstigen wichtigeren Symptome für die Repertorsation). Und eines sollte auch noch vermerkt werden: Nicht jeder Fall läßt sich mittels Repertorisation lösen; manche Fälle lassen sich einfach nicht repertorisieren (wie z. B. der Fall der Kiefergelenkkapselentzündung in Band 1, Kapitel 4.4)!

* Grundlage nachfolgender Repertorisationen ist der „dreibändige Kent“ und ergänzend dazu das „Synthetische Repertorium“ von Barthel/Klunker. Darüber hinaus wurden aber auch einige Ergänzungen bzw. Erweiterungen aus dem Erfahrungsschatz meiner homöopathischen Praxis mit aufgenommen.

***Repertorisation:* Musterbeispiel (Komplikation nach selbstbehandelten Windpocken - Guillain-Barré-Syndrom)**

SAMUEL-Serie V7.0

Nr.	Symptome	
1	hautausschl./a - windpocken	*<klinische Rubrik>*
2	gliederschm./o - gelenke	
3	gliederschm./m - bewegung verschlechtert	
4	**modalitäten - berührung, berührt werden, verschlechtert**	
5	gliederschm./o - knochen	
6	schweiß/z - nachts	
7	magen - durst - durstlos	
8	magen - durst - durstlos - hitzestadium im fieber	
9	modalitäten - bewegung - verschlechtert	

Spalte — *Anmerkung zum Symptom*

Methode: Wertigkeit

Nr.	Arzneimittel	Neg	Wert	1	2	3	**4**	5	6	7	8	9	10	11	12	13	14	15	16	17	18	19	20	21	22	23	24	25
1	**puls**	1	20	3	3	.	**2**	3	3	3	2	1																
2	led	0	19	2	3	2	**2**	2	2	1	2	3																
3	sulf	1	19	3	2	.	**3**	2	3	1	2	3																
4	colch	2	17	.	2	3	**3**	2	1	3	.	3																
5	sep	2	17	2	.	.	**3**	2	3	2	3	2																
6	chin	1	16	.	2	1	**3**	1	2	3	1	3																
7	cocc	1	16	.	2	2	**3**	2	2	1	1	3																
8	nux-v	2	16	.	3	2	**3**	3	1	1	.	3																
9	sil	2	16	1	2	2	**3**	2	3	.	.	3																
10	merc	3	15	2	2	.	**2**	3	3	.	.	3																

Zeile

Arzneimittelmatrix

Legende:		
Methode:	*Wertigkeit*	*Arzneimittelmatrix sortiert nach "Wert"*
	Treffer	*Arzneimittelmatrix sortiert nach "Neg"*
Wertigkeit des Arzneimittels:		*1- bis 3-wertig (bzw. kein Eintrag)*
Wert:		*Gesamtwertigkeit des Arzneimittels über alle Symptome*
Neg:		*negative Trefferanzahl des Arzneimittels*
Symptom im Fettdruck:		*Leitsymptom bzw. für die Arzneimittelwahl gutes Symptom*
Arzneimittel im Fettdruck:		*gewähltes Simile*

Lesbarkeit des Repertorisationsschemas am Beispiel von Symptom Nr. 7 "Durstlosigkeit":

(entspricht Spalte 7 der Arzneimittelmatrix)	*Zeile 1:*	*Pulsatilla*	*dreiwertig*	*also sehr durstlos*
	Zeile 2:	*Ledum*	*einwertig*	*d.h., nicht typisch für Ledum*
	...			
	Zeile 9:	*Silicea*	*kein Eintrag*	*d.h., kein Silicea-Symptom*

Bild 1.1 Repertorisationsschema

2. Schwangerschaftsvorbereitung und -begleitung

Die nachfolgenden Fälle veranschaulichen auf eindrucksvolle Weise, wie sanft und dennoch tiefgreifend Homöopathie während der Schwangerschaft, aber auch bei bislang unerfülltem Kinderwunsch, wirken kann. Grundsätzlich gesehen, ist eine homöopathische Schwangerschaftsvorbereitung in jedem Falle sinnvoll, am besten bei beiden zukünftigen Elternteilen, da man hiermit nicht nur einen sehr großen Einfluß auf die Miasmen der mütterlichen, sondern auch der väterlichen Linie hat (wie bereits in Band 1, Kapitel 2.6 *Bester Einstieg in die Homöopathie aus Sicht eines Kindes* dargestellt). Dies gilt mutatis mutandis auch bzgl. einer Schwangerschaftsbegleitung, nur daß dann ausschließlich der Einfluß der mütterlichen Seite behandelt werden kann. Allerdings ist eine Schwangerschaft häufig viel zu kurz, um die gesamte miasmatische Bandbreite vollständig abtragen zu können. Trotzdem läßt sich auch bei sehr fortgeschrittenen Schwangerschaften noch einiges erreichen.*

Im folgenden also keine 08/15-Bagatellfälle bzgl. Schwangerschaftsvorbereitung und Schwangerschaftsbegleitung, sondern handfeste Störungen, mit denen die herkömmliche Medizin, ob Schulmedizin oder Naturheilkunde, gleichermaßen nicht zurechtkommt bzw. niemals zurechtkommen kann.

* Hierzu ein kurz skizziertes Beispiel aus der homöopathischen Praxis: Eine junge werdende Mutter fand erst in der 35. SSW zur Homöopathie. Ihre Schwangerschaftsbeschwerden waren chronische Pilzinfektionen mit zähem, stark juckendem Ausfluß, welche bislang fünfmal erfolglos behandelt wurden, teilweise Depressionen, extreme Stimmungsschwankungen, starke Reizbarkeit, Druckgefühl auf den Beckenboden mit dem Bedürfnis, sich „einen Haufen Kissen zwischen die Beine zu klemmen", anfangs 3 Monate Übelkeit mit zeitweiligem Erbrechen, Eisenmangelanämie mit einem Hb-Wert von nur 8,3 g/dl, blutende Hämorrhoiden, Wassereinlagerungen in den Fingern und Füßen, Kalkablagerungen in der Plazenta mit der bedrohlichen Diagnose Plazentainsuffizienz, so daß sich die Schwangere einem enormen Druck durch die Ärzte ausgesetzt fühlte, und Minderwuchs des Kindes („Winzling" laut Aussage des Gynäkologen). – Therapiebeginn in der 36. SSW mit Medorrhinum LM18 und die letzten beiden Tage vor der Geburt Pulsatilla LM6. Der Patientin ging es zunehmend besser, ihr Gemüt hellte sich auf, auch die anderen Beschwerden ließen nach. Schließlich wurde bei sehr gutem Allgemeinbefinden der errechnete Geburtstermin sogar um 11 Tage überschritten, so daß das Kind mit einem „perfekten" Geburtsgewicht (3700 g bei 55 cm Länge) gesund zur Welt kam!

2.1 Kinderlosigkeit – Sterilität

Die Anwendung des Similegesetzes auf das aktive Miasma ist die einzige Methode zur Heilung der Krankheit, selbst wenn diese das pathologische Stadium erreicht hat. – John Henry Allen *in „Die chronischen Krankheiten – die Miasmen"*

Eine junge Frau (26 Jahre) kommt wegen ihrer Kieferhöhlen in die Behandlung. Vor drei Jahren waren diese vollständig vereitert; seitdem habe sie ständig Probleme. Außerdem plage sie seit sechs Jahren eine Warze am linken Fuß. Es seien einmal fünf gewesen, welche sie damals vereisen und rausbrennen ließ.

Direkt nach der Geburt litt die junge Frau an einem Herzklappenfehler, welcher aber mit der Zeit verwachsen ist (Elektroschocktherapie). Aus diesem Grunde habe sie keine Kleinkindimpfungen erhalten. Die einzigen Impfungen, die sie bekam, bestanden in der Hepatitis-B- und Tetanusimpfung vor zwei Jahren. Während der Schwangerschaft habe ihre Mutter kaum Fruchtwasser gehabt, was ohne Behandlung blieb. Dies war auch bei ihrem Bruder der Fall, welcher mit einem verdrehtem Arm zur Welt kam.

Die Patientin hat nur ein Ovar (Eierstock), und bislang kam es noch nie zu einem Eisprung (lt. Aussage ihrer Gynäkologen). Ihr rechter Eierstock ist im Alter von zwei Jahren „abgestorben", „der Eileiter war verdreht". So wurde dieser Teil der Adnexe operativ entfernt, zusammen mit der Appendix (sog. Blinddarm), welche jedoch gesund (!) war (chirurgische Gründlichkeit, „wenn der Bauch schon einmal auf ist"). Die Medizinwelt spricht hier von absoluter Sterilität.

Vor drei Jahren hatte sie eine Zeitlang „Lungenstechen", wie eine Verkrampfung, rechts. Der Arzt habe Grieß in der Galle festgestellt, welcher „ausgeschwemmt" wurde.

Die Patientin ist nicht gestillt worden; sie war als Kleinkind sehr ruhig. Mit ca. acht Jahren sei sie „nachtgewandelt", allerdings nur nach aufregendem Fernsehen. Sie war immer sehr sonnenempfindlich, bekam Kopfschmerzen, Schüttelfrost, Fieber und Übelkeit. „Heute geht's, ich bin meistens im Schatten."

Früher habe sie sämtlichen Schmuck vertragen, aber seit dem 19. Lebensjahr bestehe eine „Nickelallergie": Die Ohrläppchen nässen, werden dick und sind entzündet bei unechtem Schmuck. „Ich vertrage nicht einmal 333er Gold!" In jener Zeit habe sie auch öfter eine eitrige Tonsillitis (Mandelentzündung) gehabt. Mindestens einmal pro Jahr liege sie darnieder mit Grippe. Eine Grippeimpfung bescherte ihr schon mal 40 °C Fieber.

Als Jugendliche gab es eine auffallende Schnittverletzung an der Hand mit der Folge einer Eiterung. Die Wunde konnte erst am nächsten Tag ordentlich versorgt werden. Indes entstanden an denjenigen Körperstellen neue Eiterherde, die mit der lädierten Hand in Kontakt kamen. Schließlich endete das Ganze in einer stationären Behandlung mit „schweren Hämmern", wie sie sich ausdrückte.

Die Patientin konsumiert seit etwa fünf Jahren täglich Jodid 100-Tabletten, wegen eines „ungefährlichen" Knotens in der Schilddrüse (Unterfunktion). Einen „Rolli" könne sie kaum tragen, da sie ein Engegefühl plage, als ob ihr jemand etwas in der Kehlkopfgrube abschnüre.

Früher habe sie vermehrt Blähungen gehabt, was sich seit der Einnahme von Agnolyt (wegen ihres Zyklus) ein wenig besserte. Stuhlgang habe sie nur alle vier bis sechs Tage, bei völlig normalem Stuhl. Hämorrhoiden bestünden seit etwa zwölf Jahren, zeitweise „brutal juckend".

Ihr Menstruationszyklus war schon immer „total durcheinander". Deswegen erhielt sie schon frühzeitig die Pille, welche sie aber vor drei Jahren abgesetzt habe. Die Blutungen waren heftig, mit vielen Schmerzen verbunden. Einmal alle 17 Tage, ein anderes Mal alle 30 Tage, dann wieder mit Zwischenblutungen (auch mit Pille!). Die Konsistenz ist „zu festflüssig", oft schmierig, rostbraun. Die Frau ist vor der Menstration sehr gereizt. Früher habe sie des öfteren Pilzinfektionen gehabt mit Juckreiz und stechenden Schmerzen. Schon immer viel Fluor vaginalis (Ausfluß), milchig weiß bis gelblich, säuerlicher Geruch. Darüber hinaus kein rechter Sexualtrieb. Kinderwunsch bestehe auf jeden Fall, aber das gehe ja nicht, weil sie bislang noch nie einen Eisprung gehabt habe.

Des weiteren Varicenneigung (Krampfadern), auch familiär. Ständig kalte Hände und Füße, kalter Achsel- und Fußschweiß, öfter schwitzige Hände.

Die Patientin bekommt selten Fieber, wohl aber Mattigkeit, Kopf- und Gliederschmerzen. Sie träumt fast nie, schnarcht aber, sage ihr Ehemann. Sie ist, wie sie sich selbstkritisch charakterisiert, sehr bestimmend, dominierend. Weint selten; auch nicht, wenn ihr etwas sehr nahe geht, „dann erst recht nicht". Trost ist erst dann akzeptabel, wenn sie sich beruhigt hat. Vor einigen Jahren ist ihre Cousine, die jeden zweiten Tag mehrere Stunden an der Dialyse verbringen mußte, im Alter von 17 Jahren verstorben. Das habe ihr lange Zeit (mehrere Jahre) sehr zu schaffen gemacht.

Familiär gibt es „Rheuma" (Polyarthritis), Varicen, Nierenprobleme inclusive Nierensteine und Nierenversagen. Des weiteren Alkohol, Drogenabhängigkeit und Herzinfarkte. Die Mutter der Patientin hatte bei allen drei Schwangerschaften fast kein Fruchtwasser sowie während der ersten drei Schwangerschaftsmonate jeweils „normale Menstruationsblutungen" (was ich allerdings erst viel später erfuhr).

Repertorisation: Kinderlosigkeit - Sterilität

SAMUEL-Serie V7.0

Nr. Symptome

1 gemüt - lachen - albernes
2 allgemeines - wunden - heilen langsam
3 allgemeines - reaktionsmangel
4 modalitäten - sonne, folgen von sonnenbestrahlung
5 schweiß/e - kalt
6 brust - herz - organische herkrankheiten / geräusche
7 extremit. - varicen - phlegmasia alba dolens
8 extremit. - kälte - fuß
9 extremit. - kälte - hände
10 ohren - geschwüre - ohrläppchen, im loch für ohrring
11 äußerer hals - modalitäten - kragen, kleidung verschlechtert
12 äußerer hals - struma
13 atmung - geräusche - schnarchen
14 abdomen - leber - krankheiten der leber und der leberregion
15 rectum - obstipation - schwergehender - weicher stuhl
16 anus - hämorrhoiden - äußere
17 nieren/harnleiter - harnsperre *‹familiär›*
18 genital/w - sexualtrieb - sterilität
19 genital/w - fluor - reichlich
20 genital/w - menses - unregelmäßig (intervalle verschieden lang)
21 genital/w - metrorrhagie
22 genital/w - menses - schmerzhaft (dysmenorrhoe)
23 genital/w - menses - klumpig, geronnen
24 genital/w - sexualtrieb - vermindert / abneigung

Methode: Wertigkeit

				Symptome:									1	.	.	.	.	.	.	.	.	.	2	.	.	.	.	.
Nr.	Arzneimittel	Neg	Wert	1	2	3	4	5	6	7	8	9	0	1	2	3	4	5	6	7	8	9	0	1	2	3	4	5
1	**lach**	0	58	2	3	2	2	2	3	3	3	3	2	3	2	2	3	1	3	3	2	2	2	3	2	3	2	
2	calc	5	43	.	2	3	1	2	2	3	3	2	.	.	3	1	3	.	2	1	2	3	2	3	2	3	.	
3	sep	5	42	.	1	2	.	3	.	2	3	3	.	2	1	1	3	3	2	.	3	3	2	2	2	1	3	
4	sulf	5	40	.	3	3	1	2	.	2	3	3	.	.	.	2	3	1	3	2	1	2	2	2	2	2	1	
5	lyc	4	40	1	1	2	.	3	2	2	3	3	.	.	2	1	3	1	2	3	.	1	2	2	2	2	2	
6	phos	7	34	.	1	2	.	2	2	.	3	2	.	.	2	.	3	1	2	2	2	2	1	3	2	.	2	
7	puls	8	33	.	1	.	3	2	3	2	3	3	.	.	.	.	1	2	2	1	.	1	1	3	2	3	.	
8	nat-m	7	33	.	.	1	3	1	2	.	3	3	.	.	2	1	2	2	1	.	3	2	.	1	1	2	3	
9	merc	7	32	1	2	2	.	2	2	1	3	3	.	.	.	.	3	.	2	1	2	2	1	2	2	1	.	
10	sil	7	31	.	3	.	.	1	.	2	3	1	.	.	2	1	1	2	2	2	2	3	2	2	1	.	1	
11	jod	8	31	.	.	2	1	1	2	2	3	3	.	.	3	.	3	.	2	1	2	1	2	2	1	.	.	
12	bell	8	31	1	.	.	2	1	.	2	3	2	.	2	1	1	3	.	.	2	.	1	.	3	3	3	1	
13	kali-c	9	29		1	2	.	.	2	2	3	3	.	2	1	.	3	2	1	.	.	.	.	2	3	1	1	
14	ferr	11	28	.	.	2	.	3	3	.	3	3	.	.	.	.	1	.	2	.	2	.	1	3	1	2	2	
15	ars	11	28	.	.	2	.	3	2	2	3	3	.	.	.	1	2	.	1	3	.	2	.	2	2	.	.	
16	nit-ac	9	27	.	3	.	.	1	2	.	3	2	.	.	.	1	3	1	2	1	.	1	2	3	1	1	.	
17	nat-c	11	27	.	.	1	3	2	1	.	3	3	.	.	2	.	1	2	.	.	3	2	.	2	2	.	.	
18	hep	10	27	.	3	.	.	3	1	1	2	1	.	.	2	2	2	3	2	1	.	.	.	2	.	.	2	
19	graph	10	27	.	2	2	1	.	.	1	3	3	.	.	1	.	2	1	2	.	2	3	.	.	2	.	2	
20	caust	9	27	.	1	1	.	.	2	.	3	2	.	1	2	.	.	.	2	1	1	2	2	.	2	2	3	
..	...																											
47	**med**	14	18	.	.	3	.	.	.	.	2	2	1	.	.	.	.	1	1	.	.	.	.	2	2	2	2	

Auf die Darstellung der weiteren Symptome soll hier verzichtet werden, da sie keinen direkten Beitrag zur Similefindung beitrugen.

Arzneimittelwahl: Lachesis LM18, alle 3 Tage abends, Fläschchen vorher 10mal schütteln, 5 Tropfen in einem Teelöffel voll Wasser, nur 1 Schluck; während der Menstruation für 4 Tage aussetzen, am 5. Tag an einem Globulus Nux vomica C30 riechen (vergl. Hahnemann, *„Die Chronischen Krankheiten“*, Band 1, S.172) und nach weiteren 4 Tagen Pause Fortsetzung der chronischen Kur.

Verlauf: Nach sechs Wochen ein kurzer Zwischenbericht. „Es geht super!“ Kein Völlegefühl mehr, keine Blähungen etc. pp. Allerdings seien die Menses überfällig. „Kann das sein, daß ich von dem Mittel keine Regel mehr bekomme?“ – Sicherlich. Die Patientin hatte immer einen extrem unregelmäßigen Zyklus; da kann sich schon einmal ein verlängertes Aussetzen ergeben. Oder sie ist schwanger. – Ja, das war sie auch; der Schwangerschaftstest aus der Apotheke war positiv! Sie konnte dies jedoch kaum glauben und fieberte dem nächsten Arzttermin entgegen. Knapp eine Woche später war sie dann beruhigt. Ihr Gynäkologe ließ keinen Zweifel an ihrer Schwangerschaft: Der erste Eisprung in ihrem Leben war gleich ein „Volltreffer“!

Es bestand kein Grund, die Tropfen nicht weiterzunehmen. Jedoch – das Sicheinstellen einer Schwangerschaft ging uns viel zu schnell! Mit Komplikationen mußte gerechnet werden, denn – wenn „die Natur“ 26 Jahre lang falsch programmiert ist, so gibt es im Organismus gehörig etwas aufzuräumen. Die Miasmen (hier hauptsächlich Sykosis vergesellschaftet mit Syphilis) müssen eliminiert werden, und dies kann nicht in ein paar Wochen erfolgen! Wir besprachen die Gesamtzusammenhänge eingehend. Die junge Frau war so glücklich in dem Bewußtsein, daß sie nun doch schwanger werden konnte, daß es überhaupt „funktionierte“. Sie wollte nun auch gerne ein gesundes Kind zur Welt bringen. Das Kind „auf Biegen und Brechen zu halten“ lag ihr fern. Die Natur sollte entscheiden.

Eine kleine „Auffälligkeit“ am Rande sei an dieser Stelle noch erwähnt, denn sie bestätigt die gute Arzneimittelwahl von Lachesis. Mir fiel nämlich auf, daß die Patientin sehr häufig ihre Sätze mit einem albernen Lachen beendete. Und im nachhinein war dies wohl schon während der Anamnese so und bei allen anderen Telefonkonsultationen. Ja, sie klang sogar schon damals bei der telefonischen Anmeldung für eine chronische Behandlung recht „lächerlich“.

Zwei Wochen später stellte sich dann für einen Tag eine leichte Schmierblutung ein; trotzdem fühlte sich die werdende Mutter „so gut wie nie zuvor". Ihre Mutter habe in allen drei Schwangerschaften die ersten drei Monate auch ihre Menses gehabt! (Dies erfuhr ich erst zu diesem Zeitpunkt!) Wir setzten mit Lachesis für die nächste Einnahme aus und reduzierten die Tropfenanzahl auf drei.

Knapp zwei Wochen später berichtete sie mir, daß sie letzte Woche sehr viel Blut verloren habe. Circa eine Woche lang immer wieder; dünnflüssiges helles, „normales" Blut. Es kam schubweise. Ansonsten war sie „gut drauf", ihr fehle nichts. Sie habe das Gefühl, daß jetzt alles vorbei sei und daß es dem Kind gutgehe. „Wenn es das überlebt, ist's robust und überlebt alles! Mir geht's super, ich bin sehr zuversichtlich." Der behandelnde Gynäkologe habe ihr bestätigt, daß sie „noch schwanger" sei. Ihm war es allerdings ein Rätsel, „wie man mit solchen Hormonwerten schwanger werden kann". Die Patientin habe einen „akuten Gelbkörperhormonmangel" und wurde für eine Woche krank geschrieben. Außerdem erhielt sie Prothil 5 (Gestagen), zweimal täglich eine Tablette.

Die Substitution der Hormone wurde zunächst beibehalten. Dazu gab es homöopathisch Sabina LM6, 3 Tropfen pro Tag, eine Woche lang, wobei mit Lachesis für diese Zeit auszusetzen war.

Zehn Tage später meldete die junge Frau Schmierblutungen seit vier Tagen. Trotzdem fühlte sie sich sehr wohl. Die „Wasserblutungen" hätten aufgehört; der Gelbkörperhormonmangel bestünde allerdings noch, sie müßte nun „Tabletten mit mehr Wirkstoff" einnehmen. Außerdem habe ihr Gynäkologe eine sehr große Gebärmutter konstatiert, was ungewöhnlich sei. Später habe er aber entdeckt, daß es sich um eine Zwillingsschwangerschaft handelte mit zwei Fruchtblasen, so daß die Größe des Uterus damit wieder im Normbereich lag. Allerdings sei eine der beiden Fruchtblasen leer. – Dies erklärt auf der anderen Seite die profusen wäßrigen Blutungen, wobei wohl einer der beiden Feten abgegangen ist. (Damit ist die Einnahme von Sabina völlig überflüssig gewesen.) Die Einnahme von Lachesis wurde nun wieder aufgenommen: 1 Tropfen alle 3 Tage.

Der Zwischenbericht zwei Monate später war ausgesprochen positiv. Alle Hormonwerte seien „optimal" (lt. Gynäkologe); seit vier Wochen nehme sie keinerlei Tabletten mehr ein! Wir vereinbarten einen letzten Gesprächstermin sechs Wochen vor der Geburt, falls es zu keinen weiteren Beschwerden oder Komplikationen käme, zwecks Geburtsvorbereitung und Wochenbett.

Retrospektiv war der Schwangerschaftsverlauf der jungen Frau äußerst zufriedenstellend. Ihr ging es die ganze Zeit sehr gut, „wie nie zuvor in ihrem Leben". „Eine Bilderbuch-Schwangerschaft", so der Gynäkologe. Mit der homöopathischen Brille betrachtet jedoch noch nicht ganz im Sinne der Biologie. Seit ein paar Wochen nahm sie nämlich Magnesium (nächtliche Wadenkrämpfe) und Eisen (Amämie) ein. Eine Dopplersonographie in der 22. SSW (wegen ihres damaligen postnatalen Herzklappenfehlers) verlief ohne Befund (lt. Gynäkologe Absicherung wg. Vererbung). Auch lagerte sie in den letzten drei Wochen etwas Wasser ein, besonders an den Fingern, Beinen und vor allem Knöcheln. Zeitweilig esse sie sehr gerne Saures, was sich während der Schwangerschaft verstärkt habe. Die Hämorrhoiden machten ihr keinerlei Probleme. Ihr Stuhl sei seit circa zwei Monaten ein wenig durchfällig. Im Sommer habe sie einmal eine genitale Pilzinfektion gehabt, mit Juckreiz und weißlichem Fluor. Nachts strecke sie teilweise die Füße aus dem Bett, so heiß seien sie. Die Haut an den Fußsohlen sei viel besser; keine übermäßige Hornhaut mehr, und die Warze „scheint wegzugehen". Seit langem trage sie nur 585er Gold (Ohrringe). Ein Rollkragenpullover sei schon besser verträglich. Die Kieferhöhle wurde überhaupt nie wieder erwähnt!

Lachesis wurde abgesetzt, und bis zur Geburt (in circa sechs Wochen) wurde kein neues Arzneimittel mehr verschrieben. Die chronische Kur sollte erst nach dem Abstillen fortgesetzt werden, sofern der Säugling nicht dasselbe Simile benötigen würde. Zum jetzigen Zeitpunkt sprach vieles für Medorrhinum als Folgemedikation. – Doch diesmal wurde hauptsächlich die Geburtsapotheke für Eventualfälle unter der Geburt und Rückbildung durchgesprochen.

Fast termingerecht und ohne Probleme brachte sie dann eine gesunde Tochter zur Welt. Mutter und Kind waren glücklich und wohlauf.

Ein paar Tage später konnten wir allerdings schon wieder weitermachen, da Mutter und Kind für dasselbe Mittel sprachen. Beide hatte deutliche Symptome für Medorrhinum, so daß die glückliche Mutter dieses Arzneimittel mittels der Wasserglasmethode, alle 3 Tage 5 Tropfen, selber einnahm, während ihr Kind die notwendige Information über die Muttermilch erhielt. Die Mutter zeigte ja schon gegen Ende der Schwangerschaft deutliche Medorrhinum-Symptome, welche sich nun durch eine ausgeprägte Mastitis (Brustdrüsenentzündung) verbunden mit einem Soor und rissigen Brustwarzen, einer eitrigen Conjunctivitis (Bindehautentzündung) und säuerlich riechendem, rötlich-bräunlichem Fluor vaginalis (Ausfluß), der seit dem Verschwinden der Lochien (Wochenfluß) aufgetreten ist, nochmals bestätigten. Darüber hinaus hat sich auch ihre Kieferhöhle wieder „gemeldet". Aber die eigentlichen, behandlungsbedürftigen Probleme hatte ihre kleine Tochter: anfangs eine starke Gelbsucht, dazu eine beidseitige eitrige Conjunctivitis (Beide Tränenkanäle waren verklebt und die Augen von gelblichgrünem Schleim so verschmiert, daß sie ihre Augen aus eigener Kraft kaum öffnen konnte! Das linke Auge war schon gleich nach der Geburt sehr schlimm betroffen.), Nabelkoliken (Sie ließ sich nachts kaum beruhigen; nur passive Bewegung im Sinne von Herumtragen half ein wenig.) und eine deutliche Windeldermatitis (Windelsoor). Außerdem nieste sie übermäßig viel und hatte sehr häufig einen Schluckauf. Auch der Nabel nässelte ein wenig nach.

Medorrhinum tat beiden sehr gut, und die Mutter wurde recht bald wieder schwanger (unter Medorrhinum LM30). Während dieser zweiten Schwangerschaft sind wir dann mit der Potenz etwas zurückgegangen (auf die LM24), und es ging ihr so gut, daß ich bis zur Geburt einer zweiten Tochter kaum etwas von ihr gehört habe. Diese hatte dann auch als Säugling weitaus weniger Probleme als ihre ältere Schwester.

Interessant und erwähnenswert ist vielleicht noch, daß die Oma mütterlicherseits, also die Mutter der Mutter, später auch in die chronische Behandlung kam, und zwar wegen einer persistierenden Polyarthitis. Auch sie erhielt lange Zeit Medorrhinum, was ihr eine sehr positive Entwicklung bescherte und ihre Beschwerden zum Ausheilen brachte.

An diesem Familienbeispiel kann man sehr schön beobachten, wie die Miasmen weitergegeben werden und wie sie sich von der Kindheit über die Mutter bis hin zur Oma entwickeln! Salopp könnte man fast sagen, die Windeldermatitis, die eitrige Augenentzündung und die Blähungskoliken im Säuglingsalter sind die rheumatischen Beschwerden von übermorgen.

2.2 Kinderlosigkeit – Insemination

Eine 28jährige Frau kam wegen vergeblichem Kinderwunsch in die homöopathische Praxis. Bislang gab es mehrmals erfolglose Inseminationen, drei intratubare Gametentransfers (GIFT), 2 IVFs (In-vitro-Fertilisationen)* und

* Definitionen gemäß Pschyrembel bzw. Roche Lexikon Medizin: Insemination, Gametentransfer und IVF (In vitro-Fertilisation)

- *Insemination:* „die auf andere Weise als durch Geschlechtsverkehr erfolgende Befruchtung einer Frau; Technik: ... Das Sperma wird durch Masturbation gewonnen und instrumentell in die Zervix eingespritzt ...“
- *intratubarer Gametentransfer:* Einbringen laparoskopisch aus dem Ovar (Eierstock) entnommener Eier – zusammen mit frisch gewonnenem Sperma des Mannes – in den Eileiter zur künstlichen Befruchtung.
- *IVF – In-vitro-Fertilisation:* „Embryonen-Transfer, Embryonen-Implantation; 1) extrauterine Insemination: Laparaskopisch werden aus den Ovarien (hormonell stimulierte)

vier Aborte im dritten Monat, jeweils nach künstlicher Befruchtung. Die Möglichkeit, auf natürlichem Wege schwanger zu werden, hatte sie längst aufgegeben, denn es gab nie den Hauch einer echten Chance. Und den sollte es vorläufig so schnell auch nicht geben, denn die letzte Insemination bzw. IVF lag erst ganze zweieinhalb Wochen zurück und die junge Frau war somit wieder einmal bzw. noch schwanger.

Die Aufgabe der Heilkunst Hahnemanns bestand nun darin, diese artifiziell herbeigeführte Schwangerschaft homöopathisch zu begleiten. Das heißt, man wollte einen neuerlichen Abort möglichst vermeiden und versuchen, das Kind – anders als bisher – mit Hilfe der klassischen Homöopathie zu halten bzw. auszutragen.

Dieses Unterfangen an sich birgt jedoch ein gewisses *Risiko* in sich, *denn, wenn sich eine Schwangerschaft nicht auf natürlichem Wege einstellen kann, ist mit Sicherheit davon auszugehen, daß die Miasmen – allen voran die venerischen – im Organismus recht stark ausgeprägt sind und dergestalt „wüten können", daß der Fetus unter normalen Umständen gar keine Chance hat, zu überleben, und es deshalb immer zu einem frühzeitigen Abort kommt.* Oder es ist – sofern die Schwangerschaft dann wirklich einmal länger bestehen bleiben sollte – von vorneherein mit Komplikationen zu rechnen. Und dies ganz besonders nach künstlicher Manipulation durch den Menschen, denn die Natur läßt sich nicht so einfach überlisten! *Das Problem besteht ja nicht nur in der mangelnden Befruchtung oder Nidation, sondern es handelt sich stets um ein grundlegendes zentrales Problem! Und dieses Problem sind die komplexen Miasmen!* – Die Natur macht keine Fehler; sie irrt sich nie! Es hat alles seinen Sinn und seine Logik. Nur diese ist für uns Menschen nicht immer auf Anhieb erkennbar. – So erscheint es faktisch unmöglich, alle vorhandenen Miasmen in knappen neun Monaten – nämlich während der Dauer einer Schwangerschaft – abtragen zu wollen! *Ein Vorlauf von etwa einem Jahr antimiasmatischer Behandlung wäre als Minimum anzusetzen, um es dann mit einer ganz natürlichen Schwangerschaft noch einmal zu versuchen;* dies bestätigen jedenfalls die Erfahrungen aus meiner homöopathischen Praxis. Hahnemann hatte bzgl. der Dauer einer chronischen Kur seinerzeit von ‚schnell verrichtet' gesprochen, wenn diese innerhalb von drei Jahren als abgeschlossen betrachtet werden kann. Um wieviel mal mehr gültig ist diese Zeitangabe bei unserer heutigen heroischen, unter-

reife Eizellen entnommen und in vitro mit Samenzellen befruchtet. 2) Die Zygote (das sog. Retortenbaby) wird nach etwa zweitägiger In-vitro-Kultur im 16- bis 32-Zellen-Stadium in den hormonell beeinflußten, für die Nidation bereiten Uterus der Frau implantiert." (Nidation: Einnistung des befruchteten Eis in die Schleimhaut des Uterus) drückenden und substituierenden sowie manipulativen Hochtechnologiemedizin?

Doch nun zurück zu unserem Fall! Die junge Frau war also schwanger (Ende 1. SSM), obwohl sie es unter natürlichen Umständen eigentlich nicht hätte sein dürfen. Ihr waren diesmal drei Vierzeller eingesetzt worden, um die Erfolgsaussichten zu verbessern. Dazu erhielt sie seit dem Transfer künstliche Hormone (denn woher sollte der Organismus wissen, daß er schwanger ist und die Produktion von Schwangerschaftshormonen auf natürlichem Wege vornehmen?), Folsäure und Heparin. Bevor wir dann tiefer in die Gesamtanamnese einstiegen, besprachen wir noch die Erfolgsaussichten, die Risiken (auch Eventualitäten, das Kind auf Biegen und Brechen halten zu wollen, sowie die Gefahr einer drohenden Frühgeburt) und die Möglichkeit, daß es mit Hilfe der klassischen Homöopathie auch durchaus zu einer Mehrlingsschwangerschaft kommen könnte. – Ihr Entschluß stand jedoch fest, sie und ihr Mann wollten es versuchen.

Normalerweise hatte die Frau vor ihren Menses vermehrt Pickel im Gesicht, welche jetzt wiedergekommen seien und persistierten. Auf der anderen Seite hatte sie aber keine Kreuzschmerzen mehr, wie das sonst während ihrer Menstruation üblich gewesen sei. Ihr Zyklus sei relativ regelmäßig (ca. alle 30 Tage). Früher habe es starke Bauchkrämpfe gegeben, während in letzter Zeit eher leichtere Schmerzen zu verzeichnen waren. Die Blutung selber war recht dunkel. Die Pille wurde ihr damals „zur Behandlung der Akne“ verschrieben und vier Jahre lang eingenommen.

Vor fünf Jahren gab es eine schwere Bronchitis samt Lungenentzündung, welche einen Klinikaufenthalt erforderlich machte. Des weiteren eine Embolie, die angeblich von der Pille herrühren sollte (jene wurde damals offiziell aus dem Verkehr gezogen). Seitdem habe sie auch keinerlei Pille mehr genommen.

An Fluor vaginalis (Ausfluß) konnte sie sich schon als Kind im Alter von etwa acht bis elf Jahren erinnern. Hellgelb, klebrig mit einem unangenehmen Geruch. Damalige Behandlung mittels Vaginalzäpfchen. Auch heutzutage bestand noch ein übelriechender Weißfluß, schleimig bis zäh. Mit 20 Jahren gab es eine starke Eierstockentzündung rechts, die antibiotisch „versorgt“ wurde, und etwa sechs Jahre später wurde der Patientin ein tischtennisballgroßes Myom entfernt.

Unter Rückenschmerzen litt sie schon immer; ganz besonders während ihrer Periode; Lendenwirbelsäule mit „allen Schmerzqualitäten“. In der Schulter Schmerzen wie Messerstiche. Zur Zeit gehe es allerdings recht gut; es gab aber auch Zeiten, da konnte sie kaum länger sitzen.

Im Kindesalter häufig eitrige Mandelentzündungen bis hin zur Tonsillektomie (operative Entfernung der Mandeln). Trotzdem sei sie auch heute noch sehr anfällig für Halsschmerzen; „ein Luftzug genügt". Später mehrmalige Vereiterungen im Bereich der Backenzähne. Seit etwa dem achten Lebensjahr Heuschnupfen. Sie sei „gegen alles allergisch", vom Frühling bis zum Herbst. Bislang zweimal desensibilisiert, jedoch ohne Erfolg.

Hände und Füße kenne sie nur als kalt, schon seit ihrer Kindheit. Auch ihre Nasenspitze sei häufig kühl. Der Schweiß habe einen unangenehmen Geruch. Seit etwa zehn Jahren nehme sie Euthyrox 75 wegen leichter Schilddrüsenüberfunktion ein. Damals hatte sie ein stärkeres Kloßgefühl im Hals gehabt. Dieses bestehe teilweise auch heute noch, immer auf der rechten Seite. Auch Berührung am Hals könne sie nicht so gut vertragen, da fühle sie sich wie zugeschnürt.

Der Aufenthalt am Meer tat ihr immer sehr gut. Dort war beispielsweise die Nase immer frei und auch der Heuschnupfen war wie verflogen. Fieber kenne sie nicht; sie könne sich nicht erinnern, jemals Fieber gehabt zu haben. Manchmal verspüre sie ein Jucken am ganzen Körper, ohne daß die Haut trocken wäre. Impfungen: die üblichen Kleinkindimpfungen von damals (Pocken, Polio, Diphtherie, Tetanus) und „gegen Zecken" im Erwachsenenalter.

Die junge Frau war von jeher sehr zurückhaltend und schüchtern. Des weiteren „sensibel, empfindsam, introvertiert, mitfühlend und äußerst pessimistisch", wie sie selber sagt. Bislang hatte sie alles mit sich selbst ausgemacht; mit Problemen hatte sie sich noch nie jemandem anvertraut, auch nicht ihren Eltern damals. Ihr Vater war „gefühlskalt" und auf Abstand bedacht. Sie konnte sich nicht daran erinnern, von ihm jemals in den Arm genommen worden zu sein. Sie ließ sich zwar trösten, mache aber im Endeffekt doch alles mit sich selber aus. „Ich falle erst mal tief und raffe mich dann wieder auf." Darüber hinaus vergesse die Patientin nichts Schlechtes; dies war auch schon als Kind so. „Negative Erfahrungen haken sich bei mir fest und können jederzeit bis in alle Einzelheiten abgerufen werden."

Familiär sind Schuppenflechte, Krampfadern, Unterleibsoperationen, eine Abtreibung, Nierenentzündungen, Leberleiden, Schilddrüsenprobleme, starke Menstruationsbeschwerden, Kaiserschnitte wegen Steißlage, Aborte und Kinderlosigkeit zu nennen.

Darüber hinaus muß vermerkt werden, daß der Ehemann kaum Spermien aufzuweisen hatte, welche darüber hinaus über eine sehr geringe Samenbeweglichkeit verfügten.

Arzneimittelwahl: Sepia LM18, alle 3 Tage abends, Fläschchen vorher 10mal schütteln, 5 Tropfen auf ein Glas voll Wasser, kräftig umrühren, davon nur 1 Teelöffel voll; einschleichend beginnen, d. h., zunächst mit nur einem einzigen Tropfen beginnen und bei guter Verträglichkeit ab der dritten Woche langsam steigern.

Verlauf: Nach etwa sechs Wochen kam der erste Zwischenbericht. Sie befand sich in der 12. SSW, was es bislang noch nie zuvor gegeben hatte. Zwei Eizellen hatten sich eingenistet, wobei sich eine normal entwickelt. Auf dem Ultraschall könnte man sogar Arme und Beine sehen. Zur Zeit gebe es seit zwei Tagen Blutungen, und es bestand die Vermutung, daß der andere Embryo abgehe. Ein paarmal klagte die Patientin über leichte Übelkeit und ein Ziehen im Unterleib. Des weiteren waren die Rückenschmerzen stärker geworden und sie hatte auch eine Zeitlang unter Kopfschmerzen zu leiden, welche nun aber gänzlich verschwunden waren. Auch die Akne habe sich deutlich verstärkt. Ihr Arzt konstatierte einen leichten Fluor, der jedoch recht unauffällig bzgl. Farbe, Konsistenz und Geruch sei und zu keinerlei Bedenken Anlaß gab. Seelisch fühlte sich die Patientin recht gut. Wegen der verstärkten Rückenschmerzen beschlossen wir, Sepia auf 3 Tropfen zu reduzieren.

Vier Wochen später – Ende der 16. SSW – ging es der Patientin immer noch sehr gut. Sie hatte zwischenzeitlich eine gewisse innere Unruhe, aber nun, „nachdem das zweite Kind weggeblutet ist und es keine weiteren Blutungen mehr gab“, war's wieder in Ordnung. Ab und zu stellten sich mal Kopfschmerzen ein (vom Nacken hochgehend bis hin zur Stirn) und sehr ausgeprägte Verspannungen im Nacken und zwischen den Schluterblättern. Ihre Hände und Füße seien extrem kalt, so auch ihre Nasenspitze. Sie sei deutlich müder als sonst bei der Arbeit. Auch die Akne im Gesicht, speziell am Kinn, habe sehr zugelegt. Seit der letzten Woche gebe es Probleme mit dem Stuhlgang (härterer Stuhl, kleine harte Kügelchen und hin und wieder für ein paar Tage Obstipation [Verstopfung]). Der Fluor vaginalis sei nun leicht pappig und hellgelb. Einen Tag nach der Sepia-Einnahme gehe es ihr etwas schlechter, besonders die Rückenschmerzen seien dann extremer.

Sepia wurde abgesetzt, und nach einer erneuten „scharfen“ Repertorisation (hier nicht abgebildet) samt Durchsicht aller relevanten Zusammenhänge wechselten wir zu Medorrhinum LM18, einschleichende Dosierung wie zuvor.

Der nächste Bericht erfolgte in der 22. SSW, fünf Wochen nach Medorrhinum-Beginn. Es gehe „weiterhin sehr gut“. Vor einer Woche gab es allerdings für kurze Zeit leichte Schmierblutungen, die sich nur abends einstellten und im Liegen aufhörten und nun, seitdem sie für eine Woche daheim sei, völlig verschwunden seien. Anfangs hätten sich die Rücken-

Repertorisation: Kinderlosigkeit - Insemination

SAMUEL-Serie V7.0

Nr.	Symptome
1	**gemüt - zurückkommen und beharren auf vergangenen unangenehmen dingen**
2	gemüt - mitfühlend
3	**gemüt - zaghaftigkeit**
4	**gemüt - empfindlich, überempfindlich**
5	**allgemeines - reaktionsmangel**
6	**empfindungen - lebenswärme, mangel an (kälteempfindlich, dauerndes frieren)**
7	modalitäten - luft - zugluft verschlechtert
8	modalitäten - luft - seeluft - bessert
9	**modalitäten - menses - während der m. schlechter**
10	**schweiß/e - geruch - stark riechend / widerlich**
11	gesicht - hautausschläge - akne
12	rückenschm./m - menses - während
13	extremit. - kälte - hände
14	extremit. - kälte - fuß
15	ohren - geschwüre - ohrläppchen, im loch für ohrring
16	nase - kälte - spitze
17	schnupfen - schnupfen - heuschnupfen (jedes jahr)
18	innerer hals - tonsillen - eiterung
19	**innerer hals - empfindungen - klumpen, kloß, pflock, globus hystericus**
20	**äußerer hals - modalitäten - kragen, kleidung verschlechtert**
21	**genital/w - menses - schmerzhaft (dysmenorrhoe)**
22	**genital/w - menses - dunkel**
23	**genital/w - fluor - mädchen, bei kleinen**
24	**genital/w - fluor - übelriechend**
25	**genital/w - schwangerschaft - abort - neigung zum abort**

Methode: Treffer

			Symptome:										1	.	.	.	.	.	.	.	.	.	2	.	.	.	.	.
Nr.	Arzneimittel	Neg	Wert	1	2	3	4	5	6	7	8	9	0	1	2	3	4	5	6	7	8	9	0	1	2	3	4	5
1	**sep**	5	47	2	.	3	2	2	2	2	.	3	3	3	1	3	3	.	.	.	2	2	2	2	2	3	3	2
2	lach	6	39	.	.	.	2	2	2	2	.	1	2	2	2	3	3	2	2	1	2	3	3	2	2	.	1	.
3	suif	7	45	2	.	3	3	3	2	3	.	3	3	2	3	3	3	.	.	.	2	2	.	2	2	.	2	2
4	calc	8	35	.	.	3	2	3	3	3	.	1	.	2	2	2	3	.	.	.	1	2	.	2	2	1	1	2
5	ars	8	34	.	.	2	2	2	3	2	.	1	2	2	1	3	3	.	2	2	.	1	.	2	2	.	2	.
6	nux-v	9	37	.	2	2	3	.	3	2	.	3	3	3	1	2	2	.	.	1	.	2	.	2	3	.	3	.
7	sil	9	36	.	.	2	3	.	3	3	.	2	3	3	2	1	3	.	.	2	3	2	.	1	.	.	2	1
8	puls	9	34	.	1	2	3	.	.	1	.	3	3	2	2	3	3	.	.	2	.	1	.	2	3	2	.	1
9	lyc	9	33	1	1	3	3	2	2	2	.	2	3	.	2	3	3	.	.	.	2	.	.	2	1	.	.	1
10	nat-m	9	33	3	2	2	3	1	2	1	1	2	.	2	.	3	3	.	.	3	.	3	.	1	1	.	.	.
11	nit ac	9	32	1	2	1	3	.	3	2	.	1	3	2	2	2	3	.	.	.	.	1	.	1	2	.	3	.
12	carb-v	9	28	.	.	2	2	3	2	.	.	1	2	3	1	3	2	.	.	2	.	1	.	1	1	1	.	1
13	**med**	10	24	.	.	.	2	3	2	2	1	.	1	1	.	2	2	1	1	1	.	1	.	2	2	.	.	.
14	kali-c	11	34	.	.	3	2	2	3	3	.	3	1	.	2	3	3	.	.	.	.	2	2	3	.	.	.	2
15	merc	11	30	.	.	2	2	2	2	2	.	1	3	.	.	3	3	.	.	.	3	1	.	2	1	3	.	.

schmerzen unter dem neuen Arzneimittel deutlich verstärkt bis hin zu Schulterstichen, was nun aber wesentlich besser geworden ist, besser als je zuvor. Die Verspannungen bestünden nur noch minimal. Auch gab es bis vor kurzem immer wieder mal eingeschlafene Hände. Der Stuhlgang habe sich gänzlich normalisiert; das Ziehen im Unterleib dito. Hände und Füße seien noch kalt, die Nase allerdings warm. Auch bei der Akne gab es deutliche Verbesserungen. Der Ausfluß bestehe immer noch, weißlich bis hellgelb. Sie merke schon Kindsbewegungen und es gehe ihr psychisch sehr gut. Auch ihr Arzt sei sehr zufrieden mit ihr. Zur Zeit nehme sie die maximale Tropfenanzahl von 5 Tropfen.

Zehn Wochen später fühlte sich die werdende Mutter immer noch gut. Zu dieser Zeit nahm sie seit etwa drei Wochen Magnesium und ein wehenhemmendes Mittel (Spiropent*), jedoch ohne beiderseitige Absprache. Es hatte wohl geringfügige vorzeitige Wehen gegeben, von welchen sie selber jedoch wenig gemerkt hatte. Sie klagte über stärkere Unterleibsschmerzen, und ihr Bauch verhärtete sich ab und zu. Außerdem läge das Kind schon relativ weit unten; der Muttermund sei jedoch noch fest geschlossen. Sie solle nun ruhen und sich schonen und sei bis auf weiteres krank geschrieben. Seitdem sie so viel liege, habe sie auch wieder des öfteren Nackenkopfschmerzen, Verspannungen und Sodbrennen. Ansonsten keinerlei Beschwerden. Auch das mit der Müdigkeit sei deutlich besser. Wir vereinbarten, die Tropfen noch zwei Wochen weiter zu nehmen, um dann die Geburtsapotheke für Eventualfälle unter der Geburt durchzusprechen.

Bereits drei Tage danach kam die Hiobsbotschaft: das Kind sei laut Ultraschallmessung „nicht mehr so gewachsen“. Unter Umständen liege eine schlechte Durchblutung seitens der Plazenta vor, so die Gynäkologen. Die fetalen Herztöne sowie das CTG gäben allerdings keinen Anlaß zur Besorgnis. Die Qualität des Fruchtwassers sei auch ohne Befund, der Fluor

* Eigentlich ein Antiasthmatikum! Laut *Roter Liste* 1998, unter Nebenwirkungen S79, Schwangerschaft, b, steht jedoch vermerkt: „Durch die Anwendung als Tokolytikum (Arzneimittel, das wehenhemmend wirkt) liegen für das letzte Drittel der Schwangerschaft vergleichsweise ausreichende Erfahrungen vor.“ Und ein paar Sätze zuvor ist zu lesen: „Schwangerschaft: Strenge Indikationsstellung insbesondere im 1. Trimenon sowie kurz vor der Geburt.“ Somit wird hier also *ein Antiasthmatikum als wehenhemmendes Mittel eingesetzt!* – Eigentlich ein Skandal sondergleichen! Besonders, wenn man sich die Liste der vielen Nebenwirkungen und Kontraindikationen ansieht, wobei noch ausdrücklich auf das *Überschreiten der Plazentaschranke* hingewiesen wird. Da kann einem richtig übel werden. Unter anderem steht da geschrieben: „... Im Zusammenhang mit schweren Krankheitsverläufen wird von Todesfällen berichtet ...“, „atypische Psychosen bei Kindern“, „Unruhegefühl ...“, „Blutdrucksteigerungen“, „Tachykardien“ etc. pp.

vaginalis klar. Das Sodbrennen sei nicht wieder aufgetreten. Die letzten zwei Wochen hatte die Patienten eine Gewichtszunahme von 1 kg zu verzeichnen, wobei Wassereinlagerungen auszuschließen seien. Allerdings nahm sie immer noch das wehenhemmende Mittel Spiropent sowie Magnesium ein, seit nun etwa 3–4 Wochen. Das Kind befand sich zur Zeit in Steißlage (BEL, Beckenendlage). – Ich riet zum Ausschleichen von zunächst Spiropent, später dann Magnesium, unter Beibehaltung von Medorrhinum.

Erst knappe drei Wochen später hörte ich wieder von der Patientin. Sie hatte in der 34. SSW einen Sohn per Kaiserschnitt geboren; „weil die Herztöne plötzlich schlechter wurden." Damals sei sie auf Anraten ihres Gynäkologen in die Universitätsklinik zur Dopplersonographie gefahren, um die Durchblutung der Plazenta kontrollieren zu lassen. Es war alles in Ordnung. Doch dann – die Untersuchung war quasi schon beendet – „wurden plötzlich die Herztöne des Kleinen schlechter, ich war aufgeregt ..." und alles verselbständigte sich, so daß es zu einer Notsectio kam. – Das wäre sicherlich vermeidbar gewesen, denn es liegt auf der Hand, daß die Dopplersonographie dem Kind nicht guttat, oder sollen die zeitlichen Zusammenhänge wieder einmal dem Zufall zugeschrieben werden? – Jedenfalls kam es durch diese Umstände zu einer Frühgeburt in der 34. SSW. Darüber hinaus leidet der Kleine am sog. Down Syndrom (Trisomie 21, Mongolismus) und hat beiderseits Sichelfüßchen. Könnte es sein, daß dies und das in den letzten Wochen der Schwangerschaft festgestellte verminderte Wachstum im Zusammenhang mit den schweren Nebenwirkungen von Spiropent zu sehen ist? Des weiteren gibt es ein paar Symptome aufgrund der neurologischen Untersuchung, die – lt. Aussagen der Ärzte (Genetiker) – „so gar nicht zu einem Down Syndrom passen und völlig untypisch sind", was für uns durchaus ermutigend ist, denn mit Hilfe der klassischen Homöopathie hoffen wir, dieses Syndrom in eine weitgehende Unauffälligkeit zu kehren.

Jedenfalls geht es dem Frühchen recht gut; es trinkt selbständig aus der Flasche, erhält kein Vitamin D und keinerlei Impfungen, so daß es schon von daher einen viel besseren Start ins Leben erhalten dürfte als vergleichbar andere Down-Syndrom-Kinder. Und der Mutter geht es auch recht gut (abgesehen von dem schweren psychischen Schock, nun ein behindertes Kind zu versorgen), zumindest, was die Gynäkologie betrifft. Die Plazenta hat sich sehr schnell zurückgebildet, und auch der Wochenfluß machte keinerlei besondere Beschwerden.

2.3 Kinderlosigkeit – Neigung zu Abort

Eine 34 Jahre junge Frau kommt wegen großer gynäkologischer Probleme und erfolglosem Kinderwunsch in die homöopathische Behandlung. Sie leidet seit Jahren fast monatlich an hartnäckigen genitalen Pilzinfektionen mit starkem Juckreiz, Ausfluß von zäher Konsistenz und „in allen Farben" (weiß flockig, ein anderes Mal cremig, dünn oder milchig weißlich, etc.), i. d. R. sehr übelriechend, „manchmal fischig und regelrecht verwesend", und wurde bislang immer konventionell mit Antimykotika bzw. Antibiotika behandelt. Sie war auch schon des öfteren schwanger, hat die Kinder aber immer wieder sehr früh verloren. Ihr Menstruationszyklus war von jeher recht unregelmäßig (meist 30–37 Tage, teilweise bis zu anderthalb Monaten), sehr schmerzhaft und dazu häufig durch ein Ausbleiben des Eisprungs gekennzeichnet. Darüber hinaus zeigte sich das gesamte Uterusmilieu für die Spermien als äußerst lebensfeindlich, denn „diese sterben innerhalb der Eileiter regelmäßig ab", so die Patientin. Sie hat deshalb auch schon mehrmals „Antibiotikum-Kuren" erhalten und sogar Hormone eingenommen, jedoch bislang ohne jeden Erfolg.

Vor etwa zehn Jahren gab es den ersten Abort mit einer „irrsinnigen Blutung", was eine Curettage (Ausschabung) zur Folge hatte. Mit 27 Jahren dann eine Abtreibung – die junge Frau hatte diese allerdings auf dem OP-Tisch rückgängig machen wollen, wurde dann aber von den Ärzten „nicht mehr abgeschnallt" und quasi dazu „gezwungen": „Sie haben unterschrieben und nun wird's gemacht!" – und mit 29 Jahren eine Schwangerschaft bis zur 8. SSW, wobei das Kind nicht weiter gewachsen ist. Knappe zwei Jahre später eine Eileiterschwangerschaft, die operativ beendet werden mußte, glücklicherweise ohne den betroffenen Eileiter zu entfernen. – Aber genau dieser Eileiter entpuppte sich in der Folge dennoch als nicht mehr funktionstüchtig, denn er war aufgrund der postoperativen Vernarbungen „komplett zu"! Das hat man mit einer Kontrastmittelaufnahme ganz klar beweisen können. – Kurz danach eine weitere Schwangerschaft mit Komplikationen, da keine fetalen Herztöne festzustellen waren, so daß auch dieser Versuch zum Scheitern verurteilt war. Jede dieser Kurzschwangerschaften war vergesellschaftet mit einer deutlich ausgeprägten Übelkeit samt Erbrechen und einer einhergehenden extremen Geruchsempfindlichkeit.

Die „normale" Menstruation dieser jungen, sehr hübschen Frau war schon immer von sehr starken Schmerzen begleitet. Hauptsächlich von Nierenschmerzen und Kreuzschmerzen, aber auch von fast unerträglichem Brustspannen. Während dieser Zeit reagierte sie auch stets übersensibel. Früher gab es auch eine starke Übelkeit mit zeitweiligem Erbrechen sowie sehr schlimme Bauchkrämpfe („Ich bin vor Schmerzen fast umgekippt!"), welche von Zeit zu Zeit immer noch auftraten. Die Blutung selbst war von „schmutziger Farbe" mit Schleimklümpchen und klang jedesmal mit einer Schmierblutung aus. Während „ihrer Tage" schwitzte die junge Frau verstärkt, was sehr unangenehm roch.

Vor acht bis zehn Jahren gab es häufige Harnwegsinfektionen mit Blut im Urin und Schmerzen beim Wasserlassen. Als Kind eine Nierenbeckenentzündung, die antibiotisch behandelt wurde; später, während ihres Studiums eine zweite und in derem Gefolge ausgeprägte Schwellungen im Genitalbereich (Labien). Noch heute reagiere sie empfindlich hinsichtlich ihrer Nieren. Darüber hinaus hatte sie vor etwa zehn Jahren eine Eierstockentzündung. Der Verkehr sei meistens schmerzhaft, „weil's zu trocken ist".

Soweit die gynäkologische Anamneseerhebung. Schilderungen, ähnlich wie diese, kommen in der homöopathischen Praxis recht häufig vor, ja sie werden von Jahr zu Jahr mehr, was ein Indiz dafür ist, daß sich die Sykosis deutlich auf dem Vormarsch befindet und wir damit an den Rand unserer Selbstzerstörung kommen, nämlich dadurch, daß wir uns selbst der Fortpflanzungsfähigkeit berauben. „Hauptfeind" in diesem Szenario sind, wie schon an anderer Stelle* ausführlich dargestellt, die Impfungen, denn sie sykotisieren und/oder tuberkulinisieren nochmals obendrein, so daß die vorhandenen Miasmen zunehmend aggressiver werden, was sich im Falle der Sykosis eben so verheerend auswirken kann, wie gerade beschrieben.

Selbstverständlich haben wir noch alle weiteren relevanten Daten und Zusammenhänge aus dem Leben dieser Patientin zusammengetragen und ausführlich besprochen, so daß nach eingehendem Studium samt Repertorisation das erste Arzneimittel bestimmt werden konnte (Sepia LM18). Auf genauere Einzelheiten und die Durchsprache des Verlaufs soll an dieser Stelle jedoch nicht näher eingegangen werden; nur soviel sei gesagt, daß der Heilungsverlauf schon nach nur gut zwei Wochen Einnahmezeit mit dem Rückspulungsprozeß in Form mehrerer aufeinanderfolgender „dramatischer" Pilzinfektionen einsetzte, welche – unter Aussetzen des chronischen Mittels – erfolgreich akut zwischenbehandelt werden konnten. Daß es sich wirklich um einen Rückspulungsprozeß und die einsetzende Heilung handelte und nicht etwa um neuerliche „zufällige" Vaginalmykosen, war besonders daran zu erkennen, daß sich parallel dazu vieles besserte. Zum Beispiel trat die gesamte Magensymptomatik der Patientin kaum noch nennenswert in Erscheinung. Ähnliches konnte auch bei ihrer Menstruation

* siehe das Buch des Autors *Sind Impfungen sinnvoll? – Ein Ratgeber aus der homöopathischen Praxis*, Hirthammer Verlag, München

beobachtet werden, und zwar schon nach nur etwa zwei Monaten Tropfeneinnahme incl. der kurzzeitigen Unterbrechungen! Jene begann „fast vollkommen ohne Ankündigung“. Erst am zweiten Tag traten die alt bekannten Nierenschmerzen für anderthalb Tage auf (früher schon von Anbeginn der Blutung!), also deutlich kürzer als sonst und auch weniger vehement. Später gab es dann überhaupt keine nennenswerten Mensesschmerzen mehr! Und auch die unangenehmen Pilzinfektionen gehörten endgültig der Vergangenheit an! Etc. pp. ... So konnte mittels Sepia und zwei weiteren antimiasmatischen Arzneimitteln das stark ausgeprägte sykotische Terrain schrittweise bereinigt werden, so daß die Patientin gynäkologisch völlig unauffällig wurde und damit der eigentliche Grundstein für eine gesunde, natürliche Schwangerschaft und gesunde Kinder gelegt war.

2.4 Schwangerschaft nach vorangegangener extremer Frühgeburt

Dieses Beispiel soll wieder etwas ausführlicher behandelt werden, da man hier – aufgrund der Historie und anderer Zusammenhänge – sehr viel über den Einfluß der Miasmen und den Verlauf der Schwangerschaft sowie die Auswirkungen durch die Eingriffe und Maßnahmen der orthodoxen Schulmedizin hinsichtlich der Gesundheit unserer Kinder erfahren, verifizieren und vertiefen kann.

Es handelt sich um eine junge Mutter von 28 Jahren, die etwa zwei Jahre vor Behandlungsbeginn eine extreme Frühgeburt hatte (27. SSW, 750 g) und deren Kind Tim nun an Tetraplegie (alle vier Gliedmaßen sind spastisch gelähmt), epileptischen Krampfanfällen und sog. Mikrozephalie (abnorme Kleinheit des Kopfes infolge primärer Fehlentwicklung des Gehirns und vorzeitigen Schlusses der Schädelnähte) leidet, also körperlich und geistig schwerst behindert ist.*

Ein Jahr vor besagter Schwangerschaft mit Timmy kam es zu einen Abort. Unter Umständen habe sie eine Neigung dazu, denn vor kurzem sei sie wieder schwanger geworden, wobei profuse Blutungen nach zu schwerem Tragen einen Abbruch herbeiführt hätten.

Aber auch die Schwangerschaft von Timmy verlief von Anfang an komplikationsreich. So bestand lange Zeit, fast von Anfang an, ein ziehender

* Eine dramatische Akutphase des Falls Tim wurde bereits in Band 1, Kapitel *3.3.2 Status epilepticus* beschrieben.

Schmerz im Unterleib, „als ob die Menses einsetzen wollten“, so daß die Patientin krank geschrieben wurde und ganze drei Monate liegen mußte. Des weiteren gab es vom ersten bis dritten Monat immer wieder leichte Schmierblutungen von bräunlicher Farbe, weshalb sie Magnesium erhielt. Ab dem 4. SSM durfte die werdende Mutter dann wieder arbeiten, sollte sich jedoch weiterhin schonen. Einen Monat später kam es zu einer weiteren leichten Blutung; die Ärzte fanden jedoch keine Ursache, auch der Muttermund war nach wie vor geschlossen. Ein wenig später schien es so, als ob Fruchtwasser abgegangen wäre; der betreuende Gynäkologe diagnostizierte jedoch nur einen Fluor vaginalis (Ausfluß) und verschrieb ein Döderleinpräparat. Im 7. SSM verlor die junge Frau zu ihrem großen Entsetzen „wieder Fruchtwasser“, diesmal deutlich vermehrt, so daß sie zur stationären Überwachung ins Krankenhaus überstellt wurde. Wiederum gab es ein Magnesiumpräparat, um eventuell auftretende Wehen zu verhindern. Doch es kam trotzdem zu vermehrten wehenartigen Kontraktionen. Daraufhin wurde absolute Bettruhe verordnet. Trotz aller medizinischen Anstrengungen und zehn Tage strengsten Liegens ließ sich ein vorzeitiges „Platzen der Fruchtblase“ nicht vermeiden, so daß nun schwere wehenhemmende Mittel aufgefahren werden mußten, samt Cortison für die Lungenreifung des noch ungeborenen Kindes. Dies habe die Patientin „schlecht vertragen“ und so kam es zu einem der sehr gefürchteten Harnwegsinfekte während der Schwangerschaft (Die junge Frau war schon ihr Leben lang sehr blasenempfindlich!), welcher in herkömmlicher Manier mit Antibiotika behandelt wurde. Schließlich hörten die Wehen auf und den Infekt „hatte man in den Griff bekommen“, nur – die Herztöne des Kindes ließen mit einem Mal zu wünschen übrig! Dies zeigte sich besonders beim Wasserlassen, wobei fast ein Herzstillstand des noch Ungeborenen zu konstatieren war, durch den „Druck und das Pressen der Mutter“. Eine weitere Auffälligkeit war der „ewige Schluckauf des Kindes in utero“. Schließlich stellten die Ärzte die Hochschwangere in der 27. SSW abrupt vor die makabere Alternative, „das Kind im Mutterleib sterben zu lassen oder einen sofortigen Kaiserschnitt vorzunehmen, welcher jedoch hinsichtlich der Lebensfähigkeit und Gesundheit des Kindes als äußerst fragwürdig zu beurteilen sei“. Innerhalb von nur zehn Minuten sollte sich die junge Frau entscheiden! Und sie entschied sich, zusammen mit ihrem Mann, für ihr Kind.

So kam es zur Sectio (Kaiserschnitt) und einer extremen Frühgeburt mit all den Gefahren, die durch die herkömmliche neonatologische Intensivmedizin lauern. Timmy wurde ziemlich gleich nach der Geburt dreißig Tage lang intubiert (künstlich beatmet). Bei dem Notkaiserschnitt selbst kam es für ein paar Sekunden zu einem Atemstillstand, so daß der Kleine reanimiert werden mußte. Dann, am zweiten Lebenstag, Komplikation durch eine sog. „Gehirnblutung“ (Grad 3–4!). Später erhielt Timmy vier Bluttransfusionen „wegen der ständigen Untersuchungen und mangelhafter Blutbildung“. Thrombose aufgrund seines zerstochenen linken Ärmchens durch die mit der Zeit so vielen venösen Zugänge. Sechs Wochen Wärmebettchen. Nabelbruch und Leistenbruch rechts. BNS-Krämpfe (Blitz-Nick-Salaam-Krämpfe, kindliche Epilepsie). Fokale Krämpfe (epileptische Krampfanfälle, von einem Herd ausgehend). Absencen. Probleme mit dem Schluckreflex, obwohl dieser in den ersten Lebenstagen wirklich sehr gut ausgebildet war! – Ein deutlicher Hinweis dafür, daß die schulmedizinische Intensivbetreuung, speziell wohl die Intubation, mit sehr hoher Wahrscheinlichkeit hier der eigentliche Verursacher ist! – Spitzfuß. Mit ca. 1 Jahr Pneumonie (Lungenentzündung), antibiotisch behandelt. Infektneigung und vieles andere mehr. Selbstverständlich hat Timmy von Anfang an Impfungen gemäß gültigem Impfkalender erhalten. Mittlerweile ist der kleine Bub schwerstbehindert (Tetraplegie, epileptische Krampfanfälle, Absencen)! Er kann weder selbständig sitzen, geschweige denn sich selbständig im Bettchen drehen oder auch nur seinen Kopf für längere Zeit aufrecht halten und ist damit ständig auf Hilfe angewiesen.

Aufgrund der guten Erfahrungen und Fortschritte mit der Homöopathie bei ihrem Sohn Tim kam nun die junge Mutter selber in die chronische Behandlung. Ihr ging es primär um ihre rezidivierenden Blasenentzündungen und „Probleme mit dem Unterleib“, nicht etwa um eine weitere Schwangerschaft. Dies war völlig indiskutabel für sie, dazu hätte sie allen Mut verloren. Die Vorstellung, sich eventuell ein Leben lang um zwei behinderte Kinder kümmern zu müssen, bereitete ihr Unwohlsein und Angst. Mit einem sei es schon schwer genug, davon mache sich niemand ein wirklich realistisches Bild, ohne es selbst hautnah erlebt zu haben.

Wegen einer bestehenden akuten Blasenentzündung und der Tatsache, daß sämtliche vorhergehenden Cystitiden und sonstigen Infekte fast ausnahmslos antibiotisch behandelt wurden, und aufgrund der Zusammenhänge aus der bereits bekannten Familienanamnese von Tim begannen wir schließlich ad hoc mit Sulfur LM18, täglich 2mal 3 Tropfen auf einem Teelöffel voll Wasser, nach Bedarf. Das heißt, solange es wieder gut ging, sollte sie nichts weiter einnehmen; erst wenn sich das nächste Rezidiv wieder ankündigte, war mit dem Schwefel fortzufahren. Und dies so lange, bis der Fragebogen für die antimiasmatische chronische Kur ausgefüllt und das auführliche Anamnesegespräch geführt waren, um dann ein endgültiges chronisches Arzneimittel für die Gesamtzusammenhänge bestimmen zu können.

Gute vier Monate später konnte dann die ausführliche Erstanamnese geführt werden. Mit dem Sulfur sei sie gut zurechtgekommen; seit dieser Zeit habe sie deutlich weniger Probleme mit ihrer Blase gehabt. Früher, besonders zwischen dem 21. und 22. Lebensjahr, seien die Blasenentzündungen monatlich aufgereten! Erst in den letzten drei Jahren wurden sie seltener (ca. 3- bis 4mal pro Jahr), jedoch habe sie bei der geringsten Reizung extrem viel getrunken und konnte so häufig einer akuten Cystitis vorbeugen. Die erste Harnwegsinfektion hatte sie bereits als Kind, im zarten Alter von etwa vier Jahren. Ihre linke Niere sei angeblich verkrüppelt oder in einer „anderen Lage, u. U. waagerecht"; auf jeden Fall arbeite sie langsamer. Dies wurde vor einigen Jahren mittels einer Untersuchung mit radioaktivem Kontastmittel festgestellt, auf welches sie mit einem Ohnmachtsanfall reagiert habe.

Zur Zeit schnappe sie jeden Infekt von Tim auf und sei häufig matt, ihr Nacken sei verspannt und sie leide unter Kopfschmerzen, Halsschmerzen, Husten und Schnupfen. Früher habe es ständig Infekte gegeben bzw. „einen Dauerinfekt". Dabei habe sie selten Fieber; an ein richtiges Fieber könne sie sich gar nicht erinnern.

Des weiteren bestand eine Neigung zu genitalen Pilzinfektionen mit Fluor vaginalis (Ausfluß), meist klumpig, grießelig und beige-gelblich. Es gab auch schon einmal einen recht starken Geruch nach der Menstruation: unter Umständen wie nach alt gewordenem Joghurt und auch mal mehr oder weniger intensiv fischig. Die Menses selber waren hinsichtlich Schmerzen und Intensität recht unauffällig. Früher waren sie allerdings vergesellschaftet mit heftigen wehen- und krampfartigen Bauchschmerzen, Rückenschmerzen sowie einer sehr starken Blutung. Sie dauerten auch stets deutlich länger als eine ganze Woche an. Auch heute noch ist die Farbe des Blutes recht dunkel, teilweise ins Schwärzliche gehend. Eine Woche vor der Menstruation sei die Patientin immer extrem stimmungsschwankend und unruhig. Die Pille habe sie circa zehn Jahre lang eingenommen und relativ gut vertragen.

Im Bereich der Kinns gab es immer wieder Hautausschläge in Form von Pickeln und Pusteln, die sogar im Wind schmerzhaft waren. Auch um die Nase herum bestanden kleine „Wimmerl", besonders nach dem Verzehr von Citrusfrüchten. Auf Gräser reagiere sie seit Jahren mit den Schleimhäuten des oberen Respirationstraktes. Von Mai bis etwa September leide sie durchgehend unter Heuschnupfen. Eine Desensibilisierung habe nicht den gewünschten durchschlagenden Erfolg gebracht. Des weiteren bestand eine lokale Allergie gegen Wimperntusche und Ohrringe. Bei Modeschmuck entzündeten sich ihre Ohrlöcher schon nach einer halben Stunde, und dies auch bei Clips. Unechte Ketten am Hals machten Reaktionen ähnlich denen einer Sonnenallergie. Die Nasenspitze sei öfter feucht und kalt, wie die eines Hundes.

Früher gab es häufig Mandelentzündungen bis zu dem Zeitpunkt, als die Tonsillen mitsamt den sog. Polypen im Alter von zehn Jahren herausoperiert wurden. Im Gefolge dann unspezifische Halsentzündungen und Seitenstranganginen. Darüber hinaus leide die junge Mutter fast ständig an einem ausgedehnten Blähbauch. Ihre Lieblingsgeschmacksrichtung sei sauer. Hände und Füße seien oft kalt. Sie friere auch im ganzen recht schnell. Des weiteren gab es eine leichte Neigung zu Krampfadern. Bei Hitze schwollen ihre Füße regelmäßig an. Nachts würden sie so heiß werden, daß sie sie unter der Bettdecke hervorstrecke. Auf den Nägeln gab es hin und wieder weiße Flecken. Die Zunge imponierte mit einem weißen Belag. Bis vor kurzem gab es massive Ängste vor Krankheiten, speziell vor Aids, Krebs und Herpes. Sie habe immer gleich das Schlimmste angenommen; beispielsweise hatte sie bei einer Blasenentzündung die Vorstellung von einem eventuellen Blasenkarzinom. An Impfungen habe es die üblichen gegeben, die Pockenimpfung inbegriffen.

Die Eltern der jungen Frau waren schon länger geschieden. Der Vater, ein Ausländer aus einem anderen Kulturkreis, hatte sie in ihrer Kindheit sehr „schikaniert" (eingesperrt, zu Hausarbeiten gezwungen etc.), teilweise brutal geschlagen und häufiger mit einem Messer bedroht; einmal sogar minutenlang ein solches an ihren Unterkiefer gesetzt, um Gehorsam zu erzwingen. Später, als sie von daheim ausgezogen war, habe er sie des öfteren verfolgt und eingeschüchtert. Die Mutter war Deutsche; zu ihr gab es ein sehr inniges, herzliches Verhältnis. Als Hauptzusammenhänge aus der Familienanmnese sind besonders eine Gonorrhoe seitens des Vaters der Patientin und eine Tuberkulose der Oma mütterlicherseits zu nennen, womit spätestens an dieser Stelle deutlich wird, daß alle Miasmen ausgeprägt vertreten sind! Des weiteren gibt es mütterlicherseits Menstruationsbeschwerden, Beschwerden aus dem rheumatischen Formenkreis, Allergien, Hyperaktivität und Heuschnupfen. Väterlicherseits sind Typhus, Magengeschwüre, Prostatitis (Entzündung der Prostata), Nierensteine, „paranoide Veranlagung", „überdepressive und psychopathische Neigung" anzuführen. Bei den gemeinsamen Kindern, den Geschwistern unserer jungen Mutter, finden wir langjähriges Bettnässen, Lungenentzündungen, Samenstrangentzündungen, Gürtelrose, Ohnmachtsanfälle und Hebephrenie (Form einer in der Pubertät einsetzenden Schizophrenie). – Alles in allem also schwerste miasmatische Störungen!

Arzneimittelwahl: Medorrhinum LM18, 5 Tropfen auf ein Glas voll Wasser, kräftig umrühren, davon nur 1 Teelöffel voll einzunehmen, alle 3 Tage abends, Fläschchen vorher 10mal schütteln.

Verlauf: Knappe vier Wochen später kam der erste Anruf. Die Patientin litt unter einer ausgeprägten Reizblase und mußte andauernd auf die Toilette. Der Urinbefund war allerdings negativ. Der Arzt habe „nur" eine leichte Eierstockentzündung links festgestellt. Dies merkte die Patientin auch besonders beim Gehen. Seit einer Woche bestehe auch wieder ein vermehrter Ausfluß, weißlich, cremig, flockig und ohne auffälligen Geruch bzw. Juckreiz. Außerdem habe sie große Probleme mit der Haut. Der Hautausschlag am Kinn habe enorm zu blühen begonnen, speziell nach der letzten Menstruation. Medorrhinum habe sie erst zweimal eingenommen. – Wir vereinbarten, das Mittel nun regelmäßig zu nehmen, zunächst sogar alle zwei Tage, also quasi als Akutmittel für die leichte Oophoritis und um dem chronischen Heilungsgeschehen gewissermaßen „einen kleinen Anschub zu geben". Da ihr Urlaub kurz bevorstand und sie mit ihrer Familie in die Berge fahren wollte, ließ ich für alle Fälle noch Lachesis LM6 besorgen, um im Eventualfall spätere Beschaffungsprobleme zu vermeiden.

Eine Woche später gab es dann „leichte Brustreizungen" und eine „leichte Anschwellung der Brustwarzen" sowie eine erhöhte Berührungsempfindlichkeit derselben, „als ob ich schwanger wäre". Wir verminderten die Tropfenanzahl vorübergehend auf zwei und änderten die Einnahmefrequenz auf alle drei Tage. Ungefähr zwei Wochen später meldete sich die Eierstockentzündung vehement zurück. Zuerst links, dann nach rechts wandernd. Darüber hinaus ein „beißendes Gefühl in der Blase und Uterusgegend". Die Brustwarzen seien noch empfindlich, die Schwellung jedoch verschwunden. Auch die Haut habe Fortschritte gemacht. Eine Schwangerschaft bestehe aber offenbar nicht. – Wir setzten mit Medorrhinum aus und behandelten die veränderte Akutsituation mit Lachesis LM6 weiter (5 Tropfen auf ein Glas Wasser, kräftig umrühren, davon nach Bedarf nur einen einzigen Schluck einzunehmen). Dies mußte etwa eine Woche beibehalten werden, denn bei jedem Versuch, die Lachesisdosierung ein wenig zu reduzieren, tauchten die ursprünglichen Symptome immer wieder auf. Doch nun habe sie seit ein paar Tagen Ruhe und empfinde keinerlei Schmerzen mehr. Des weiteren sei wieder ein Fluor von weißlicher Farbe und dicklicher flockiger Konsistenz aufgetreten, leicht säuerlich riechend. Wir setzten Lachesis ab und fuhren mit Medorrhinum einschleichend fort.

Knappe drei Monate später berichtete mir die junge Frau, sie fühle sich sehr wohl und sei sehr zufrieden. Zur Zeit nehme sie etwa alle anderthalb

Repertorisation: Schwangerschaft nach vorangegangener extremer Frühgeburt

SAMUEL-Serie V7.0

Nr.	Symptome
1	**gemüt - furcht - krankheit - drohender, vor / krebs, vor**
2	**allgemeines - reaktionsmangel**
3	**allgemeines - sykotische konstitution** *≺z.B. Vater Gonorrhoe≻*
4	**empfindungen - lebenswärme, mangel an (kälteempfindlich, dauerndes frieren)**
5	**modalitäten - kälte - erkältungen, neigung zu**
6	gesicht - hautausschläge - schmerzhaft - kinn
7	**brust - lungen - tuberkulose** *≺Großmutter/m≻*
8	extremit. - kälte - hände
9	extremit. - kälte - fuß
10	**extremit. - hitze - fuß - brennend - entblößt sie**
11	**extremit. - schwellung - fuß**
12	ohren - geschwüre - ohrläppchen, im loch für ohrring
13	nase - kälte - spitze
14	schnupfen - schnupfen - heuschnupfen (jedes jahr)
15	innerer hals - entzündung - einfache - tonsillen
16	**magen - verlangen nach - saurem**
17	abdomen - flatulenz - auftreibung des bauches
18	harnblase - schleimhaut - entzündung
19	**genital/w - fluor - übelriechend**
20	**genital/w - fluor - übelriechend - fischlake, wie**
21	**genital/w - schwangerschaft - abort - neigung zum abort**
22	**genital/w - menses - schmerzhaft (dysmenorrhoe)**
23	**genital/w - menses - dunkel**
24	**genital/w - menses - schwarz**
25	**genital/w - menses - reichlich**

Methode: Wertigkeit

				Symptome:									1	.	.	.	.	.	.	.	.	.	2	.	.	.	.	.
Nr.	Arzneimittel	Neg	Wert	1	2	3	4	5	6	7	8	9	0	1	2	3	4	5	6	7	8	9	0	1	2	3	4	5
1	sulf	5	46	.	3	2	2	2	3	3	3	3	3	1	.	.	.	2	2	3	2	2	.	2	2	2	2	2
2	lach	5	43	.	2	2	2	1	.	2	3	3	.	2	2	2	1	3	2	3	3	1	.	.	2	2	3	2
3	**med**	6	40	3	3	3	2	3	.	2	2	2	3	3	1	1	1	.	2	.	2	.	1	.	2	2	.	2
4	ars	8	39	.	2	.	3	1	.	2	3	3	.	3	.	2	2	2	2	3	2	2	.	.	2	2	.	3
5	puls	8	39	.	.	1	.	2	.	3	3	3	3	3	.	.	2	1	2	2	3	.	.	1	2	3	3	2
6	sep	8	39	.	2	3	2	3	.	2	3	3	.	2	.	.	.	1	2	2	3	3	.	2	2	2	.	2
7	calc	9	37	.	3	2	3	2	.	3	2	3	.	2	.	.	.	.	2	3	2	1	.	2	2	2	.	3
8	lyc	9	37	.	2	2	2	3	.	3	3	3	.	3	.	.	.	2	.	3	3	.	.	1	2	1	2	2
9	nit-ac	10	35	2	.	3	3	3	.	2	2	3	.	2	.	.	.	3	.	2	2	3	.	.	1	2	.	2
10	kali-c	11	33	.	2	1	3	3	.	3	3	3	.	2	.	.	.	.	2	3	1	.	.	2	3	.	.	2
11	merc	11	31	.	2	1	2	3	.	2	3	3	.	2	.	.	.	3	.	3	2	.	.	.	2	1	.	2
12	sil	11	31	.	.	2	3	3	.	3	1	3	.	3	.	.	2	3	.	2	.	2	.	1	1	.	.	2
13	carb-v	9	30	.	3	1	2	2	.	2	3	2	.	1	.	.	2	.	2	3	.	.	.	1	1	1	2	2
14	apis	11	29	.		2	.	.	.	.	2	3	.	3	.	3	.	2	2	2	3	.	.	2	1	1	1	2
15	ferr	11	29	.	2	2	3	2	.	.	3	3	.	2	.	.	.	.	2	1	.	.	.	1	1	2	2	3

Wochen 3 Tropfen (Wasserglasmethode). Jedesmal nach der Einnahme spüre sie eine leichte Spannung und Schwellung in der Brust und einen leichten Schmerz („Schmerz ist zuviel gesagt; mehr Bewußtsein“) im Unterleib, was immer mit ein wenig Ausfluß endete. – Wir vereinbarten eine etwa dreiwöchige Arzneimittelpause und einen neuen Termin zur Durchsprache der bisherigen chronischen Kur.

Unter Medorrhinum war ihre „Periode“ stärker; seit Absetzen des Mittels normal stark. Während ihrer Menstruation gehe es ihr nun sehr gut. Die Blutung selbst dauere fünf Tage an, die ersten beiden Tage etwas dunkler und dann schön hell und „frisch“. Seit Medorrhinum-Ende stellten sich nun nach „ihren Tagen“ langsam wieder leichte Schmerzen am linken Eierstock ein; am rechten auch, dort jedoch nur unterschwellig. Ihre Brust reagiere nur noch ganz schwach, und auch ihre Akne am Kinnbereich habe sich deutlich verbessert. Ein Fluor bestehe ständig, leicht gelblich und etwas säuerlich riechend. Der Blähbauch sei jedoch völlig verschwunden. Abends gebe es Fußschwellungen und schwere Beine; die Füße würden auch heiß, so daß sie sie aus dem Bett strecken müßte. Auch ihre Träume seien zur Zeit sehr auffällig. Sie träume vermehrt von Fäkalien, vom „in der Scheiße wühlen“. Die Fingernägel seien sehr schön geworden und sie friere auch nicht mehr. Ihre Ängste, insbesondere vor Krankheiten, gehörten nun endgültig der Vergangenheit an. Und auch von Neigung zu Erkältungen könne keine Rede mehr sein.

Die junge Frau war überglücklich, ganz besonders auch in bezug auf die Fortschritte ihres kleinen Tim, der zu diesem Zeitpunkt keinerlei Antiepileptika mehr zu nehmen brauchte und mit der Homöopathie deutlich lebensfroher und bewußter geworden war. Wir hatten drei Antiepileptika über einen Zeitraum von neun Monaten ausgeschlichen; jeweils zwei Monate Ausschleichen und einen Monat Abwarten von Entzugserscheinungen! „Sie haben unser Leben richtig verändert und wir sind glücklich darüber.“ – Eine sehr gewichtige Aussage, die auch einen Therapeuten glücklich macht und ihn bestärkt, den eingeschlagenen Weg zielstrebig weiterzuverfolgen.

Wir wechselten das chronische Arzneimittel hin zu Lachesis LM18 für zunächst 6 Wochen, 3 Tropfen auf ein Glas voll Wasser, kräftig umrühren, davon nur 1 Teelöffel voll einnehmen, zweimal die Woche abends (Fläschchen vorher 10mal schütteln).

Etwa acht Wochen später berichtete die Patientin von ihrem Heuschnupfen, der erst seit einer Woche bestehe (Wir hatten immerhin schon Mitte Juni!), „oft auch bei Regen“, dessen akute Spitzen sie fortan mit Allium cepa D12 coupieren sollte. Hinsichtlich der Ovarien (Eierstöcke) habe es einmal links ein Pochen gegeben, vier Tage später rechts, jedoch ohne Schmerzen.

Während der Mitte ihres Zyklus seien beide Eierstöcke bei Bewegung spürbar. Weiterhin bekomme die junge Frau schnell schwere Beine und ein Ziehen im Kreuzbereich. Sie sei schnell matt und viel müde. Darüber hinaus ein klein wenig depressiv, ohne Tatendrang. Die Brust sei bei Berührung schmerzhaft; seit ihrer letzten Menstruation sei dies allerdings ohne Befund. „Im ganzen bin ich reizbarer und ungeduldiger." Ihre Träume hätten sich verbessert (nicht mehr von Fäkalien), aber ihre Haut sei wieder unruhiger geworden.

Lachesis wurde nun abgesetzt und Medorrhinum weitergegeben, allerdings in der Potenz LM30, 1 Tropfen auf ein Glas Wasser, nur einmal pro Woche, für zunächst 8 Wochen.

Erst etwa vier Monate später meldete sich die Patientin wieder. Sie habe die LM30 bis zum Beginn ihres Urlaubs genommen (ungefähr sieben Wochen lang) und sei nun schwanger. Zur Zeit gehe es ihr recht gut. Fußschwellungen bestünden nicht mehr, allerdings friere sie wieder recht schnell. Sie müsse auch wieder recht häufig Wasser lassen, nur kleine Mengen. Der Fluor vaginalis sei auch noch da, immer noch weißlichgelblich; „wenn's überhaupt mal riecht, dann säuerlich". Ansonsten habe ihre Brust unter Medorrhinum LM30 mitreagiert, und leichte Eierstockschmerzen habe es auch hin und wieder gegeben.

Wir reduzierten die Potenz wieder auf LM18 bei 3-täglicher Einnahme von nur 3 Tropfen nach der Wasserglasmethode für zunächst 3 Wochen.

Nach Ablauf dieses Zeitraumes fühlte sich die neu Schwangere immer noch sehr wohl. Sie hatte sich nur einmal übergeben müssen, ansonsten bestand nur selten eine kaum nennenswerte Übelkeit. Auch nur einmal gab es für recht kurze Zeit einen bräunlichen Ausfluß, unter Umständen mit ein wenig Blut. Zuvor habe sie sich jedoch während eines Spazierganges sehr beeilt. Der sonstige Fluor war immer noch gelblich und hin und wieder zäh und seit Beginn der Schwangerschaft vermehrt. Der Arzt habe allerdings keine Pilze feststellen können. Ab und zu gab es ein Ziehen im Bauchraum, welches ihr aber keinerlei Sorgen bereiten würde. Das mit dem Frieren sei auch viel besser geworden. Ihre Beine seien immer noch warm und schwer und die Blasenreizung mit dem Drang zur Toilette bestehe weiterhin. – Medorrhinum wurde beibehalten.

Drei Wochen später eine leichte Erkältung mit Kopfschmerzen und ein wenig Schnupfen. Seit zwei Tagen minimale Schmierblutungen, bräunlich, dunkel und bröselig. „Fluor vermehrt mit But, nicht viel." Immer noch säuerlich riechend. Am Ende des Wasserlassens und „zwischendurch" ein ziehender Schmerz Richtung Eierstöcke. Unter Umständen auch ein Druck nach unten. – Wir vereinbarten, die Symptome gynäkologisch abklären zu lassen. Der Arzt konnte jedoch nichts Pathologisches feststellen und meinte, „dies käme aufgrund von körperlicher Anstrengung“. Und die hatte unsere junge Mutter allemal, denn man macht sich landläufig kein richtiges Bild davon, was es heißt, mit einem behinderten Kind zusammenzuleben! Der Arzt konstatierte auch eine oben sitzende Plazenta, wovon im Falle von Tim damals nun gar keine Rede gewesen war, denn diese lag immer sehr seitlich und deutlich tief! Einen Tag nach dem Besuch beim Frauenarzt lösten sich die Symptome – ohne jegliche Behandlung – in Luft auf, als ob nichts gewesen wäre. – Wir waren zufrieden. – In den darauffolgenden Tagen gab es nur ab und zu noch beim Stehen einen leichten Druck nach unten, auf den Muttermund, und dies im 4. SSM, was in diesem Stadium – mechanisch betrachtet – nicht plausibel zu erklären war. „Nachts hier und da auch ein Ziepen und Ziehen.“ – Aus diesem Grunde behandelten wir mit Sepia LM18, 3 Tropfen auf ein Glas Wasser, alle 3 Tage, zwischen. Schon nach einer Woche die erlösende Zwischenmeldung: es gehe sehr gut, sie habe Sepia erst zweimal genommen. Der Vater von Tim bestätigte dann telefonisch: „Die jetzige Schwangerschaft meiner Frau beruhigt mich. Die erste war damals in diesem Stadium schon sehr problematisch. Ich bin zuversichtlich und gelassen.“

In der 15. SSW gab es dann des öfteren Verhärtungen des Bauches. „Ich habe aber nicht das Gefühl, es ist ‘ne Wehe.“ Manchmal nur an bestimmten Stellen, „aber nicht steinhart“. Für zehn Minuten etwa, manchmal auch für nur eine Minute. Zur Zeit jeden Morgen. Der Druck auf den Muttermund sei vollkommen verschwunden und Schmierblutungen seien seither auch nicht wieder aufgetreten. Der Ausfluß bestehe allerdings unverändert weiter. – Wir setzten die Kur nun wieder mit dem ursprünglichen chronischen Mittel fort (Med. LM18). In der 22. SSW dann die nächste Meldung: Es gehe sehr gut. Keine Spannungen am Bauch mehr und auch keine neuerlichen Schmierblutungen, obwohl sie ihr Kind Timmy weiterhin noch hebe. Auch keine Schwellungen bzw. Ödeme. In der 31. SSW erhielt ich die Nachricht: „Wir haben schon eine Flasche geköpft!“ Es gehe weiterhin ausgezeichnet.

Eine Woche später waren dann aber Wassereinlagerungen an Beinen, speziell im Knöchelbereich, festzustellen; allerdings noch nicht sichtbar, jedoch seit ein paar Tagen deutlich spürbar. Und Eisenmangel. Sie nehme deshalb schon seit längerem den von ihrer Hebamme empfohlenen Kräuterblutsaft ein. Mit Medorrhinum klappe es etwa nur einmal die Woche, aus Vergeßlichkeit, weil ständig so viel zu tun sei. – Wir vereinbarten Levico D3 für den akuten Eisenmangel zu nehmen, nach Bedarf 3mal 5 Globuli am Tag, und mit Medorrhinum ein wenig zu steigern (5 Tropfen im Glas Wasser, alle 2 Tage).

Diese Entscheidung erwies sich als goldrichtig, denn bei öfterer Einnahme „wurde es mit dem Wasser deutlich besser". Auch das „Schummrige" war seit Levico weg. Ab und zu gebe es abends noch ein wenig Hautjucken, eigentlich aber schon während der gesamten Schwangerschaft, was sich momentan etwas verstärkt habe. Jedoch der Heuschnupfen ließ auf sich warten (Wir schrieben immerhin schon wieder den Monat Mai!); es gab überhaupt keine Anzeichen für allergische Reaktionen im oberen Respirationstrakt! – Im folgenden besprachen wir die Geburtsapotheke für Eventualfälle – es waren ja nur noch sechs Wochen bis zum errechneten Geburtstermin – und setzten Medorrhinum zu diesem Zeitpunkt ausschleichend ab.

Eine Woche vor der Geburt diagnostizierten die Gynäkologen im Krankenhaus erstmals eine Pilzinfektion mit juckendem geruchlosem Fluor vaginalis, welche mittels Zäpfchen behandelt wurde. Die Wehen setzten dann relativ pünktlich zum Termin ein und kamen nach einiger Zeit in einem guten Dreiminutenrhythmus. Trotzdem erblickte der gesunde Bub nur per sectio* das Licht der Welt. Die diesmalige Kaiserschnittnarbe verheilte aber deutlich besser als das erste Mal – wir hatten die Operationsnachsorge mit den beiden Mitteln Staphisagria und Nux vomica durchgeführt –, und auch die Gebärmutter zog sich wieder schnell und sehr gut zusammen, unterstützt durch Bellis perennis, das Gänseblümchen. Die Gemütsverfassung der glücklichen, zweifachen Mutter war sehr stabil und blieb es auch, so daß sie bald wieder ihren umfangreichen Alltag aufnehmen konnte. Erwähnenswert hinsichtlich der miasmatischen Aspekte ist noch die Beobachtung, daß zum Ende dieser Schwangerschaft recht viele kleine gestielte Fleischwärzchen (verrucae filiformes) an Hals und Brust der jungen Frau aufgetreten waren, welche nach dem Partus langsam sukzessive verschwanden.

Ein knappes halbes Jahr später konnten wir schon wieder mit der chronischen Kur fortfahren, und zwar mit Medorrhinum LM24, 1 Tropfen alle 5 Tage (Wasserglasmethode), da noch einige Symptome deutlich für dieses Mittel sprachen und da auch ihr Kind mehr oder weniger ausgeprägte Anzeichen eines sykotischen Säuglings** zeigte und so nach diesem Mittel

* Die junge Frau hatte sich nach langen Beratungen in mehreren Kliniken für einen weiteren Kaiserschnitt entschieden, da bei dem ersten damaligen Notkaiserschnitt in der 27. SSW ein Längsschnitt über den gesamten Bauch vorgenommen wurde und nun kein Arzt die Verantwortung dafür übernehmen wollte, ob diese Naht die Wehen einer Normalgeburt aushalten würde oder nicht.

** siehe Band 1, Kapitel 2.4.2.1 *Der sykotische Säugling*. – Allerdings erhält nicht jeder sykotische Säugling Medorrhinum, denn nur die individuelle Symptomatik entscheidet und es gibt auch noch eine Vielzahl anderer antisykotischer Arzneimittel!

verlangte, welches es nun ausschließlich über die Muttermilch erhielt. – Die wiedereinsetzenden Menses der jungen Frau waren bereits zu diesem Zeitpunkt völlig unauffällig geworden. „Es kam immer sofort helles Blut". Auch alle früheren Symptome des sog. PMS (PräMenstruelles Syndrom) hatten sich gänzlich verloren. Dasselbe gilt für die Blasenreizungen und die Neigung zu Cystitiden (Blasenentzündungen) und Eierstockentzündungen.

Ein paar Monate später – sie hatte mittlerweile abgestillt – wechselten wir dann aus bestimmten, hier nicht näher zu erläuternden Gründen zu Sulfur LM18, 5 Tropfen nach der Wasserglasmethode. Und unter Sulfur wurde sie nun ein weiteres Mal schwanger! Diesmal gab es allerdings kaum nennenswerte Symptome mehr, jedenfalls „lief die Schwangerschaft nur so nebenher" und wurde auch nicht mehr so „ernst genommen" wie diejenige zuvor, hatte ich den Eindruck. Sie verlief nämlich in biologisch normalen, natürlichen Bahnen, so, wie es eigentlich immer laufen sollte, so daß man sich keinerlei Sorgen zu machen braucht. Es war ganz offensichtlich, daß die junge Frau ihr Urvertrauen in die Natur wieder zurückgewonnen hatte. – Wir begleiteten diese zweite „homöopathische" Schwangerschaft zeitweise mit Sepia LM18, jedoch wirklich nur zeitweise, da die Patientin aufgrund ihrer Geschäftigkeit mit ihrem Haushalt, ihren beiden Kindern – davon ein schwerst behindertes! – und einem anstehenden Umzug in ein neues Eigenheim kaum an die Einnahme von Sepia dachte und somit die Tropfen öfter vergaß als sie sie einnahm. Und dies war auch nicht weiter schlimm, denn der jungen Frau ging es weiterhin ausgezeichnet. Ich hörte quasi erst wieder etwas von ihr, als das Kind schon auf der Welt war, so gut war alles verlaufen!

Man kann nur den Hut ziehen vor so viel Courage dieser jungen Mutter, die ihren Weg ganz alleine ging – natürlich mit dem Rückhalt und Verständnis ihres lieben Ehemannes – und die sich nach so viel erfahrenem Leid zugetraut hatte, nochmals schwanger zu werden und zwei gesunden Kindern das Leben zu schenken. – Meinen allerherzlichsten Glückwunsch!

2.5 Schwangerschaft nach vorangegangener komplikationsreicher Gravidität

Auch dieses Beispiel wird aus didaktischen Gründen sehr ausführlich behandelt, da auch hier wiederum sehr viel zu lernen ist, sowohl was die schulmedizinischen Diagnosen, Prognosen und Behandlungen angeht, als auch was die Möglichkeiten der klassischen Homöopathie betrifft.

Es geht um eine junge Frau von 27 Jahren, die ein paar Monate zuvor ihr Kind zu Beginn des 6. SSMs „verloren" hat. Später wurde eine Bauchspiegelung, Ausschabung und Lasertherapie vorgenommen. Seither habe sie akute Unterleibsschmerzen, zeitweise extrem stark und kaum auszuhalten. Ihre Gebärmutter sei entzündet und viel zu weich. Des weiteren gebe es Condylome (Feigwarzen) an Uterus und Scheide. Die behandelnde Ärztin habe ihr letztens mitgeteilt, Antibiotika seien nun nicht mehr wirksam, „ihr Immunsystem müsse wieder aufgebaut werden".

Was war geschehen? – Die Schwangerschaft der jungen Frau hatte von Beginn an unter einem schlechten Stern gestanden. Schon sehr früh zeigten sich immer wieder Beschwerden. Später kam es zu vorzeitigen Wehen und einem starken Drang nach unten. Mittels hochtechnisierter Untersuchungen wurde dann eine sog. Oligohydramnie festgestellt, ein deutliches Zuwenig an Fruchtwasser, mit der Prognose, daß das Kind entweder mongoloide sei oder einen schweren Nierenschaden haben würde.* Deshalb überredete man die Schwangere, das Kind „wegmachen zu lassen". Dies erfolgte vor etwa drei Monaten zu Beginn des 6. SSMs. Vor vier Wochen kam es zu einem erneuten operativen Eingriff wegen der extremen Unterleibsschmerzen, welche im wesentlichen von stark brennender Qualität waren. Bei diesem Eingriff habe man noch einen Rest Plazenta „gefunden" und die Condylome weggelasert, welche jedoch nach anderthalb Wochen an anderen Stellen wieder zum Vorschein kamen. Vor ihrer Schwangerschaft habe es nie ernsthafte gynäkologische Probleme gegeben, beteuerte die verzweifelte Patientin.

Der Status praesens stellte sich wie folgt dar: Die Unterleibsschmerzen bestanden nach wie vor, nahezu durchgehend und unerträglich. Besonders bei Erschütterung, wie z.B. beim Autofahren. Es sei ein Drücken, ähnlich dem von Mensesschmerzen. Herumlaufen brachte teilweise Erleichterung. Darüber hinaus gab es häufig Kopfschmerzen im Stirn- und Nackenbereich. „Es zieht vom Nacken hoch bis zum Kopf." Ein dauerhafter Schmerz, „als ob zu wenig Platz da wäre"; auch nachts. Früher gab es diese Form von Nackenkopfschmerz nur während der Menstruation, doch jetzt seien sie bleibend da.

Die Patientin habe in den letzten Wochen „Unmengen von Medikamenten" erhalten, Antibiotika eingeschlossen. Des weiteren gebe es einen stän-

* Hinsichtlich des Stichwortes Oligohydramnie vergleiche auch das Beispiel 2.1 *Kinderlosigkeit – Sterilität*, bei dem die Mutter der Patientin während ihrer beiden Schwangerschaften auch kaum Fruchtwasser gehabt hatte und trotzdem recht gesunde Kinder zur Welt brachte.

dig andauernden Fluor vaginalis. Zweimal in ihrem Leben war dieser von klumpiger Natur, grobkörnig, weißlichgelb und stark fischelig riechend. Dies sei vor etwa anderthalb Jahren gewesen. Damals war „nichts nachweisbar“; trotzdem habe sie ein Antimykotikum (Pilzmittel) erhalten und „die Sache war in kurzer Zeit erledigt“.

Auch ihre Konzentration habe sich dramatisch verschlechtert; die junge Frau könne keinen klaren Gedanken mehr fassen. Auch neige sie nun zu schwereren Depressionen. Abends stelle sich mit großer Regelmäßigkeit eine Übelkeit ein, die sie zuvor nie gekannt habe. Darüber hinaus ständiger imperativer Harndrang, obwohl sie erst gerade auf der Toilette gewesen sei. Des weiteren große innerliche Unruhe. Sie schwitze nun öfter; danach gebe es sogar Schüttelfrost. Außerdem neige sie zu allabendlichen Mandelentzündungen, welche morgens wieder „vollkommen weg seien“.

Dies war der erste telefonische, mehr oder weniger intensive Kurzbericht (Dauer etwa eine Dreiviertelstunde). Den Fragebogen hatte die junge Frau schon längst ausgefüllt, jedoch lag der Termin für eine ausführliche Anamnese erst in drei Wochen. Da die Patientin von weither kam und sich in einer sehr prekären Lage befand mit heftigsten, kaum auszuhaltenden Akutschmerzen und sich mir darüber hinaus die Logik ihrer „Geschichte“ förmlich aufzudrängen schien, begannen wir sofort mit zwei homöopathischen Arzneimitteln mit dem Ziel, ihr bis zu unserem gemeinsamen Termin schon ein wenig Linderung verschaffen zu können. Das erste Mittel zielte auf die akute Operationsnachsorge ab und bestand in Bellis perennis D6, der „Arnica des Bauchraumes“, 2mal 5 Globuli täglich, ca. 2 Wochen lang. Das zweite Mittel sollte den chronischen Hintergrund und die aktiven miasmatischen Zusammenhänge abdecken und war Medorrhinum LM18, 5 Tropfen auf ein Glas voll Wasser, kräftig umrühren, davon nur einen Teelöffel voll, alle 2 Tage, morgens; vorläufige Einnahmezeit: bis zur Anamnese, Fragebogenauswertung und endgültigen Repertorisation.

Bereits vier Tage später meldete sie sich wieder wegen einer akuten Tonsillitis (Mandelentzündung) mit Fieber (39,5 °C) und Gliederschmerzen. Sie habe seit langen kein richtiges Fieber gehabt und auch keine echte Tonsillitis mehr, nur jene unterschwelligen Mandelentzündungen am Abend, wie besprochen. „Trotzdem fühle ich mich gar nicht so unwohl.“ – Sic! Wir waren zu diesem Zeitpunkt also schon einen gehörigen Schritt weiter, denn der Organismus der jungen Frau schien aus der Regulationsunfähigkeit herauszukommen! – Des weiteren gab es Schluckbeschwerden, weiße Punkte im Rachen und am Gaumensegel, Eiterstippchen auf den Mandeln, viel Schweiß, Schüttelfrost, Blähungen, Appetitlosigkeit und weitere, hier nicht näher ausgeführte Akutsymptome. Kalte Getränke waren ihr unangenehm. Aber der Schlaf ausgezeichnet! Sie sei eingemummelt in zwei warme Decken; frische Luft mochte sie gar nicht haben, „warme stickige Luft“ sei ihr am liebsten. Sie erhielt zunächst Sulfur LM6 (5 Topfen auf einem Teelöffel voll Wasser, nach Bedarf) als Akutmittel und sollte vorläufig mit Medorrhinum bis zur Genesung aussetzen, „damit nicht unnötig Öl aufs Feuer gegossen würde“, denn dieses Krankheitsgeschehen stand sehr wohl mit dem chronischen Arzneimittel in Zusammenhang. Ein paar Tage später berichtete sie ganz begeistert, alles sei viel besser geworden; auf Sulfur hin habe sie viel geschwitzt, auch nachts, was deutliche Erleichterung brachte und ihr sichtlich guttat. Auch die Unterleibsschmerzen seien schon merklich weniger geworden! Den Sulfur habe sie vor zwei Tagen absetzen können und nun wieder mit Medorrhinum begonnen. Jedoch meldeten sich die Halsschmerzen und Schluckbeschwerden sofort wieder zurück. Besonders abends gab es einen verstärkten Hustenreiz und stechende Schmerzen beim Schlucken. Schon das Leerschlucken bereitete ihr große Unannehmlichkeiten, wohingegen heiße Getränke die Halsschmerzen linderten. Ihre Ohren taten auch weh, besonders das rechte; „es zieht beim Schlucken rauf“. Nachts sei ein Auge zugeschwollen und habe geeitert. Der Schnupfen sei jedoch weg. Morgens habe sie einen leichten, gelblichgrünen Auswurf. Trotzdem fühle sie sich recht gut! – Sie erhielt Hepar sulfuris D12, 5 Globuli auf ein Glas Wasser, ein Schluck nach Bedarf, was ihr sichtliche Erleichterung brachte. Im nachhinein betrachtet, flackerten die Mandelentzündungen unter Medorrhinum noch des öfteren auf. Die Tonsillen schwollen immer wieder an; jedoch war ein deutlicher Trend zum Besseren zu erkennen, so daß wir mit der Zeit auf die Einnahme von weiteren Akutmitteln verzichten konnten.

Endlich rückte der Termin für die chronische Anamnese näher. In den Unterlagen der Patientin, die sie mir zusammen mit dem gut ausgefüllten Fragebogen (32 DIN A4-Seiten) mitgeschickt hatte, befand sich auch ein minutiös ausgearbeitetes 12seitiges Gedächtnisprotokoll über den genauen Verlauf ihrer Schwangerschaft. Daraus – und aus unserem ausführlichen Gespräch – ergab sich folgender Werdegang:

Bereits nach dem Ausbleiben der Menses zu Beginn ihrer Schwangerschaft klagte die junge Patientin über „sehr starke Unterleibsschmerzen“, was ihre Mutter übrigens auch hatte. Eine gute Woche danach, während des ersten Ultraschalls, meinte dann ihr betreuender Gynäkologe, daß der angegebene Konzeptionstermin später liegen müßte, da die Fruchtblase noch sehr klein war. „Das war allerdings nicht möglich, da ich verreist war.“ Ein paar Tage darauf ließ sich die schwangere Frau gegen Hepatitis B impfen, „wegen unserer Hochzeitsreise“! Und zum Ende des Monats gab es dann eine schwere Erkältung und einen Herpesausschlag an der Lippe. Bereits zu diesem Zeitpunkt klagte die junge Frau über Unterleibsschmerzen beim Autofahren. Auch die Hochzeitsreise in die Karibik konnte sie überhaupt nicht genießen, da ihr „nur schlecht" war und sie unter Appetitlosigkeit und Durchfall litt. Endlich wieder daheim, war mit einem Mal „alles weg".

Bereits bei der zweiten Ultraschalluntersuchung gab es schon konkrete Unstimmigkeiten: „Das Fruchtwasser war zu wenig." Bei einer Kontrolluntersuchung in der Klinik wurde ihr dann allerdings „unterer Normalbereich des Fruchtwassers", also Grenzwertigkeit, bescheinigt; sie sollte sich keine Sorgen machen.

Während ihrer gesamten Schwangerschaft gab es ständig starke Blasenprobleme. Die Patientin mußte nachts mindestens einmal aufstehen. Auch tagsüber hatte sie ständig das Gefühl, auf die Toilette zu müssen. Des weiteren war ihr Bauch recht empfindlich. Zusätzlich klagte sie über starke Blähungen. Auch die Brüste waren geschwollen und „hyperempfindlich", wie sie sich ausdrückte. Besonders am Anfang gab es starke Beinschmerzen und eine ausgeprägte Neigung zu schweren Beinen. Und im 4. SSM hatte sie „oft Stiche in ihrer Fistelnarbe". – Vor etwa zwei Jahren wurde die junge Frau zweimal kurz hintereinander an einer Analfistel operiert, direkt neben dem Schließmuskel, was für die chronischen Zusammenhänge von großer Bedeutung ist!* Damals wurde zunächst geschnitten, aber es eiterte weiter, so daß es zur zweiten OP kam. Ein Jahr darauf gab es noch einmal „sehr viele und große Stiche in der Fistelnarbe", jedoch ohne Befund.

Bei der dritten Ultraschalluntersuchung – die Schwangere befand sich bereits gegen Ende des 4. SSMs – „war kein Fruchtwasser zu sehen". In der Klinik vermutete man nun, „daß das Kind entweder mongoloid sei bzw. einen schweren Nierenschaden hätte". Kurz darauf wurde eine Biopsie der Plazenta hinsichtlich einer genetischen Untersuchung vorgenommen, so daß es zu einer ersten Blutung kam. Der Befund war jedoch negativ, d.h., genetisch war alles in Ordnung, so daß „die Klinikärzte nun von einem

* Fisteln sind tuberkulinischen und/oder sykotischen Ursprungs und sollten unangetastet bleiben, denn bei ihrer Unterdrückung kann es zu folgenschweren Krankheitsbildern kommen, da dem Körper das Ventil zur Toxinausscheidung genommen wird! Ich erinnere mich gut an einen Fall, der prompt nach einer operierten Fistel entstand. Seither war die Krankheit der Patientin drastisch vom Organischen in die Psyche verschoben, und sie reagierte alle paar Wochen ohne erkennbare Gründe und Zusammenhänge mit irrationalen panikartigen Angstzuständen, bei denen sie nicht wußte, ob sie lieber leben oder sterben wollte, und bei denen sie auch von keinem zu beruhigen war, nicht einmal von ihrem geliebten Ehemann. Erst durch eine chronische antimiasmatische Behandlung konnte sie dauerhaft von diesem bösartigen Zustand befreit werden.

schweren Nierenschaden ausgingen". Wieder zu Hause, setzten dann erstmals vorzeitige Wehen ein!

Knappe drei Tage später, im 5. SSM, erfolgte die stationäre Aufnahme der Schwangeren in eine Uni-Klinik zu weiteren Untersuchungen. „Es wurde blaues Fruchtwasser aufgefüllt und vor die Scheide ein Tupfer gelegt, damit man einen Blasensprung ausschließen konnte." Eine Woche später hatte sich das markierte Fruchtwasser völlig verbraucht. „Es war buchstäblich weg. – Man riet mir wegen eines starken Nierenleidens beim Kind nun zum Abbruch der Schwangerschaft."

Während dieser Zeit hatte die arme Patientin zwischendurch immer wieder leichte Blutungen und „riesige Angstzustände". Sie meinte, sie könnte das Kind nicht halten und hatte das Gefühl, daß ihr Körper selbst einen Abbruch vornehmen würde. Bei jeder Drehung des Kindes verspürte sie „ganz starke Schmerzen". Auch Autofahren war „ein Horror". Des weiteren gab es öfter Nasenbluten und „Druckschwierigkeiten" auf dem rechten Ohr. Bestimmte Grüche waren ihr unerträglich.

Der Abbruch wurde dann fünf Tage später vorgenommen, was sich als grausame Tortur herausstellte. „Das Kind wurde mit einer Rivanolspritze (lokales Antiseptikum) getötet" und nach zwei Tagen die Wehen künstlich eingeleitet. Nach 19 Stunden Wehentätigkeit dann die „erlösende" PDA (Periduralanästhesie, sog. Rückenmarksspritze). Nach der Geburt „Tabletten gegen den Milcheinschuß" und „für die Gebärmutter, damit sie sich wieder zusammenzieht". Der Wochenfluß war sehr stark und vom Geruch und Aussehen zunächst normal.

Das Ergebnis der Obduktion des Kindes ergab, daß es organisch vollkommen gesund war! Der jungen Frau wurde jedoch seitens der Ärzte bekundet, daß man davon ausgehe, daß es Hirnschädigungen durch die Unterversorgung hätte. – Meine verehrten Leser, merken Sie etwas? Merken Sie, wie man versucht, sich geschickt aus der Affäre zu ziehen? Wie man die arme Patienten regelrecht an der Nase herumführt? Deutlicher geht es schon gar nicht! Und mit unserem Wissen um die Naturgesetze und Homöopathie liest sich dies alles selbstverständlich ganz anders! Man braucht gar nicht viel deutlicher zu werden.

Während des Wochenflusses hatte die junge Frau eine noch trockenere Haut und sehr starken Haarausfall. Darüber hinaus bekam sie sehr empfindliche Zahnhälse und der linke Eierstock schmerzte häufig, ein stechender Schmerz. Die Unterleibsschmerzen breiteten sich aus und wurden immer heftiger. „Der Wochenfluß ging in Eiter über und roch sehr stark." Aus diesem Grunde bekam sie nun ein Antibiotikum. Außerdem Hormontabletten, „um die Schleimhäute innerhalb von zehn Tagen aufzubauen". Nach

Absetzen dieser Medikamente wurden ihre Unterleibsschmerzen für kurze Zeit besser, setzten jedoch später in unverminderter Heftigkeit wieder ein.

In diesem Stadium, immerhin schon sechs Wochen nach dem Schwangerschaftsabbruch, ließ sich die Patientin (aus mir unerklärlichen Gründen) gegen Polio impfen! – Insgesamt hatte sie summa summarum 24 Impfungen in ihrem Leben erhalten. – Bereits drei Wochen später erfolgte dann ein weiterer stationärer Aufenthalt an der Uniklinik für etwa 14 Tage zur „wissenschaftlichen Abklärung" ihrer immensen Bauchschmerzen. Bei der Bauchspiegelung fand man dabei heraus, daß ihr Uterus „total entzündet" und noch ein Rest Plazenta in ihm zurückgeblieben sei. Also wurde eine Abrasio (Ausschabung) vorgenommen. Warum die gesamte Gebärmutter so weich und dermaßen entzündet war, dafür gab es zu diesem Zeitpunkt jedoch noch keine Erklärung. Des weiteren wurde eine Lasertherapie vorgenommen, um kleine Feigwarzen, sog. Condylome, die sich in der Scheide gebildet hatten, zu entfernen. Darauf wiederum die „Standardtherapie" einer Antibioselenkung, wie das so schön in der Medizinersprache heißt. Diese Antibiotika wurden per Tropf verabreicht, besserten die Unterleibsschmerzen aber nur kurzfristig.

Insgesamt gesehen gab es keine Hoffnung auf Besserung. Auch nach weiteren ambulanten Untersuchungen und Behandlungen an besagter Klinik gab es keinen durchgreifenden Erfolg. Die Schmerzen nahmen weiterhin an Intensität zu; die Patientin mußte sich sogar auch zu Hause des öfteren freiwillig hinlegen, denn jede Bewegung bereitete ihr heftigste Unannehmlichkeiten. Außerdem hatte sie besonders abends „Schwierigkeiten mit der Blase". Sie hatte ständig das Gefühl, sie müßte auf die Toilette; Mißempfindungen beim Wasserlassen, wie bespielsweise ein Brennen, gab es aber glücklicherweise nicht.

Wie sehr die Schulmedizin bei derartigen Symptomen im dunkeln tappt und weit davon entfernt ist, die echten Ursachen zu kennen und dementsprechend kausal zu behandeln, kann man an folgenden Aufzeichnungen der Patientin ersehen. Nachstehend nun der Wortlaut ihres Gedächtnisprotokolls: „Nach weiteren ambulanten Untersuchungen einer Ärztin der Uniklinik, die mich vorher nicht behandelt hatte, ist sie folgender Meinung: ‚Das Weglasern der Condylome (Viren) hat sich nicht gelohnt, da sich bereits neue Condylome neben den gelaserten Stellen gebildet haben. Zudem sitzen sie auch an der Gebärmutter. Man muß die Aktivität dieser Viren wie die Herpesviren an Mund und Nase verstehen. Sie sind besonders aktiv, wenn das Immunsystem geschwächt ist oder der Körper sehr viel Streß hat, unausgeglichen ist oder auch zu wenig Schlaf bekommen hat.' Die Ärztin kann einen entzündlichen Prozeß in der Gebärmutter feststellen, allerdings ausgelöst durch diese Viren und nicht durch Bakterien. Darum meint sie, daß Antibiotika meine Unterleibsschmerzen zwar kurzfristig mindern, jedoch sich diese nach Absetzen der Medizin neu entwickeln würden. Sie hält es somit für nicht sinnvoll, weiterhin Antibiotika zu verschreiben. Wichtig wäre es, mein Immunsystem aufzubauen, um die Aktivität der Viren einzuschränken. Auch hinsichtlich der Blasenreizung geht die Ärztin davon aus, daß die Viren besonders am Abend aktiv sind. Alle ihre Patientinnen, die bei ihr in Behandlung sind, klagen über diese Symptome. Darüber hinaus glaubt sie, daß es einen Zusammenhang zwischen den Viren und dem Mangel an Fruchtwasser gab; sie sei sich jedoch nicht sicher. Sie vermutet, daß es bei einer weiteren Schwangerschaft gleiche Komplikationen geben könnte."

Worte, die bei Kenntnis der Zweiphasigkeit der Erkrankungen und dem Gesetz des ontogenetisch bedingten Systems der Mikroben, welche in der Reparationsphase einer Erkrankung auftreten, sowie den miasmatischen chronischen Hintergrundprozessen, richtig „kindlich" klingen, ohne System und Verständnis für biologische Zusammenhänge. Nicht die Viren sind Verursacher! Sie treten erst dann auf, wenn ein bestimmtes Terrain vorhanden ist, um bestimmte Aufräumarbeiten vornehmen zu können. Auch das Weglasern sowie die ständige Symbiose sind als kontinuierliche Unterdrückungsversuche zu werten. Sicherlich gibt es einen Zusammenhang zwischen den Viren, Condylomen, der Uterusentzündung und dem Zuwenig an Fruchtwasser, jedoch nur einen indirekten! Es handelt sich in allen Fällen um eine hochgradig ausgeprägte Sykosis. Und damit wird auch deutlich, daß derartige Komplikationen bei einer weiteren Schwangerschaft wieder auftreten können, ja sogar auftreten werden, denn die Miasmen haben keine Tendenz, von selber auszuheilen! Das Risiko bleibt demnach unverändert hoch. Nur diesen Punkt hatte also die Ärtzin richtig erfaßt, aber Abhilfe, geschweige denn eine kausale Behandlung, konnte sie nicht anbieten.

Die Aufzeichnungen der Patientin brachten noch folgende Zusammenhänge und Symtome. Ihr Status praesens stellte sich wie folgt dar: „Ich fühle mich schrecklich." Sie sei häufig depressiv und weine bei jeder Kleinigkeit. Sie habe eine psychologische Behandlung beantragt, da sie das Gefühl habc, sie „würde nur rückwärts gehen und es allein nicht schaffen". Ihr Schlaf sei schlecht; sie habe manchmal Altpträume. Abends sei ihr häufig übel und sie habe ständig Harndrang. „Ich habe z. Zt. kein Vertrauen in meinen Körper, überhaupt wieder gesund zu werden." Sie sei häufig abwesend und könne sich überhaupt nicht mehr richtig konzentrieren. Manchmal habe sie das Gefühl, „neben sich zu stehen". Die Zunge sei meist belegt und ihre

Temperaturkurve völlig unregelmäßig. Darüber hinaus sei sie entweder „hypernervös" oder „völlig ruhig". Sie verspüre des öfteren einen Kloß im Magen, „als wenn ich gleich zur Prüfung gehe". Sie sei dann auch hektisch, schwitze und habe Atemnot. Sie brauche dann unbedingt frische Luft und fühle sich in dicken Sachen eingeengt. Anschließend erfolgt dann Schüttelfrost, „egal wie warm es ist". „Meine Unterleibsschmerzen belasten mich am meisten! Sie kommen und gehen – ich meine die stärkeren Schmerzen –, sind aber immer leicht vorhanden. Ich habe einen ständigen Schmerz in der Gebärmutter, so als wenn man immer draufdrücken würde. Mein Bauch ist sehr druckempfindlich. Wenn ich nur leichte Schmerzen habe, meine ich, daß es links in der Gebärmutter mehr weh tut. Autofahren ist für mich das schlimmste." Darüber hinaus gab es Probleme mit den Mandeln. Seit Jahren bekam sie bei Streß, Abgeschlagenheit oder Krankheit Mandelentzündungen, häufig „mit kleinen weißen Punkten im hinteren Rachenbereich". Nach dem ersten Krankenhausaufenthalt persistierte die Tonsillitis für ganze vier Wochen, ohne daß etwas half. Zur Zeit habe sie immer nur noch abends geschwollene, hochrote Mandeln. Morgens sei dann alles weg, entwickele sich aber im Laufe des Tages wieder von neuem. Außerdem gebe es einen permanenten Kopfschmerz im Nackenbereich, welcher in Richtung Kopf zur Stirne ziehe. Früher habe dieser ausschließlich während ihrer Menstruation bestanden. Jedoch habe sie in ihrem Leben schon sehr oft unter Kopfschmerzen gelitten.

Soweit aus den schriftlichen Aufzeichnungen der Patientin. Die ausführliche Lebensanamnese brachte noch folgende Ergänzungen. Bevor wir uns diesen zuwenden, ist jedoch zunächst festzustellen, daß die geplagte Frau auf das zuvor verabreichte Medorrhinum nachts stark geschwitzt sowie Halsschmerzen und Schluckbeschwerden bekommen habe. „Eine richtig akute Mandelentzündung, wie schon lange nicht mehr!" – Eine gute Reaktion also, ein erster Schritt im Sinne eines homöopathischen Rückspulungsprozesses (vergl. Hering'sche Regel). Auch die Unterleibsschmerzen waren vor ein paar Tagen schon „sehr gut", ohne Schmerzen, wie seit Wochen nicht mehr.

Seit jeher litt die junge Frau unter Schwellungen der Beine im Waden- und Knöchelbereich. Ihre Beine würden heiß und weh tun, besonders bei Sonne und wenn sie zu lange gestanden hätte; aber auch im Sitzen käme es zu Ödemen an den Fußfesseln. Abhilfe gebe es nur durch Sport und Schwimmen. In der Fistelnarbe empfinde sie noch heute hin und wieder ein starkes Stechen. Ihr „normaler" Ausfluß rieche immer ein wenig fischig; schon seit Jahren. Seit vier bis fünf Wochen habe sie eine neue Warze am Fuß festgestellt, welche vor der Entbindung noch nicht bestanden hatte. Ihre

Ohrlöcher bereiteten ihr keine Probleme; sie könne jeglichen Schmuck und alle Metalle vertragen. Die Löcher habe sie vor fünf Jahren stechen lassen. Nur im ersten halben Jahr sei es immer wieder zu Eiterungen gekommen. Vor etwa acht Jahren sei ihr ein Darmpolyp entfernt worden. Daraufhin habe sie Herpes an der Lippe sowie in und an der Nase bekommen. Früher habe sie sehr häufig Mandelentzündungen gehabt, jedoch immer ohne Fieber! Besonders nach Zugluft. Ihr Verlangen nach frischer Luft sei recht ausgeprägt; besonders morgens reiße sie sofort alle Fenster auf, sonst empfinde sie eine gewisse Atemnot. Ähnlich erginge es ihr bei schlechter Luft oder in einer Kinoschlange. Ihre Füße seien vor allem abends immer kalt. Sie friere auch insgesamt sehr schnell. Am Meer gehe es ihr von der Psyche besser, sie sei dort ausgeglichener; auch ihre Verdauung sei dann besser. Bei „schlechter Ernährung" bekomme sie sofort Einrisse und eine gewisse Wundheit am After. Auch sei ihr Darmausgang „sehr weich". Sie neige schnell zu blauen Flecken und habe generell eine empfindliche Haut. Früher bestand ein ausgeprägtes Verlangen nach Süßigkeiten. „Ich war richtig süchtig danach und zappelig, wenn ich nichts bekommen habe." Ansonsten mag sie es gerne salzig. Die Pille habe sie gut vertragen, abgesehen von den Kopfschmerzen. Ihr Menstruationszyklus war verlängert (30–35 Tage). Sie fühlte sich „an ihren Tagen" aber immer recht wohl, bis auf den bereits erwähnten Kopfschmerz. Die Patientin war schon immer grüblerisch und sehr ungeduldig. Sie litt auch stets unter gewissen Erwartungsängsten.

Die Familienanamese ihrer Blutsverwandtschaft brachte noch Durchblutungsstörungen, Gallensteine, Gebärmuttersenkung, Neigung zu Varicen mit Operation, Hämorrhoiden, Rheumatismus, Gicht, Diabetes und – die Neigung zu Fehl- und Todgeburten von beiden Seiten der Familie (!), d. h. aus der mütterlichen und väterlichen Richtung.

Arzneimittelwahl: Es blieb bei Medorrhinum LM18, 5 Tropfen in einem Glas Wasser, davon nur einen Teelöffel voll, alle 2 Tage, morgens; Fläschchen vorher 10mal schütteln; während der Menstruation für 3 Tage aussetzen.

Verlauf: Eine Woche nach Bestätigung des Mittels fühlte sich die junge Frau schon besser. Ihre Mandeln machten langsam Fortschritte; die Schluckbeschwerden bestanden nicht mehr und auch das Fieber war verschwunden. Dasselbe galt auch für den Hustenreiz. Ihr gehe es „soweit ganz gut", sie fühle sich wohl, bis auf die Tatsache, daß sich nun ein penetranter Durchfall eingestellt habe, welcher schon seit etwa vier Tagen bestehe. Dazu gebe es seit zwei Tagen mehrere hartnäckige schmerzende Aphthen in der Mund-

Repertorisation:* *Schwangerschaft nach vorangegangener komplikationsreicher Gravidität

SAMUEL-Serie V7.0

Nr. Symptome

1 gemüt - ungeduld
2 gemüt - beschwerden infolge - erwartungsspannung, vorempfinden, ahnung
3 gemüt - konzentration - fällt schwer
4 kopfschm./o - hinterkopf
5 allgemeines - sykotische konstitution
6 allgemeines - reaktionsmangel
7 empfindungen - lebenswärme, mangel an (kälteempfindlich, dauerndes frieren)
8 modalitäten - luft - freien, im - verlangen nach frischer luft
9 modalitäten - luft - seeluft - bessert
10 modalitäten - kälte - erkältungen, neigung zu
11 gesicht - hautausschläge - herpes - lippen und lippenrand/nase
12 haut - farbe - grüne/bläuliche flecke
13 haut - wucherungen - feigwarzen
14 extremit. - schwellung - knöchel
15 extremit. - schwellung - unterschenkel
16 extremit. - kälte - fuß
17 atmung - atemnot, dyspnoe, erschwertes atmen
18 magen - verlangen nach - salzigen sachen
19 magen - verlangen nach - süßigkeiten
20 anus - eiterung - fistel
21 anus - fissur
22 harnblase - harndrang/entleerung - häufig
23 genital/w - fluor - übelriechend (incl. fischlake, wie)
24 genital/w - menses - spät, zu (= zu langes intervall)
25 genital/w - uterus, atonie

Methode: Wertigkeit

				Symptome:									1	.	.	.	.	.	.	.	.	.	2	.	.	.	.	.
Nr.	Arzneimittel	Neg	Wert	1	2	3	4	5	6	7	8	9	0	1	2	3	4	5	6	7	8	9	0	1	2	3	4	5
1	sep	3	50	3	1	3	3	3	2	2	1	.	3	3	1	2	1	2	3	2	.	2	2	3	2	3	3	.
2	lyc	5	49	2	3	3	2	2	2	2	3	.	3	1	2	2	2	3	3	3	.	3	2	.	3	.	3	.
3	sulf	2	49	3	.	2	2	2	3	2	3	.	2	1	2	2	1	1	3	3	1	3	2	2	3	2	3	1
4	calc	4	44	2	3	.	2	2	3	3	1	.	2	2	1	2	2	2	3	2	2	3	3	1	3	1	.	.
5	**med**	3	44	2	3	2	2	3	3	2	1	1	3	2	1	3	3	2	2	2	2	2	.	1	1	1	.	.
6	sil	7	42	2	3	3	3	2	.	3	.	.	3	1	1	.	1	3	3	3	.	.	3	2	1	2	3	.
7	graph	8	41		3	3	3	2	2	3	2	.	2	2	.	.	2	2	3	2	.	.	2	3	3	.	3	.
8	lach	5	41	2	1	3	2	2	2	2	2	.	1	1	3	.	2	2	3	3	.	.	2	2	3	1	2	.
9	carb-v	7	40	1	2	3	3	1	3	2	3	.	2	1	2	.	.	.	2	3	3	2	3	.	2	.	.	2
10	phos	8	40	.	3	3	2	.	2	3	1	.	2	.	3	2	2	.	3	3	3	.	2	2	2	.	2	.
11	caust	7	39	.	2	3	3	2	1	3	1	.	1	1	.	1	.	2	3	3	2	.	3	2	3	.	3	.
12	nit-ac	8	39	1	.	2	2	3	.	3	.	.	3	2	1	3	.	.	3	2	2	.	3	3	2	3	1	.
13	ars	7	37	2	3	1	2	.	2	3	2	.	1	2	2	.	2	3	3	3	.	1	.	2	1	2	.	.
14	puls	9	37	2	3	2	2	1	.	.	3	.	2	.	2	.	2	2	3	3	.	.	1	.	3	.	3	3
15	kali-c	7	36	2	1	2	2	1	2	3	1	.	3	.	.	.	1	1	3	3	.	2	3	1	2	.	3	.

schleimhaut. Die Condylome seien laut Klinik „mit bloßem Auge nicht mehr zu erkennen“; nur mit der Lupe seien noch kleine Hautveränderungen feststellbar! Die Gebärmutter habe sich auch verändert. Sie sei nicht mehr so weich wie zuvor und ihre Lage habe sich normalisiert. Des weiteren war kein fischiger Fluor vaginalis mehr vorhanden. – Also alles in allem ein sehr erfreulicher Zwischenbericht. Hinsichtlich des Durchfalls unternahmen wir selbstverständlich gar nichts, denn dieser ist als massive Toxinausleitung zu werten und dieses Ventil sollte so lange geöffnet bleiben, wie es der Körper der Patientin verlangt! Damit mußte sie also vorerst leben. Hinsichtlich der Aphthen wurde der Frau erlaubt, Borax D6, 3mal 5 Globuli täglich zu nehmen. Ansonsten war mit Medorrhinum, wie gehabt, fortzufahren.

Der Durchfall hielt noch wochenlang an. Zeitweise wurde er besser, jedoch spätestens nach der erneuten Medorrhinumgabe meldete er sich zurück. Teilweise war er beißend scharf und wundmachend, wie man dies so häufig beim sykotischen Säugling sieht (Stichwort Windeldermatitis). Die neue betreuende Gynäkologin der Patientin war „ganz begeistert von der Therapie“. Sie selbst war auch Betroffene und hatte ihr Kind wegen eines Herzfehlers verloren. Beide hatten sich in einer Selbsthilfegruppe kennengelernt. Am rechten Eierstock der Patientin stellte sie nun eine Zyste fest (Druchmesser ca. 1,5 cm), kreisrund, ohne Zacken, welche uns nicht weiter beunruhigte, da dies gemäß dem Naturgesetz der Zweiphasigkeit der Erkrankungen ein Zeichen der Heilung dieses Ovars bedeutete. Akuter Handlungsbedarf würde erst dann bestehen, wenn diese Zyste Beschwerden verursachte, was sie allerdings nicht tat. Zur Zeit war der Fluor vaginalis verschwunden; nur nach den Menses trat er jedesmal wieder auf, immer noch fischelig riechend. Psychisch ging es der genesenden jungen Frau sehr gut; keinerlei Ängste mehr, neuer Lebensmut und auch der Schlaf war nicht zu beanstanden. Nur die Hormonwerte waren noch „ziemlich durcheinander“. Die Ärztin habe sich die Zyklustabellen angesehen; ihr war es unverständlich, daß die junge Frau damals überhaupt schwanger geworden war.

Circa sechs Wochen nach der letzten Konsultation trat der Durchfall nur noch schubweise auf; aggressiv, beißend, scharf, jedoch ohne aufdringlichen Geruch, besonders am Tag der Einnahme von Medorrhinum. Auch der Ausfluß wechselte. Mal gab es gar keinen, mal durchsichtig, mal klebrig. Aber er roch nie mehr so intensiv bzw. war nun wirklich geruchsneutral. Die Zyste sei nicht mehr feststellbar. Nur noch zum Eisprung hin gebe es drückende Unterleibsschmerzen, „als ob jemand den Uterus zusammendrückt oder auseinanderdehnt“. Die Ärzte der Uniklinik waren zufrieden mit ihr. Condylome seien nur noch sehr wenig auszumachen. Die Temperaturmessung sei noch „ein ziemliches Chaos". Die Mandeln haben sich seit längerem nicht mehr gerührt, „dort ist rein gar nichts mehr!" Bei Hitze werden ihre Fußknöchel dick, auch nach langem Sitzen. Die Fußwarze ist verschwunden. Die Patientin sei glücklich und fühle sich stabil und psychisch sehr gut, ganz besonders bei Einnahme der Tropfen. Im Urlaub an der Nordsee habe sie sich besonders wohl gefühlt. Ihre Nervosität habe sie auch abgelegt und die Atemnot sei nie wieder aufgetreten. Hände und Füße seien angenehm warm, und sie friere nicht mehr so leicht. Auch ist ihre Haut nach dem Duschen nicht mehr empfindlich; sie brauche sich nicht mehr einzucremen. Sie schwitze etwas mehr, geruchlos; „aber wenn ich schwitzen kann, bekomme ich weniger Kopfschmerzen!" Besonders beim Sport klappe dies nun gut, was früher nie der Fall gewesen sei. „Süßigkeiten lasse ich nun weg" und ihr Salzkonsum habe sich stark verringert. Der Bereich um den After sei noch sehr weich, und es bildeten sich dort in Abhängigkeit von der Konsistenz und Aggressivität des Stuhls zeitweise blutende Risse. Bei ihren Menses fühle sie sich „unheimlich wohl"; auf diese Zeit freue sie sich schon wieder. „Das finde ich richtig auffällig." Auch die Kopfschmerzen während ihrer Blutung gehörten der Vergangenheit an. Der Rhythmus habe sich auf 27 bis 32 Tage eingependelt.

Aufgrund der Unterbrechungen wegen der akuten Zwischenerkrankungen kam die Patientin auf eine bisherige Arzneimitteleinnahmezeit von etwa 8 Wochen. Wir vereinbarten, die Tropfen 6 Wochen weiterzunehmen, jedoch nur 3 an der Zahl und alle 3 Tage.

Die nächste globale Durchsprache war sehr zufriedenstellend. Alles hatte sich weiterhin verbessert. Sogar der Durchfall hatte sich vor ein paar Wochen verabschiedet. Seit ca. 2 Wochen kamen allerdings einige Symptome wieder langsam zurück (z.B. das Frieren, der Ausfluß, die Unterleibsschmerzen nach den Menses, kalte Füße, Kopfschmerzen während der Menstruation und die innere Unruhe, welche schon lange nicht mehr vorhanden war), ein sicheres Zeichen, daß die Potenz des Arzneimittels ausgereizt war. Die Condylome blieben allerdings weg, und auch von einer Weichheit des Uterus war nicht mehr die Rede. Die alte Fistelnarbe machte in letzter Zeit auch wieder Probleme, ähnlich wie damals, bevor es zur Operation kam, jedoch diesmal alles ohne Befund. Man konnte nichts feststellen. Die Schwellungen in den Beinen und an den Knöcheln kamen auch nicht zurück. Dafür bereiteten neuerdings die Ohrlöcher Probleme und entzündeten sich. Besonders das linke Ohr, schon bei hochkarätigem Gold. Es wurde dick und rötlich; früher gab es einmal richtigen Eiter. Auf meine diesbezügliche Frage gab sie diesmal zu, daß sie Modeschmuck noch nie vertragen habe, was im Widerspruch zu ihren ursprünglichen Angaben stand (s. o.). – Wir vereinbarten nun, mit Medorrhinum LM30 weiterzumachen, 1 Tropfen auf ein Glas Wasser, einmal pro Woche.

Gute fünf Wochen danach kam der nächste Bericht. Es gehe ihr auf der ganzen Linie viel besser. Körperlich gebe es nur noch mal stundenweise Beschwerden, manchmal nur eine halbe Stunde am Tag! Die Mandeln sind weiterhin sehr gut, der Stuhl dito. In den letzten zwei Wochen „gab es überhaupt keinen Durchhänger mehr". Auch ihr Gedächtnis sei viel besser als vor ein paar Monaten; sie könne nun gut lernen für die Uni. Der Ausfluß sei geruchlos. In der Mitte des Zyklus sei dieser verstärkt und klebrig wie Uhu, aber das Fischige sei endgültig verschwunden. Und die „Hormonwerte seien noch im Keller".

Weitere sechs Wochen später kam die Meldung. „Mir geht es nicht so gut. Ich habe meine ‚Tage' nicht bekommen." Die letzten Male waren diese allerdings ganz regelmäßig, alle 28 Tage und recht unauffällig. Die ganze Zeit über ging es ihr sehr gut; sie war „unheimlich zufrieden". Nun aber sei sie nervös und habe Angst, daß sie schwanger sei. Gestern der Test sei negativ ausgefallen, aber bei ihrer ersten Schwangerschaft seien die ersten beiden Schwangerschaftstests auch negativ gewesen. Sie würde zwar gerne ein Kind haben, „jedoch lieber etwas später".

Ein paar Tage danach kam dann die Bestätigung durch ihren Arzt. Die junge Frau war wirklich schwanger. Und es stellten sich auch gleich wieder starke Unterleibsschmerzen ein. Ein Brennen und Ziehen in der Gebärmutter, „aber nur selten und ganz kurz", wobei das Brennen dominiere. Dieses Brennen habe es übrigens auch in der ersten Schwangerschaft gegeben. Auch ihr Bauch sei recht geschwollen und ihre linke Mandel seit drei Tagen verkratert mit weißen Eiterstippchen. – Die Schwangerschaft kam nach nur sechseinhalbmonatiger antimiasmatischer Behandlungsdauer sicherlich zu früh, als daß alles gleich ohne Beschwerden und Komplikationen ablaufen könnte.

Wir setzten Medorrhinum aus und behandelten die neue Akutsituation mit Lachesis LM6, 3 Tropfen auf einem Teelöffel voll Wasser, jeweils morgens und abends. Nur drei Tage später meldete sich die Patientin sichtlich erleichtert, es sei alles vorbei. Die Mandel sei abgeschwollen und die Rötung verschwunden. Das Brennen im Unterleib sei sogar nach der ersten Gabe schlagartig ausgeblieben. Und nun habe sie wieder ihren Lippenherpes; was man dagegen tun könne. Wir vereinbarten jedoch, nichts weiter zu unternehmen und abzuwarten.

Der nächste ausführliche Zwischenbericht war dann in der 6. SSW. Es ging ihr sehr gut soweit. Am Po gab es zeitweilig eine offene Stelle, die genäßt hatte. Ihr Arzt habe keine Fistel feststellen können, hatte aber auch keine Erklärung dafür, warum sie nicht abheilte. Das Ganze dauerte ziemlich zwei Wochen, dann kehrte an dieser Stelle wieder Ruhe ein. Angesichts der Tatsache, daß die Lokalisation dieser Beschwerden direkt neben der alten Fistelnarbe lag, kann man guten Gewissens sagen, daß es sich hierbei wohl um einen erfolgreichen Rückspulungsprozeß gehandelt haben muß. Im nachhinein läßt sich jedenfalls feststellen, daß die Patientin nie mehr in diesem Bereich Mißempfindungen, wie stechende Schmerzen, hatte.

Akut-Repertorisation: Schwangerschaft nach vorangegangener komplikationsreicher Gravidität

SAMUEL-Serie V7.0

Nr.	Symptome
1	**modalitäten - schwangerschaft, beschwerden während der**
2	innerer hals - entzündung - einfache - tonsillen
3	innerer hals - tonsillen - eiterung
4	**innerer hals - tonsillen - eiterung - links**
5	genitalschm./w - uterus
6	**genitalschm./w - brennender - uterus**
7	genitalschm./w - ziehender - uterus

Methode: Wertigkeit

				Symptome:									1	.	.	.	.	.	.	.	.	.	2	.	.	.	.	.
Nr.	Arzneimittel	Neg	Wert	1	2	3	4	5	6	7	8	9	0	1	2	3	4	5	6	7	8	9	0	1	2	3	4	5
1	bell	1	16	3	3	2	.	3	2	3																		
2	**lach**	1	15	3	3	2	2	3	2	.																		
3	cham	2	11	3	2	2	.	2	.	2																		
4	lyc	2	10	2	2	2	.	2	2	.																		
5	sep	1	10	3	1	2	1	2	1	.																		
6	merc	3	9	2	3	3	.	1	.	.																		
7	puls	3	9	3	1	.	.	3	.	2																		
8	hep	4	8	.	3	3	.	.	2	.																		
9	lac-c	3	8	.	3	2	.	2	1	.																		
10	sulf	3	8	3	2	2	.	1	.	.																		

Des weiteren tat ihr öfter das linke Ohrloch weh, sogar bei echtem Schmuck. Und mit den Mandeln schwankte es. Mal verspürte sie noch eine Reizung, auch nur auf der linken Seite. Seit der Schwangerschaft reagiere überhaupt nur noch die linke Mandel. Der Herpes sei übrigens genauso schnell wieder verschwunden, wie er gekommen sei; das habe es vorher noch nie gegeben. Früher dauerte dies mindestens drei bis vier Tage, doch diesmal war alles nach nur einem Tag vorbei. Und das ohne zusätzliche Akutbehandlung! Der Stuhl sei „sehr flott“, teilweise wieder etwas scharf und eher weich bis breiig. Nachmittags klage sie über heiße und schwere

Beine. Oft ist ihr sogar insgesamt sehr heiß, „wie Wallungen ohne Schweiß". Dies alles sei in der ersten Schwangerschaft „viel viel stärker gewesen". Und die Hormonwerte seien zur Zeit „unheimlich gut". Auch von seiten der Fruchtwassermenge gab es keine Beanstandungen. Laut ihrer Gynäkologin sei „alles perfekt". „Das finde ich ein Phänomen!" Zu Beginn der Schwangerschaft habe es noch einmal einen sehr intensiv riechenden Fluor gegeben, welcher dann wieder verschwunden sei. Die Patientin müsse diesmal nicht nachts aufstehen und auf die Toilette, was in der vergleichbaren Phase damals bereits ein- bis zweimal pro Nacht der Fall gewesen war. Ihr ging es wirklich sehr gut und sie war sehr positiv eingestellt, hatte keinerlei Ängste. Das Gedächtnis war gut; es gab keine Nackenschmerzen mehr und „Kopfschmerz sei nun ein Fremdwort". „Ich bin die Ruhe selbst und grübele auch nicht weiter."

Ein paar Tage später stellte sich plötzlich eine leichte Schmierblutung ein und auch das Brennen im Uterus meldete sich zurück, was beides wieder mit Lachesis LM6 erfolgreich zwischenbehandelt werden konnte. Ein weiterer typischer Hinweis auf das Klapperschlangengift war die Tatsache, daß die junge Frau „nichts mehr auf dem Bauch haben konnte", sogar der Druck der Unterhose war ihr unangenehm. Später ließen wir noch für etwa drei Wochen Lachesis LM18 folgen, um dem Ganzen mehr Nachdruck zu verleihen. Zwischendurch gab es dann eine Magendarminfektion mit heftigem Erbrechen, „bis zur Galle", welche mit Arsenicum album D12 beherrscht werden konnte. Schließlich führten wir die chronische Kur mit Medorrhinum fort. Bei sonst gutem Allgemeinbefinden erleichterten mir die drei Symptome

- Magenschmerzen/Empfindungen – stechender Schmerz
- Magen – Appetit – Heißhunger – Essen – nach E., bald
- Modalitäten – Verlangen nach – Apfelsinen

die Entscheidung, dieses Mittel weiter zu geben. Ganz besonders auch deshalb, weil die junge Frau während ihrer ersten Schwangerschaft „immer gleich ein ganzes Netz voll Apfelsinen essen wollte". Und Medorrhinum ist das einzige Mittel, das bei allen drei Symptomen durchläuft.

Während der 20. SSW gab es keine nennenswerten Probleme mehr. „Mir geht es unheimlich gut!" Nur die Haut sei recht trocken geworden; sie müsse sich wieder eincremen. So setzten wir für vier Wochen mit dem chronischen Arzneimittel aus. Jedoch erst in der 27. SSW meldete sie sich wieder wegen einer leichten, seit circa einer Woche bestehenden, vaginalen Pilzinfektion. Die ganze Zeit habe sie kaum Ausfluß gehabt, doch nun brannte es beim Wasserlassen an den Schamlippen, und ihre Gynäkologin habe einen Pilz diagnostiziert. Sie sei recht unruhig deshalb. Auch ihr Bauch sei recht hart, besonders abends, und sie habe nun Angst, das Kind zu verlieren. Medorrhinum LM18, 3 Tropfen auf ein Glas Wasser, 2mal die Woche brachte Erleichterung. Und auch die Ängte lösten sich sofort wieder auf. Das chronische Mittel in der LM18-Potenz wurde nun wieder beibehalten. Später behandelten wir noch eine akute Blasenentzündung erfolgreich mit Cantharis D12.

In der 32. SSW hatte sich dann der Muttermund fingergroß geöffnet. Der Bauch sei abends auch wieder härter, und hier und da spüre sie eine Wehe. Sie habe das Gefühl, „sie habe sich nicht mehr im Griff". Alles drücke gegen die Blase und es bestand das „Gefühl, als ob alles unten herauskommen wolle". Dieser Druck verstärke sich besonders am Abend. „Ich habe das Gefühl, ich könnte nicht aufstehen"; Liegen besserte in jedem Fall. In der Klinik habe man ihr Magnesium verschrieben. – Nun wurde Medorrhinum endgültig abgesetzt und Sepia LM18 verschrieben: 5 Tropfen auf ein Glas Wasser, täglich; einschleichend beginnen, d. h. zunächst nur 1 Tropfen und bei guter Verträglichkeit steigern. Das grobstoffliche Magnesium sollte sie nur solange nehmen, bis sich eine gute Wirkung von Sepia nachweisen ließ, worauf die junge Frau auch nicht länger warten mußte.

Ende der 35. SSW gab es den nächsten Bericht. Der Muttermund sei unverändert. Sie fühle sich wieder pudelwohl; es gebe nur vereinzelte Wehen, was im Normalbereich läge. Abends sei ihr Bauch noch manchmal härter, aber auch mal sehr weich. Dies wechsele nun. Im Laufe des Tages sammele sie noch Wasser in den Beinen an; diese würden dann schwer und täten weh. „So ein richtiger Venenschmerz." Sie habe jetzt auch „Angst vor dem Loslassen, daß es jetzt kommt", „Angst, nicht fähig zu sein, ..., jetzt darf es raus", „ich genieße es, schwanger zu sein". – Wir schlichen mit Sepia langsam aus, und zum Schluß erhielt die Hochschwangere noch Pulsatilla LM6 zur Geburtsvorbereitung.

Die Geburt war dann pünktlich zum Termin und dauerte ganze viereinhalb Stunden. „Es war eine sehr schöne Geburt", und die überglückliche Frau brachte ein kleines gesundes Mädchen zur Welt. Die einzige Komplikation bestand in einer Lochialstauung (Wochenflußstauung), ca. 2 Wochen nach der Geburt. Diese konnte allerdings recht schnell mit Pulsatilla LM6 behoben werden.

Während der Stillzeit konnten wir dann für die junge Mutter nichts tun. Erst etwa nach einem halben Jahr setzten wir ihre chronische Kur erfolgreich fort. Und zwar wieder mit Medorrhinum LM18 für 2 Monate, gefolgt von demselben in der 24. LM-Potenz. Auf die einzelnen Symptome, die zu dieser Arzneimittelwahl geführt haben, möchte ich allerdings nicht weiter eingehen. Auf jeden Fall waren es weit weniger Symptome als zu Beginn der Behandlung und auch in einer deutlich abgeschwächten Form. Und wirklich neue Symptome sind nicht hinzugekommen.

So wurde unsere junge Mutter zehn Monate nach der Geburt ihrer kleinen Tochter wieder schwanger, diesmal unter Medorrhinum LM24. Und wieder begleiteten wir die Schwangerschaft mit diesem antisykotischen Arzneimittel. Sie meldete sich in deutlich größeren Abständen als während ihrer vorherigen Gravidität, da es kaum nennenswerte Beschwerden gab. Die Mandeln waren und blieben die ganze Zeit „ganz toll". Sie fühlte sich von Anfang an „pudelwohl", hatte überhaupt keine Schmerzen und empfand keinerlei psychischen Druck mehr. Eine Pilzinfektion zwischendurch heilte „überraschend schnell ab" (unter Medorrhinum LM18, quasi als Akutmittel), und von zu wenig Fruchtwasser war nie die Rede. So hörte ich erst wieder in der 26. SSW etwas von ihr, aber nur, um mich auf dem laufenden zu halten, nicht weil es etwa Probleme gab. Dann wieder in der 35. SSW und das nächste Mal erst, als sie ihr zweites Töchterchen geboren hatte.

Wieder einmal der Beweis, daß es kein unabwendbares Schicksal ist, wenn im gynäkologischen Bereich nicht alles im Sinne der Biologie abläuft. Und auch der Beweis dafür, daß sich die Homöopathie wirklich überflüssig macht, wenn der Patient frei von miasmatischen Belastungen ist. Denn dann läuft wirklich alles nach Plan und ohne Komplikationen; man braucht keine Hilfe von außen mehr.

2.6 Komplikation während der Schwangerschaft durch Placenta praevia

Die Schwester einer Patientin, 32 Jahre jung und selber Ärztin, liegt seit circa drei Wochen in einer Klinik wegen Blutungen während ihrer dritten Schwangerschaft. Die Mutter von bereits zwei Kindern hat schon seit der 21. SSW vorzeitige Wehen und erhält auch seitdem Antibiotika „wegen Bakterien aufgrund eines Infektes der Zervix". Gute anderthalb Wochen nach dem erstmaligen Auftreten der Wehen stellte sich dann eine Schmierblutung ein. Anfangs konnte die Wehentätigkeit noch mittels Magnesium beherrscht werden und es ging ihr dann für circa zwei Wochen relativ gut, bis sich ab etwa der 25. SSW wieder heftigere Blutungen und Wehen einstellten, so daß andere tokolytische (wehenhemmende) Mittel zum Einsatz kamen, die sie nun schon seit Wochen erhielt. Die behandelnden Ärzte der Klinik meinten, die Blutungen „kämen von der Plazenta", denn es handelte sich um eine Placenta praevia totalis (PPT), einem sehr tief liegenden

Mutterkuchen, der bis in den inneren Muttermund hineinreichte und somit den Ausgang zum Geburtskanal komplett verschloß. Darüber hinaus habe sich vor dem inneren Muttermund auch noch ein großes Hämatom gebildet. Zur Zeit ihres Anrufes befand sich die junge Frau in der 28. SSW mit nach wie vor leichten Blutungen und keiner Aussicht auf einen durchgreifenden Behandlungserfolg.

Die Zeit drängte, so daß es keinen großen Sinn machte, eine komplette Großanamnese durchzuführen. So wurden hauptsächlich nur die gynäkologischen Gegebenheiten und Daten genauer abgeklärt, um dann ein homöopathisches Arzneimittel zu verabreichen, welches derartige Erscheinungen und Zusammenhänge in seinem Arzneimittelbild aufzuweisen und dazu auch noch einen großen miasmatischen Bezug zum ganzen Geschehen hat.

Am Vortag habe die junge Ärztin die ganze Zeit gelegen und sei nur einmal kurz aufgestanden, da das Bett frisch bezogen wurde. Schon anderthalb Stunden danach stellte sich wieder eine massive Blutung ein, allerdings diesmal ohne Wehen. Richtig helles, rotes Blut. Die Patientin war danach ziemlich erschöpft. Zur Zeit bestehe nur noch eine leichtere Blutung.

Zu Beginn der Schwangerschaft ging es der jungen Mutter richtig gut; keine Übelkeit, kein Erbrechen oder sonstiges Unwohlsein. Sie habe sich demnach auch nicht geschont und sogar Nachtdienste gemacht. Außerdem war sie Skifahren und hatte keinerlei Probleme. Später gab es dann des öfteren eine Verhärtung des Bauches. Außer Vitamintabletten hatte sie keine Arzneimittel zu sich genommen. Schwangerschaftsödeme, die ja recht häufig vorkommen, gab es nicht, auch nicht in den beiden vorangegangenen Schwangerschaften; nur einen vermehrten Fluor vaginalis (Ausfluß), wie schon während der ersten Gravidität, gelblich, ein wenig zäher und nicht auffällig riechend. Seit etwa der 17. SSW hatte sie dann öfter das Gefühl, im Bereich der Vagina einen Druck zu verspüren, besonders wenn sie „zuviel auf den Beinen war“. „Ein Gefühl wie Schwellungen.“ Dies habe es auch schon in den anderen Schwangerschaften gegeben, allerdings erst kurz vor der Geburt.

Früher habe die Patientin des öfteren an genitalen Pilzinfektionen gelitten mit juckendem und säuerlich riechendem Weißfluß. Ihre Menstruation verlief immer recht unauffällig, abgesehen von den extremen Stimmungsschwankungen und dem Brustspannen ein paar Tage vor dem Einsetzen der Blutung. Bis vor ein paar Jahren gab es immer wieder Nebenhöhlenentzündungen und „öfter mal eine Angina“. Nach der ersten Schwangerschaft waren die Lochien (Wochenfluß) verlängert und imponierten mit einem leicht unangenehmen Geruch. Auch der Uterus bildete sich relativ schlecht zurück und laut den Angaben ihrer damaligen Gynäkologen waren die Plazenten aller vorangegangenen Schwangerschaften „ein wenig verkalkt“.

***Repertorisation:* Komplikation während der Schwangerschaft durch Placenta praevia**

SAMUEL-Serie V7.0

Nr.	Symptome
1	**genital/w - schwangerschaft - placenta praevia**
2	**genital/w - schwangerschaft - abort**
3	**genital/w - fluor - schwangerschaft, während**
4	genital/w - fluor - gelb
5	genital/w - fluor - zäh, klebrig, fadenziehend
6	genitalschm./w - wehen - falsche wehen
7	**genitalschm./w - drückender - vagina**

Methode: Wertigkeit

				Symptome: 1 . . . . 2 . . . . .
Nr.	Arzneimittel	Neg	Wert	1 2 3 4 5 6 7 8 9 0 1 2 3 4 5 6 7 8 9 0 1 2 3 4 5
1	**sep**	1	14	2 3 3 3 . 1 2
2	calc	3	10	. 2 . 3 . 3 2
3	nux-v	2	10	2 2 . 2 . 2 2
4	puls	3	10	. 3 2 2 . 3 .
5	sabin	3	10	2 3 . 2 3 . .
6	bell	4	8	. 3 . . . 3 2
7	cham	4	8	. 3 . 3 . 2 .
8	kreos	4	7	. 1 3 3 . . .
9	nit-ac	3	7	. 1 . 1 3 . 2
10	asar	4	6	. 2 . 2 2 . .

Arzneimittelwahl: Sepia LM18, Fläschchen vorher 10mal kräftig schütteln, 1 Tropfen auf ein Glas Wasser, davon nur 1 Teelöffel voll einnehmen, zweimal täglich, vor jeder Einnahme erneut gut umrühren.

Verlauf: Bereits nach einer Woche hatte sich der Zustand der Patientin deutlich stabilisiert! Es ging ihr gut und sie habe ein „absolut sicheres Gefühl bekommen“. Auf dem Ultraschall war bereits erkennbar, daß sich die Plazenta leicht verlagert hatte! Und das schon nach nur vier Tagen Sepia! Gestern habe man allerdings noch eine Amniozentese vorgenommen, „um alles zu checken, wegen der Infektion“. Und das Antibiotikum gebe es immer noch. Darüber hinaus erinnerte sie sich nun wieder daran, bereits in ihrer zweiten Schwangerschaft Krampfadern gehabt zu haben, welche sie sich später habe veröden lassen. Und nun, während dieser Schwangerschaft, gab es wieder Varicen und sie trage seit einiger Zeit Stützstrümpfe, bereits vor Sepia.

Wir besprachen die Risiken weiterer Antibiotikabehandlungen und vor allem weiterer Amniozentesen, und ich redete der Patientin deutlich ins Gewissen, selber Verantwortung zu übernehmen. Jedoch – die junge Ärztin war durch und durch Schulmedizinerin und hatte ein Gottvertrauen in die bisherige konservativ hochschulmedizinische Behandlung, obwohl sie bislang keinerlei Fortschritt hatte erzielen können.

So ließ ich Sepia weiternehmen: 3 Tropfen auf ein Glas Wasser alle zwei Tage und riet nochmals dringlichst von weiteren Fruchtwasseruntersuchungen oder anderen groben Manipulationen, Abstand zu nehmen. Wir vereinbarten regelmäßige Konsultationen, bei gutem Allgemeinbefinden in wöchentlichem Abstand, sonst nach Bedarf.

Etwa sechs Wochen lang hörte ich nichts mehr von der hochsykotischen Schwangeren. Später berichtete mir dann ihre besorgte Schwester, daß sich die Plazenta „weiterhin weggezogen habe", die Klinikärzte jedoch immer wieder zu einer nochmaligen Amniozentese gedrängt hätten. Diesem Druck wollte sich die Patientin nicht weiter widersetzen und willigte schließlich ein, so daß eine erneute Fruchtwasseruntersuchung bereits drei Tage nach unserem letzten Gespräch durchgeführt wurde. Und – so wie es dann kommen mußte – es stellten sich sofort wieder heftige Wehen ein und die Geburt konnte nicht weiter verhindert werden, auch nicht mit höheren Dosen wehenhemmender Medikamente! So kam es zu einer extremen Frühgeburt in der 30. SSW, die nicht hätte zu sein brauchen. „Wenn meine Schwester ein paar Wochen früher mit der Homöopathie begonnen hätte, wozu ich ihr immer geraten habe, und nicht so schulmedizingläubig wäre, wäre das nicht passiert. Und ohne Fruchtwasserpunktion auch nicht!", so meine langjährige Patientin, die ihrer älteren Schwester schon seit Monaten „mit der Homöopathie in den Ohren lag".

Abschließend sei noch vermerkt, daß zum Glück alles relativ glatt verlief und dem Kind aufgrund einer in etwa sanften neonatologischen Betreuung „frei nach Marcovich" keine weiteren Schäden zugefügt wurden. Jedenfalls versicherte mir meine Patientin als frischgebackene Tante, daß sie selbst in diese Frühgeborenenbetreuung aktiv miteinbezogen wurde, was für sie eine völlig neue Erfahrung war. Sie war nun auch überglücklich, daß ihre „ansonsten so schulmedizinhörige" Schwester wenigstens in dieser Hinsicht keine weiteren Fehler mehr beging, so daß unsere vorherigen intensiven Anamnese- und Beratungsgespräche doch noch auf fruchtbaren Boden fielen.

2.7 Profuses Schwangerschaftserbrechen

Die junge 27jährige farbige Wahl-Londonerin Mia kommt in der 13. SSW wegen anhaltendem Schwangerschaftserbrechen zusammen mit ihrem Freund in die Praxis. Seit etwa der 6. SSW sei ihr den ganzen Tag übel und sie müsse sich täglich drei- bis viermal übergeben. Zur Zeit gehe es zwar ein wenig besser, aber die Übelkeit bestehe weiterhin. Ihr Bauch sei sehr aufgebläht, was vorher nie der Fall gewesen sei.

Darüber hinaus sei sie auch seit etwa elf Wochen extrem müde; sie müsse sich ständig hinlegen und könnte den halben Tag verschlafen. Außerdem reagiere sie „ein bißchen emotionaler, sei ein wenig gereizter" als sonst. Erst kürzlich hatte Mia zwei heftige Migräneanfälle, mit Schmerzpunkten direkt „hinter den Augen", bis zu sechs Tagen. Früher habe es derartige Attacken höchstens zweimal im Jahr gegeben. Bislang habe sie noch keine Ultraschalluntersuchung machen lassen; sie sei aber in Sorge, bzw. habe eher Ängste dahingehend, daß sie eine Fehlgeburt haben könnte.

Seit ihrer Schwangerschaft hatte Mia vermehrten Fluor vaginalis, welcher teilweise recht juckend, weiß und von dicklicher Konsistenz war. Seit ihrer Kindheit (in etwa seit ihrem 8. Lebensjahr) litt sie sehr häufig an Blasenentzündungen, teilweise zweimal im Monat, die in Afrika allesamt mit „Antibiotics" behandelt wurden. Erst seit ein paar Jahren versuche sie es in London mit Cantharis D12, womit sie recht guten Erfolg habe. Des weiteren gab es schon im zarten Säuglingsalter Ekzeme in den Kniekehlen, Ellenbeugen und an den Lippen, welche sich besonders bei Sonne und Hitze verstärkten. Diese wurden bis vor zwei Jahren, etwa 20 Jahre lang, immer wieder mit Cortison behandelt und begleiteten sie teilweise heute noch, und zwar meist bei intensiver Sonneneinstrahlung.

Mias Menstruation war schon immer von starken Schmerzen begleitet, dunkel und klumpig, „die Klumpen teilweise dick wie Fleisch". Ihre Blutung war anfangs sehr stark und dauerte eine ganze Woche an. Jahre später schlug dies ins Gegenteil um mit wenig Blut für nur drei Tage. Wegen der ausgeprägten Krämpfe ließ sich Mia mit 19 Jahren die Pille verschreiben, was sich jedoch als Schuß nach hinten herausstellte, denn die Krämpfe verstärkten sich um ein Vielfaches und sie litt nun dazu an „schrecklichen Stimmungsschwankungen", hatte depressive Phasen und fühlte sich so, „als ob ich geisteskrank wäre". Während der Pillenzeit hatte die junge Frau auch mit Wassereinlagerungen im Gewebe zu kämpfen, so daß sie sich schließlich dafür entschied, die Pille wieder abzusetzen.

Dann gab es noch Hämorrhoiden, die manchmal juckten und bluteten sowie eine gewisse Ohrringunverträglichkeit (Mia vertrug nur goldene Ohrringe, alles andere verursachte Rötungen und Juckreiz bis hin zu Eiterungen!). Der jungen Frau war ständig zu kalt; sie brauchte sogar im Sommer häufig eine Wärmeflasche auf dem Bauch. Bei Erkältungen habe sie immer Mandelentzündungen. Und bei großer Hitze und Sonne „überhitzte“ (overheat) sie sich regelmäßig; ihre Haut begann zu prickeln und es gab besagten Hautausschlag am Mund und den Ellenbeugen. Seit ihrem 8. Lebensjahr litt Mia unter Einschlafproblemen, trotz großer Müdigkeit. Häufig gab es auch schreckliche Alpträume. Ihr Appetit sei immer recht groß; sie könne fast ständig essen, auch wenn sie nicht hungrig sei; am liebsten Süßes. An Fieber konnte sie sich nicht richtig erinnern bzw. in letzter Zeit gab es keine wirkliche Gelegenheit dazu. Mia sei recht weich in ihren Sprunggelenken und knicke deshalb öfter um. An Impfungen gab es eine ganze Menge, „das Übliche“ wie z.B. gegen Pocken, Polio, Hepatitis-B, Röteln, Gelbfieber, Tetanus, Malaria, Diphtherie und Tuberkulose.

Ihre Mutter leide an Diabetes, Arthritis der Hände, Kniegelenke und Knöchel und habe Depressionen. Früher habe es auch bei ihr Migräneanfälle gegeben. Darüber hinaus war auch ihre Menstruation immer sehr schmerzhaft. Vom Vater sind nur Ekzeme bekannt. Zwei ihrer Brüder leiden unter Heuschnupfen, Tierhaar- und Lebensmittelallergien bis hin zu asthmatischen Reaktionen. Und mehrere Tanten väterlicherseits sind unfruchtbar.

Arzneimittelwahl: Medorrhinum LM18, Fläschchen vorher 10mal kräftig schütteln, 5 Tropfen auf ein Glas voll Wasser, kräftig umrühren, davon nur 1 Teelöffel voll einnehmen, abends; einschleichend beginnen, d. h., zunächst nur 1 Tropfen in der ersten Woche und dann, wenn keine größeren Reaktionen auftreten, langsam steigern. Und für ihre akuten Migräneanfälle erhielt Mia Sepia LM6, 3 Tropfen in einem Teelöffel voll Wasser, nur nach Bedarf einzunehmen.

Gestatten wir uns an dieser Stelle ein paar klärende Worte zu der Nosode Medorrhinum. „Diese Nosode ist wahrscheinlich, zusammen mit Carcinosinum, das Polychrest, das am schlechtesten im Kent'schen Repertorium repräsentiert ist. Man wird so gut wie nie anhand einer Repertorisation auf Medorrhinum stoßen. Daher müssen wir bei der Fallaufnahme ein hohes Maß an Fähigkeit, ‚zwischen den Zeilen‘ der Angaben des Patienten zu lesen, besitzen, um dieses Mittel zu finden, wenn es indiziert ist.“ Ein Zitat des bekannten amerikanischen Homöopathen Roger Morrison. Zweifelsohne ist *Medorrhinum eines der „größten“ antimiasmatischen – speziell antisykotischen – Arzneimittel unserer Materia medica* und *gewinnt zunehmend an Bedeutung,* ganz besonders in Hinblick auf die immer mehr werdenden Impfungen. Meine persönliche Erfahrung aus der Praxis heraus

Repertorisation: Profuses Schwangerschaftserbrechen

SAMUEL-Serie V7.0

Nr.	Symptome
1	**schlaf - schlaflosigkeit - schläfrigkeit mit**
2	**schlaf - träume - schrecklich**
3	**allgemeines - sykotische konstitution**
4	**allgemeines - schwäche / hinlegen, neigung zu**
5	**empfindungen - lebenswärme, mangel an (kälteempfindlich, dauerndes frieren)**
6	**modalitäten - schwangerschaft, beschwerden während der**
7	modalitäten sonne, folgen von sonnenbestrahlung
8	modalitäten - impfung, nach
9	**extremit. - schwäche - einfache - knöchel**
10	ohren - geschwüre - ohrläppchen, im loch für ohrring
11	magen - verlangen nach - süßigkeiten
12	**magen - übelkeit/erbrechen - schwangerschaft, während**
13	**abdomen/magen - empfindungen - kälte (incl. äüßerlich (objektiv))**
14	anus - hämorrhoiden
15	**harnblase - schleimhaut - entzündung**
16	genital/w - fluor
17	**genital/w - fluor - schwangerschaft, während**
18	**genital/w - empfindungen - jucken - fluor, durch**
19	**genital/w - menses - schmerzhaft (dysmenorrhoe)**
20	**genital/w - menses - dunkel**
21	**genital/w - menses - klumpig, geronnen**

Methode: Wertigkeit

Nr.	Arzneimittel	Neg	Wert	1	2	3	4	5	6	7	8	9	10	11	12	13	14	15	16	17	18	19	20	21	22	23	24	25
1	sep	3	44	3	1	3	3	2	3	.	.	2	.	2	3	2	3	3	3	3	3	2	2	1				
2	sulf	2	43	2	2	2	3	2	3	1	3	2	.	3	2	2	3	2	3	.	2	2	2	2				
3	calc	3	41	2	3	2	3	3	3	1	.	1	.	2	2	2	2	2	3	.	3	2	2	3				
4	puls	4	40	3	3	1	2	.	3	3	.	1	.	.	2	2	3	3	3	2	1	2	3	3				
5	lach	5	37	2	1	2	3	2	3	3	.	.	2	.	2	2	3	3	2	.	.	2	2	3				
6	ars	4	35	1	3	.	3	3	1	2	2	1	.	1	2	3	3	2	3	.	1	2	2	.				
7	**med**	3	33	1	2	3	3	2	.	1	3	1	1	2	.	1	1	2	3	.	1	2	2	2				
8	nat-m	5	33	2	3	.	3	2	2	3	.	2	.	1	2	2	2	.	3	.	2	1	1	2				
9	kali-c	5	32	2	3	1	3	3	1	.	.	1	.	2	2	2	3	1	3	.	1	3	.	1				
10	nit-ac	7	31	1	2	3	3	3	.	.	.	3	.	.	.	1	3	2	3	.	3	1	2	1				
11	nux-v	6	31	2	2	.	3	3	2	2	.	1	.	1	3	.	3	2	1	.	.	2	3	1				
12	caust	7	30	2	1	2	2	3	3	.	.	2	.	.	.	1	3	2	3	.	2	2	.	2				
13	lyc	7	30	1	3	2	2	2	2	.	.	.	.	3	2	.	3	3	2	.	.	2	1	2				
14	sil	8	30	2	3	2	3	3	1	.	3	3	.	.	2	2	2	.	3	.	.	1	.	.				
15	merc	5	29	2	2	1	3	2	2	.	.	1	.	1	.	2	2	2	3	.	2	2	1	1				

ist, daß es auch *eines der allerwichtigsten Impffolgemittel unserer heutigen Zeit* ist, nicht zuletzt wohl deshalb, weil es auch einen guten Teil des tuberkulinischen Miasmas zusätzlich mitabdeckt. Darüber hinaus kommt ihm eine *enorme Bedeutung bei der Schwangerschaftsbegleitung und Kleinkindbetreuung* zu.* Geht man bei der Repertorisation strikt antimiasmatisch vor – und nicht nach Typen oder fadenscheinigen Interpretationen von irgendwelchen Gemütssymptomen, die nicht einmal pathologisch sind – und kennt die wesentlichen antimiasmatischen Symptome im Sinne des Paragraphen §153, dann kann man sich der Meinung von Morrison nicht anschließen, dieses Antimiasmatikum ließe sich nicht gescheit repertorisieren (siehe hierzu die angeführten Beispiele). Zugegeben, Medorrhinum wird nicht immer an der obersten Stelle der Auswertung erscheinen, jedoch mit Kenntnis der Arzneisymptome aus H.C. Allen's Buch „Nosoden", der wohl ausführlichsten Darstellung der Symptome dieses Mittels, lassen sich die Lücken gedanklich füllen. Sicher ist auch, daß Medorrhinum, sowie alle anderen antimiasmatischen Nosoden, in vielen Rubriken des Kent-Repertoriums nachzutragen wären, was ich beispielsweise für die zentrale Impfrubrik „Modalitäten – Impfung, nach" für meine Belange getan habe. Im Falle Mia gilt dies – meinen Praxiserfahrungen zufolge – auch für die Symptome Nummer

6 Modalitäten – Schwangerschaft, Beschwerden während der
12 Magen – Übelkeit/Erbrechen – Schwangerschaft, während
17 Genitalien/weibliche – Fluor – Schwangerschaft, während

Und somit ergibt sich ein ganz anderes Bild, betrachtet man die Arzneimittelmatrix unter dem Blickwinkel der Trefferquote. Darüber hinaus ist anzumerken, daß ein einwertiges Symptom einer Nosode in jedem Fall höher einzuschätzen ist als ein einwertiges eines sonstigen Mittels. Laut Dr. Eichelberger gilt die Faustregel, zum Vergleich die Nosodenwertigkeit 1 in etwa mit dem Faktor 2 zu multiplizieren.

Doch nun zurück zu Mia und ihrem Freund. Von beiden hörte ich nach unserer ausführlichen Schwangerschaftsanamnese lange Zeit nichts mehr. Erst im September, in der 27. SSW, rief mich Mias Freund an und berichtete, ihr gehe es hervorragend, einfach blendend. Seit sie beide zurückgeflogen seien, habe Mia keinen einzigen Migräneanfall mehr gehabt. Und die restlichen paar Tage in Deutschland damals half Sepia LM6 sehr gut.

* Im nachhinein fällt mir auf, daß ich sehr viele Medorrhinum-Fälle ausgewählt habe. Dies möchte ich zum Anlaß nehmen, an dieser Stelle ausdrücklich darauf hinzuweisen, daß es in meiner Praxis auch viele andere Fälle gibt, die dieses Mittel nicht oder deutlich weniger benötigen. Es bleibt also immer eine Frage der persönlichen Individualität.

Auch die Übelkeit sei bleibend verschwunden. „Und in diesem Sommer hatte sie auch kein bißchen Hautausschlag mehr, nicht einmal bei der extremen Sommerhitze!" Auch Mias Körpertemperatur sei ausgeglichener, sie friere nicht mehr so arg und auch die Hitze mache ihr nicht mehr zu schaffen. Psychisch sei sie sehr ausgeglichen, „so wie noch nie zuvor".

Für ihren „niedrigen Eisenwert" verschrieben wir nun Levico, zunächst 3mal 5 Globuli täglich, um anschließend die homöopathische Geburtsapotheke durchzusprechen. Etwa vier bis sechs Wochen vor dem Geburtstermin sollte die junge Frau dann Medorrhinum absetzen und mit der chronischen Homöopathie pausieren, es sei denn, es gehe ihr nicht mehr so gut. Dies war glücklicherweise nicht der Fall, und so hörte ich erst wieder etwas von den beiden, als ein gesunder „süßer" Bub das Licht der Welt erblickt hatte.

2.8 Späte Erstgravidität

In der Medizinwelt zählt man – gemäß klinischem Wörterbuch Pschyrembel – heutzutage ab dem Alter von 30 Jahren im Falle einer Erstschwangerschaft („alte Erstgebärende") und ab dem Alter von 40 Jahren bei Mehrgebärenden zu den Risikoschwangerschaften. Wie schon an anderer Stelle erwähnt, ist diese Einteilung – allein nach Alter – vom biologischen Standpunkt aus gesehen nicht akzeptabel, ja sogar fast sinnlos, denn solange eine Frau menstruiert ist, sollte sie auch in der Lage sein, schwanger zu werden und gesunde Kinder auf die Welt zu bringen. Daß dem heute leider nicht immer so ist, liegt nicht primär am Alter der Schwangeren, sondern an den ihnen zugrundeliegenden Miasmen – an deren Aktivität und Komplexität. Frauen, die beinahe frei von Miasmen sind, haben demnach keinen Grund, nur aufgrund einer Spätgravidität besorgt sein zu müssen. Selbst diejenigen, die erst während ihrer Schwangerschaft zur Homöopathie finden, fahren i.d.R. sehr gut und deutlich risikoloser, als man es von der orthodoxen Medizin her gewohnt ist.

Im folgenden ist nun die Rede von einer Frau im 40. Lebensjahr, die zum ersten Mal in ihrem Leben schwanger ist und zuvor auch noch keine antimiasmatische Behandlung erfahren hat. Zur Zeit der Erstanamnese befand sie sich bereits in der 15. SSW.

Das erste, was sie erzählte, war: „Ich habe eine Fluchttendenz, wenn es mir schlecht geht. Deshalb habe ich auch Angst vor der Geburt." Bei Einstellen ihrer Menstruation sei sie schon immer „auf der Flucht" und tue alles, um keine Gesellschaft mehr zu haben, und wenn die Schmerzen beginnen, empfinde sie richtig Panik dabei. „Es ist eine schreckliche Vorstellung, daß die Geburt ähnlich ablaufen könnte und Menschen um mich herum sind." Des weiteren friere sie seit Bestehen der Schwangerschaft, besonders vor dem Schlafengehen. Dies gehe vom Rücken aus und breite sich dann gleichmäßig aus. Auch ihre Zehen seien immer eiskalt. Vor ein paar Jahren habe sie einmal Tuberculinum genommen, wegen ihrer Erkältungsneigung, welche dann seltener geworden sei. Doch nun, seitdem sie schwanger sei, habe sie wieder rezidivierende Infekte, die „nicht richtig weggehen". Besonders betroffen sei der Kieferhöhlenbereich mit starker, recht zäher Schleimbildung. Dies bestehe nun schon seit etwa drei Monaten. Der Schleim laufe ihr andauernd nach hinten den Rachen hinunter. Darüber hinaus sei sie auch deutlich kurzatmiger geworden, bei schnellem Gehen und beim Treppensteigen. Während ihrer ersten drei Schwangerschaftsmonate gab es „zur ursprünglichen Menseszeit" für zwei bis drei Tage hin und wieder leichte Blutungen, welche sie aber nicht sonderlich zu beeinträchtigen schienen, denn „ich hatte ein gutes Gefühl". Und „ich könnte rund um die Uhr essen, seitdem ich schwanger bin". Allerdings habe die Lust auf Schokolade deutlich nachgelassen.

Als Kind litt die Frau häufig unter Bronchitis und habe sehr viel gehustet. Es bestand auch eine ausgeprägte Erkältungsneigung mit unerträglichen Halsschmerzen, Schnupfen und Husten. Sie war wohl auch immer extrem blaß und sah kränklich aus. Seit ihrer Schwangerschaft stehe sie nun wieder „an der Grenze zur Anämie". Ihr Verlangen nach frischer Luft sei deutlich ausgeprägt; auch nachts müsse immer ein Fenster offen bleiben, sehr zum Leidwesen ihres Mannes. In puncto Händigkeit war sie weder „Fisch noch Fleisch", was man im Fachjargon pseudoambidexter nennt; d. h., sie schreibt z. B. mit rechts, fädelt aber eine Nadel mit links ein. Auch Sonne bereitete von jeher Probleme, da bekomme sie immer schnell Kopfschmerzen. Enge Kragen seien ihr unangenehm. Eine ähnliche Empfindlichkeit bestehe an den Fußsohlen aufgrund extremer Berührungsempfindlichkeit. „Kitzeln an dieser Stelle ist die Hölle. Ich kann mir selbst kaum da hinfassen und habe einen sechsten Sinn um die Fußsohlen rum, wenn sich jemand nähert."

Mit 20 Jahren gab es eine Kropfoperation; sie habe dann ein halbes Jahr lang Hormontabletten eingenommen. „Schlaf tut mir irgendwie nicht gut. Ich bin nie richtig erholt nach Schlaf und total erschöpft." Ihre Lieblingslage war die Bauchlage, was nun aufgrund der Schwangerschaft nicht mehr gehe. „Von den Augen her gab es häufig ein müdes Gefühl", besonders morgens. Früher, bis vor der Tuberculinumgabe, habe es auch Schwellungen unter den Augen gegeben.

Im Alter von 27 Jahren hatte die Frau eine schwere Virusgrippe mit Kopf- und Gliederschmerzen und Fieber bis zu 40 °C. Im Gefolge davon „schien der Grippeschnupfen nicht aufzuhören", die Nase war ständig stark verstopft, so daß der HNO-Arzt im darauffolgenden Jahr einen Heuschnupfen diagnostizierte. Während dieser Zeit habe sie dann auch zeitweise morgens verklebte Augen gehabt. Ansonsten könne sie sich an Fieber nicht erinnern; sie habe „höchstens mal erhöhte Temperatur".

Seit der Schwangerschaft aß die Frau sehr gerne Fleisch. „Morgens schon Spiegelei mit Speck", was früher nie der Fall gewesen sei. Und Butter! Das Verlangen nach Butter gab es schon immer. Vom Stellenwert gleich danach rangierten Kartoffeln.

Des weiteren trat zur Menseszeit immer wieder Akne im Kinnbereich auf. Die Menses selbst waren äußerst schmerzhaft und unerträglich (Wundschmerz im Unterbauch, Schmerz wie roh; dabei starkes Frieren, große Schwäche und motorische Unruhe sowie Übelkeit, manchmal bis zum Erbrechen); sie wolle dann unbedingt alleine sein. „Die Schwangerschaft ist ein richtiger Segen zur Zeit." Die Blutung kam auch jedesmal zu früh (alle 24 Tage) und dauerte nur vier Tage. Während ihrer Pillenzeit (ca. 12 Jahre lang) gab es immer wieder Pilzinfektionen mit juckendem Ausfluß, weißlich, gelblich und geruchlos. Die Frau selbst war damals per Kaiserschnitt zur Welt gekommen

Ihre Zähne wurden vor etwa zehn Jahren saniert, mit Goldinlays. Die Löcher für die Ohrringe eiterten bei fast jedem Metall; sie konnte nur 585er Gold vertragen. Bei Erkältungen stellte sich regelmäßig Heiserkeit ein, teilweise sogar bis zum Wegbleiben der Stimme. Nachts im Schlaf habe sie dann auch eine Art Erstickungsgefühl; sie sei dann in hellem Aufruhr und in Panik. Alles sei zugeschwollen, besonders die Kehlkopfgegend. Dies habe sie auch einmal vor kurzem während ihrer Schwangerschaft gehabt. Teilweise bestehen dann Symptome ähnlich denen von spastischer Bronchitis mit „einem einziehendem Atem". „Es ist so ähnlich wie bei Keuchhusten." Beim Husten gebe es einen „zähen, klebrigen Auswurf, der kaum hochzubringen ist".

Der Stuhl der Schwangeren ist schwergehend und weich, aber geformt. Seit der Schwangerschaft verspüre sie in dieser Hinsicht ein wenig Erleichterung. Aber nun müsse sie nachts „einmal raus zum Wasserlassen". An Impfungen hat es „die üblichen" gegeben, inclusive der Pocken- und einer Zeckenimpfung. Als Jugendliche sei sie (und ihr Bruder auch) sehr oft umgeknickt und habe sich die Fußgelenke verstaucht. Ihre Nase sei fast immer kalt, und das auch bei normalen Außentemperaturen. Insektenstiche verursachten große Schwellungen; bereits bei Mücken gebe es 5-Markstückgroße Beulen. An den Beinen neige sie zu blauen Flecken, was sich allerdings durch die Schwangerschaft geringfügig verbessert habe.

Vom Gemüt her sei die Frau eher wechselhaft veranlagt; schon bei Kleinigkeiten sei sie leicht erregbar und „schnell genervt". Seit der Schwangerschaft war dies jedoch schon viel besser. Sie sei auch „recht nahe an Wasser gebaut". Ansonsten dominiere eine gewisse Ungeduld und sie habe es meist eilig. Ihr sog. sechster Sinn „werde eher immer ausgeprägter". Enttäuschung und Kummer zeige sie nicht. Dann ziehe sie sich eher zurück. Sie möchte nicht, daß jemand weiß, wenn es ihr schlecht geht. Sie weint hauptsächlich nur dann, wenn niemand dabei ist. „Das war schon immer so." Und last (but) not least wäre da noch ihr Jähzorn zu nennen, welcher jedoch weniger heftig und häufig sei als bei ihrem Vater.

Familienanamnese: Der Bruder der Schwangeren hatte als Säugling eine anhaltende Windeldermatitis und war ständig wund. Darüber hinaus ist er kurzsichtig und schielt. Des weiteren leidet er unter Heuschnupfen und Lipomatose. Bei der Mutter sind Beschwerden aus dem rheumatischen Formenkreis zu nennen sowie Myome, Neuralgien (Kopf, Augen, Hände), Herpes, Glomerulonephritis (Nierenentzündung) und Dysmenorrhoe (krampfartige Schmerzen bei den Menses); an Ohrringen sei nur Gold verträglich. Vom Vater sind auch Lipome, Heuschnupfen, Schielen und starke Kurzsichtigkeit, Übergewicht, rezidivierende Bandscheibenprobleme, immer wiederkehrende Magenbeschwerden und ein Schlaganfall bekannt. Ansonsten gibt es familiär noch Depressionen, grauen und grünen Star, Brustkrebs und Asthma.

Arzneimittelwahl: Medorrhinum LM18, Fläschchen vorher 10mal kräftig schütteln, 5 Tropfen auf ein Glas voll Wasser, kräftig umrühren, davon nur 1 Teelöffel voll einnehmen, abends; einschleichend beginnen, d. h., zunächst mit nur 1 Tropfen anfangen und dann, wenn keine größeren Reaktionen auftreten, ab der zweiten Woche langsam steigern.

Der erste Zwischenbericht kam etwa fünf Wochen nach Einnahmebeginn, in der 21. SSW. Die Patientin fühlte sich rundum wohl. Ihre Kurzatmigkeit sei wesentlich besser und seit sie 5 Tropfen einnehme, habe sie keine Bauchschmerzen mehr. Anfangs habe es immer mal wieder einen stark aufgetriebenen Bauch gegeben, „wie sonst nur zur Menseszeit", der stets über Nacht besser wurde. Das mit dem Frieren sei zur Zeit ein ständiges Hin und Her; eine Zeitlang war es schon wesentlich besser. Jedoch sei ihr heute ständig zu warm! Die Nase habe auch recht stark reagiert und war die ersten paar Wochen „vollständig zu", ohne Sekret. Später gab es dann ab morgens elastische gelbliche Klumpen. Aber insgesamt waren ihre Nasenschleimhäute tagsüber feuchter als früher üblich. Die Gebärmutter empfand sie zeit-

Repertorisation: Späte Erstgravidität

SAMUEL-Serie V7.0

Nr.	Symptome
1	gemüt - stimmung - abwechselnd
2	gemüt - ungeduld
3	schlaf - unerquicklich
4	allgemeines - sykotische konstitution
5	allgemeines - reaktionsmangel
6	empfindungen - lebenswärme, mangel an (kälteempfindlich, dauerndes frieren)
7	modalitäten - kälte - erkältungen, neigung zu
8	modalitäten - sonne, folgen von sonnenbestrahlung
9	modalitäten - luft - freien, im - verlangen nach frischer luft
10	gesicht - farbe - blaß/kränklich
11	haut - farbe - bläulich/grün - flecke
12	brust - entzündung - bronchien (bronchitis) / anhaltender husten
13	rücken - kälte - erstreckt sich - rücken auf und ab
14	extremit. - kälte - zehen
15	extremit. - modalitäten - empfindlich - fuß - sohle
16	extremit. - schwäche - einfache - knöchel
17	schnupfen - schnupfen - heuschnupfen (jedes jahr)
18	zähne - schlechte zähne - caries, hohle zähne
19	äußerer hals - modalitäten - kragen, kleidung verschlechtert
20	kehlk./trachea - empfindungen - zusammenschnüren - kehlkopf
21	atmung - atemnot, dyspnoe, erschwertes atmen
22	auswurf - konsistenz - zäh / klebrig
23	magen - appetit - heißhunger - essen - nach e., bald
24	genital/w - menses - schmerzhaft (dysmenorrhoe)
25	genital/w - fluor

Methode: Wertigkeit

				Symptome:					1	.	.	.	.	.	.	.	.	.	2	.	.	.	.	.
Nr.	Arzneimittel	Neg	Wert	1	2	3	4	5	6	7	8	9	0	1	2	3	4	5	6	7	8	9	0	1	2	3	4	5
1	sulf	3	48	2	3	2	2	3	2	2	1	3	3	2	2	2	2	.	2	.	2	.	2	3	1	2	2	3
2	lyc	6	44	3	2	2	2	2	2	3	.	3	3	2	3	.	1	3	.	.	2	.	.	3	1	3	2	2
3	lach	4	42	.	2	3	2	2	2	1	3	2	2	3	2	1	.	.	.	1	2	3	2	3	1	1	2	2
4	**med**	2	41	1	2	.	3	3	2	3	1	1	3	1	1	1	2	3	1	1	1	.	1	2	1	2	2	3
5	puls	7	40	2	2	2	1	.	.	2	3	3	2	2	3	.	.	.	1	2	2	.	2	3	3	.	2	3
6	ars	6	39	1	2	2	.	2	3	1	2	2	3	2	3	.	.	.	1	2	1	.	2	3	2	.	2	3
7	calc	5	39	1	2	1	2	3	3	2	1	1	3	1	2	.	.	.	1	.	2	.	2	2	3	2	2	3
8	kali-c	7	39	2	2	.	1	2	3	3	.	1	2	.	2	.	.	3	1	.	2	2	2	3	2	.	3	3
9	sep	7	39	1	3	2	3	2	2	3	.	1	3	1	2	.	.	.	2	.	3	2	.	2	2	.	2	3
10	phos	9	38	1	.	3	.	2	3	2	.	1	2	3	3	.	.	.	.	.	2	.	3	3	3	3	2	2
11	nat-m	7	36	1	2	2	.	1	2	3	3	2	3	.	2	.	.	.	2	3	1	.	2	2	1	.	1	3
12	sil	9	36	.	2	2	2	.	3	3	.	.	2	1	3	.	.	.	3	2	2	.	2	3	2	.	1	3
13	carb-v	7	35	.	1	1	1	3	2	2	2	3	3	2	2	.	.	1	.	2	2	.	.	3	2	.	1	2
14	jod	9	33	3	2	.	2	2	.	1	1	3	2	.	2	.	.	.	.	1	.	.	3	2	2	3	1	3
15	nux-v	8	33	.	3	2	.	.	3	3	2	.	2	2	2	.	1	.	1	1	2	.	2	2	2	.	2	1

weise als „unangenehm druckempfindlich“. Darüber hinaus registrierte sie „ein Völlegefühl (nicht aufgetrieben)“, was allerdings direkt nach der Medorrhinum-Einnahme „weggehe“ und seit ein paar Tagen gänzlich verschwunden sei. Auch gab es nun einen Fluor vaginalis: „dick, wenig, gelblich und geruchlos“. – Wir reduzierten die Dosis auf 3 Tropfen, jedoch alle 2 Tage.

Erst sieben Wochen vor dem errechneten Entbindungstermin meldete sich die Frau wieder in der Praxis. Die Schwangerschaft sei „super“ und ihr gehe es sehr gut. Es bestehe kein Anlaß mehr „zu Fluchttendenzen“; sie mache sich keine Sorgen mehr hinsichtlich der Geburt des Kindes. Ihre Kurzatmigkeit sei seit langem verschwunden und Hände sowie Nase seien angenehm warm. Nur ihre Zehen seien noch so kalt geblieben wie zuvor. Allerdings würden auch sie im Bett sofort „wohlig warm“ werden und sie könne nun ohne Wollsocken und gesonderte Decke schlafen gehen. Auch ihr Heuschnupfen sei nicht mehr aufgetreten! Nur ihre Nase ärgere sie noch, denn diese sei überwiegend verstopft und zugeschwollen. Dicke, teilweise etwas blutige Krusten, welche jetzt ganz langsam zurückgingen. Auch der retronasale Schleim (Schleim, der nach hinten in den Rachen läuft) sowie der vaginale Ausfluß bestehe noch. Ihr Schlaf sei nun nur noch „nasenabhängig“, d.h., wenn sie einigermaßen Luft bekomme, schlafe sie hervorragend und sei gut erholt. Der Stuhlgang habe sich auch wesentlich verbessert, so daß sie rundum zufrieden sei. Und blaue Flecken gab es seither nie wieder. Die Eisenwerte und sonstigen Blutparameter lagen im Normbereich, so daß ihr betreuender Gynäkologie keine Medikamente zu verschreiben hatte. Das einzige, was die Frau ihren eigenen Angaben zufolge noch nicht recht gelegt hatte, waren ihr Jähzorn und ihre Ungeduld. Beides gab es noch, wenn auch auf einem niedrigeren Niveau. – Wir vereinbarten, die Tropfen noch eine Woche weiterzunehmen, um dann die Geburtsapotheke, insbesondere hinsichtlich auftretender Eventualitäten unter der Geburt bis hin zum Kaiserschnitt, zu besprechen.

Ein paar Tage darauf kam es aufgrund einer Verkühlung durch die Klimaanlage ihres Autos zu einer recht heftigen Halsentzündung mit Mandelbeteiligung und nächtlichen Schweißausbrüchen. Obwohl diese Phase trotz homöopathischer Akutmittel recht anstrengend war, verschwanden die blutigen Krusten in der Nase mit dem Auftreten dieser Erkältung fast „schlagartig“, woran man immer wieder ersehen kann, daß Akutkrankheiten vielfach – im Grunde genommen – Heilungskrisen sind.

Erst etwa sechs Wochen später erhielt ich per Post das nächste Lebenszeichen von der Patientin: eine Geburtsanzeige mit dem Bild eines reizenden kleinen Mädchens. Dazu ein Briefchen mit den folgenden Worten:

„… meine kleine Sarah ist gesund und munter – wir haben bisher allen allopathischen Widrigkeiten erfolgreich getrotzt und sogar eine nette Kinderärztin gefunden, mit der ich ein gutes, klärendes Gespräch hatte, bevor sie meine Tochter untersucht hat. …"

2.9 Polyhydramnion

Dieses Syndrom ist gemäß dem Roche Lexikon Medizin als ein sehr ausgeprägtes Hydramnion definiert, als eine sehr ausgeprägte krankhafte Fruchtwasservermehrung (>2 l, meist 3–4 l) gegen Ende der Schwangerschaft. Ein chronisches Hydramnion gilt als Hinweis auf mögliche fetale Mißbildungen des Verdauungstraktes und kommt bespielsweise bei Diabetes mellitus, Syphilis und Toxikose vor.

Die junge Frau, von der hier die Rede ist, befand sich in der 29. SSW und lag nun schon seit mehr als drei Wochen im Krankenhaus. Bei ihr wurde eine abnorm vermehrte Fruchtwassermenge schon ab der 20. SSW festgestellt, die sich stetig zu steigern schien. Man hatte sie bereits vor kurzem punktiert und dabei etwa 1,5 l Flüssigkeit entzogen, aber „es lief immer wieder neues Fruchtwasser nach".

Repertorisation: Polyhydramnion

SAMUEL-Serie V7.0

Nr.	Symptome
1	allgemeines - wassersucht - innerlich
2	allgemeines - syphilis
3	modalitäten - schwangerschaft, beschwerden während der
4	genital/w - schwangerschaft - abort
5	genital/w - schwangerschaft - abort - neigung zum abort

Methode: Wertigkeit

				Symptome:									1	.	.	.	.	.	.	.	.	.	2	.	.	.	.	.
Nr.	Arzneimittel	Neg	Wert	1	2	3	4	5	6	7	8	9	0	1	2	3	4	5	6	7	8	9	0	1	2	3	4	5
1	**sulf**	0	12	3	2	3	2	2																				
2	sep	1	10	2	.	3	3	2																				
3	bell	2	9	3	.	3	3	.																				
4	calc	1	9	2	.	3	2	2																				
5	merc	1	9	2	3	2	2	.																				
6	apis	2	8	3	.	.	3	2																				
7	ip	2	8	2	.	3	3	.																				
8	puls	1	8	1	.	3	3	1																				
9	sabin	2	8	.	.	3	3	2																				
10	bry	2	7	2	.	3	2	.																				

Vor circa zwei Jahren war es ihr schon einmal genauso ergangen. Damals endete dann alles abrupt mit einem Blasenriß in der 22. Woche und sie habe das Kind sechs Tage später verloren. Diesmal wolle sie es nun mit der Homöopathie versuchen. Bislang habe sie Apis LM4, Lycopodium C12 und Helleborus C30 eingenommen, jedoch ohne Erfolg.

Auf Details wollen wir an dieser Stelle nicht weiter eingehen, da mit diesem Beispiel nur aufgezeigt werden soll, in welchen Notsituationen und unter welchen Konstellationen die Homöopathie noch helfen kann. – Im Prinzip ist es (fast) nie zu spät! – Nur soviel sei noch ergänzt, daß wir den bisherigen Schwangerschaftsverlauf im Rahmen einer Akutanamnese so gut wie möglich abklärten und auch ein paar Daten bezüglich des miasmatischen Hintergrundes zusammentragen konnten, so daß ich schließlich Sulfur LM6, 3 Tropfen auf ein Glas Wasser, das Fläschchen zuvor 10mal schütteln, zweimal täglich einzunehmen, verschrieb. Die Idee von Sulfur für diese akut drohende Gefahr eines weiteren Abortes war zum einen der chronische Hintergrund mit dem Hinweis auf eine syphilitische Genese (chronisches Hydramnion!), des weiteren die Beschwerden während der Schwangerschaft und schließlich die Erfahrung, daß sich dieses hochkarätige Antimiasmatikum gleichermaßen gegen alle Miasmen richtet und darüber hinaus auch noch ein ausgezeichnetes Mittel zum Resorbieren von Flüssigkeiten ist, wie beispielsweise bei Ascites (Bauchwassersucht) und ähnlichem.

Bereits knappe zwei Wochen später berichtete mir die überglückliche werdende Mutter, daß „deutlich weniger Fruchtwasser nachlaufe“ und seit einiger Zeit eine regelrechte Harnflut eingesetzt habe. Sie befinde sich nun in der 31. SSW und sei wieder zuversichtlich und guter Dinge. – Deutliche Zeichen der Heilung, zumindest was die hochdramatisch akute Situation betrifft. Wir vereinbarten, die Topfen einmal täglich weiterzunehmen, später auf die LM12 zu erhöhen und bei Komplikationen oder etwaigen Befindensänderungen sofortige Rücksprache zu halten, was Gott sei Dank nie erforderlich wurde.

Selbstverständlich darf es bei der akuten Behandlung eines Polyhydramnions nicht bleiben, da es sich hierbei um deutliche Hinweise auf schwer miasmatische Zusammenhänge (wahrscheinlich syphilitischer Genese) handelt. Aus diesem Grunde ist eine nachfolgende chronische antimiasmatische Kur, sowohl für das Neugeborene als auch für die Mutter, fast obligatorisch.

2.10 Komplikation während der Schwangerschaft durch Pleuropneumonie

Eine mehrgebährende junge Frau liegt nach einem Notkaiserschnitt seit mehreren Tagen auf der Intensivstation, angeschlossen an diverse Schläuche und Geräte. Ihr geht es gar nicht gut, denn sie hat eine einseitige schwere Lungenentzündung vergesellschaftet mit einer ausgeprägten Rippenfellentzündung. Aus schulmedizinischer Sicht ist bei so einer Pleuropneumonie die Therapie der Wahl natürlich die Antibioselenkung. Und somit erhält die arme Frau seit fünf Tagen zwei Antibiotika gleichzeitig, per Infusion (Tropf), und diverse andere Medikamente obendrein, welche bei derartig schweren Krankheitsbildern im Rahmen einer intensivmedizinischen Betreuung üblich sind, zuzüglich denjenigen, welche sie aufgrund ihrer Entbindung per sectio und der gynäkologischen Nachsorge erhält. Doch trotz all dieser „hochkarätigen medizinischen Geschütze“ verschlechtert sich ihr Zustand zusehends von Tag zu Tag.

Schon vor einigen Wochen gab es immer wieder rezidivierende Infekte im oberen Respirationstrakt mit Nebenhöhlenbeteiligung, die nicht richtig auskuriert wurden, da die junge Frau aufgrund der Arbeitsbelastung mit ihrem recht großen Haushalt und den anderen Kindern kaum dazu in der Lage war, „einen Gang zurückzuschalten“, sich Zeit zu nehmen und einmal an sich selbst zu denken. In der Hektik des Alltags lief diese Schwangerschaft „nur so mit“, ohne Auffälligkeiten. Aus gynäkologischer Sicht war der bisherige Verlauf eine „Bilderbuchschwangerschaft“, wie ihr betreuender Arzt immer wieder versicherte. Da gab es zu keinem Zeitpunkt Beanstandungen oder irgendwelche medizinischen Maßnahmen bzw. Eingriffe. Und so kam es, daß sich die junge Frau während ihrer Schwangerschaft überhaupt nicht schonte und, wie gehabt, „full power“ weitermachte.

In letzter Zeit war die Mutter von mehreren Kindern dann „extem schlapp, müde und reizbar“ und wollte am liebsten nur noch schlafen. Sie war einfach „fertig“, wie man in Bayern häufig zu sagen pflegt. Dazu kam, daß sie nachts weniger gut schlafen konnte, morgens also nicht genügend ausgeruht und fit war, und damit kaum Zeit und die Möglichkeit zum Regenerieren hatte. Des weiteren empfand sie eine starke Verschleimung im Hals; das Sekret lief ihr buchstäblich den Rachen hinunter, sie müsse es dauernd schlucken. Ausspucken habe sie noch nie gekonnt. Und im Liegen war alles deutlich schlechter. Darüber hinaus litt sie unter Halskratzen; besonders das Schlucken tat ihr weh. Vor ein paar Tagen empfand sie dann plötzlich zu nächtlicher Stunde ein heftiges Stechen in ihrer rechten Lunge.

Repertorisation:* *Komplikation während der Schwangerschaft durch Pleuropneumonie

SAMUEL-Serie V7.0

Nr.	Symptome
1	allgemeines - wassersucht - äußerlich
2	allgemeines - wassersucht - innerlich
3	**hautausschl./a - unterdrückt**
4	**brust - entzündung - lungen**
5	**brust - entzündung - lungen - verschleppte lungenentzündung**
6	**brust - entzündung - lungen - pleuropneumonie**
7	**brust - entzündung - rippenfell**
8	**brust - entzündung - rippenfell - verschleppte pleuritis**
9	brust - lungen - ödem
10	brust - wassersucht
11	extremit. - schwellung - wassersüchtig
12	atmung - atemnot - liegen, im
13	abdomen - peritoneum, ascites
14	urin - beimengungen - eiweiß

Methode: Wertigkeit

Nr.	Arzneimittel	Neg	Wert	1	2	3	4	5	6	7	8	9	10	11	12	13	14	
1	ars	2	34	3	3	2	3	.	.	2	3	3	3	3	3	3	3	
2	**sulf**	0	33	2	3	3	3	3	2	3	3	1	2	2	2	2	2	*‹chronisch›*
3	apis	4	27	3	3	.	2	.	.	2	.	2	3	3	3	3	3	
4	lyc	2	27	2	1	2	3	3	.	.	1	2	3	2	2	3	3	
5	**bry**	5	22	2	2	3	3	.	3	3	.	.	3	1	.	2	.	*‹akut›*
6	dig	4	22	3	3	.	2	.	.	2	.	2	2	2	2	2	2	
7	chin	3	21	3	3	.	2	.	2	1	1	.	1	2	2	2	2	
8	kali-c	3	21	2	2	1	2	.	.	2	.	1	3	1	3	2	2	
9	phos	3	21	1	1	1	3	2	3	2	.	2	.	.	2	2	2	
10	**ant-t**	5	20	2	2	.	3	.	3	1	.	3	2	.	2	.	2	*‹akut›*
11	dulc	4	20	2	2	3	1	.	2	2	.	.	2	2	.	2	2	
12	merc	4	20	2	2	1	3	.	.	2	.	.	2	2	2	2	2	
13	seneg	4	20	2	2	.	3	.	2	3	2	1	2	1	2	.	.	
14	calc	3	19	2	2	1	2	.	2	2	2	.	1	.	1	2	2	
15	carb-v	5	19	.	1	2	3	.	.	2	2	2	2	.	3	.	2	

wände) getrennt wären. Diese könnten operativ gelöst werden, so daß die Saugdrainage dann Erfolg hätte. Von einem weiteren Abwarten würde er in jedem Fall abraten, da die akute Gefahr bestünde, daß sich die Verschwartungen weiter ausprägten und so der gesamte Erguß zu einer kompakten Masse werden würde.

Dies war also das Szenario, wo es die beiden nun doch mit der Homöopathie versuchen wollten. Sie waren nicht weiter bereit, „Versuchskaninchen“ zu sein, wie die junge Frau dies hoffnungslos formulierte, denn die Sache mit der Ergußkammerung war auch nur eine Vermutung und Theorie, zugegebenermaßen eine sehr plausible. Aber eine wirklich genaue Diagnose konnte keiner stellen. Im Gegenteil, wir hatten den Eindruck, daß man ein wenig ratlos war, ja regelrecht im dunkeln tappte und kein richtiges Konzept hatte. Es gab keine Linie oder roten Faden in der ganzen Therapie. Und hinsichtlich einer Prognose wollte niemand etwas sagen, nicht einmal der Oberarzt. So entschlossen sich die beiden, die Thorakoskopie zur Ausräumung der Septen abzusagen und zunächst weiterhin abwarten zu wollen. Was sie dem Klinikpersonal allerdings nicht mitteilten, war, daß sie nun eine homöopathische Behandlung einleiten würden. Es war also kein Zuwarten, indem man die Hände einfach in den Schoß legte und nur hoffte, sondern es handelte sich um eine heimliche Therapie in die intensivmedizinische Betreuung hinein.

Wie man der Repertorisation unschwer entnehmen kann, wird dieser Fall zunächst einmal durch einen verschleppten Krankheitsprozeß charakterisiert. Darauf aufgepfropft gibt es dann noch die Unterdrückung durch die intensivmedizinische Behandlung, so daß es erst dadurch zu den Verschwartungen des Pleuraergusses kommen konnte. Erguß sowie Entzündung schlechthin sind, strenggenommen, Heilungssymptome in der vagotonen Heilungsphase! Nur eben sehr ausgeprägte, beschwerliche und nicht gerade ungefährliche. Zieht man zuviel Flüssigkeit ab oder „bekämpft" man die natürlichen Heilreaktionen einer Pneumonie oder einer Pleuritis (Lungenentzündung oder Rippenfellentzündung), so torpediert man die biologisch-natürlichen Abläufe, so daß Komplikationen zwangsläufig vorprogrammiert sind, was sich hier als Ergußkammerung und Verschwartung manifestierte. Aus diesem Grunde war der potenzierte Schwefel, Sulfur LM18, das chronische Mittel der Wahl; zunächst täglich nur einen einzigen Topfen auf einem Teelöffel voll Wasser, zuvor das Fläschchen 10mal schütteln. Sulfur trifft sowohl die Idee der Geschichte und die Leitsymptome als auch die Gesamtsymptomatik des Falles am besten. Als Akutunterstützung, sozusagen zur Dämpfung der täglichen Beschwerdespitzen, waren Bryonia D6, etwa 3mal täglich 5 Globuli, und Antimonium tartaricum D6, Einnahme wie bei Bryonia, gedacht. Diese beiden Mittel sollten bei Bedarf eingenommen werden, wenn sie denn zwischendurch Erleichterung verschafften.

Schon am nächsten Tag gab es die ersten erfreulichen Reaktionen. Die Patientin reagierte, trotz hochdosierter zweifacher Antibiotikumgaben, mit Fieber! Und im Röntgenbild, das an diesem Tage erstellt wurde, war der Erguß leicht vergrößert. Dies getrauten wir uns ganz vorsichtig als homöopathische Erstverschlimmerung zu werten, was sich im nachhinein dann auch bestätigt hat, denn bereits drei Tage nach der ersten Sulfureinnahme war der Erguß rückläufig! Das gab uns die Zuversicht, die bis dato noch liegende Saugdrainage zum Entsetzen des gesamten Intensivstationpersonals ziehen zu lassen. Alle beschworen nun die junge Frau und ihren Ehemann, dies nicht zu tun, denn bei Vergrößerung des Ergusses bestehe die akute Gefahr einer Kompression der Vena cava, der großen Hohlvene, und damit die Gefahr eines Verlustes von Vitalfunktionen. Der Erguß drücke nämlich bereits die rechte Lunge gegen das Mediastinum (Mittelfellraum; Raum zwischen den beiden Brustfellhöhlen bzw. Lungen). Doch der Entschluß der beiden stand fest und das Vertrauen in die Homöopathie war groß, denn sie wußten ja, daß sie nicht „nichts taten“ und daß sich seit der Sulfurgabe schon sehr viel bewegt hatte. So konnte die geplagte Frau an diesem dritten Tag schon das erste Mal für etwa zwei Stunden wieder auf einem Stuhl sitzen! Und sie hatte sich auch ihre Haare waschen lassen und fönte sie nun selber! Das stimmte sie sehr zuversichtlich, und darüber waren alle beide sehr glücklich.

Doch nun stellte sich ein hartnäckiger Durchfall ein, den es – laut Schulmedizin – sofort zu bekämpfen gab. Darüber hinaus stieg das Fieber, besonders nachts, auf sehr hohe Werte (über 39,1 °C), was – gemäß den behandelnden Ärzten – auch nicht hingenommen werden durfte. Homöopathisch beurteilt, sind diese Reaktionen allesamt hocherfreulich. Der Durchfall signalisiert eine forcierte Toxinausscheidung, die keinesfalls unterbunden werden durfte. Und somit warf die tapfere Frau die „Durchfallkapseln“, welche sie zu Behandlung ihrer Diarrhoe erhalten hatte, einfach weg bzw. sie gab sie ihrem Mann zur Entsorgung mit. Das Fieber zeigte an, daß die echten Selbstheilungskräfte wieder zum Erwachen gekommen sind und die Lebenskraft nun wieder funktionstüchtig wurde. Fieber ist ein Phänomen der vagotonen Heilungsphase und für eine echte Ausheilung ohne Komplikaltionen lebensnotwendig. Aus diesem Grunde „pfuschte“ die Patientin ein wenig und gab bei der Fiebermessung stets falsche (niedrigere) Werte weiter. Die wahren vertraute sie ausschließlich ihrem Ehemann und Homöotherapeuten an. Nur die profusen Nachtschweiße, auch eine erfreuliche Ausscheidungskrise, ließen sich schwerlich vertuschen. Bisweilen mußte sie nachts bis zu dreimal das Bettzeug wechseln lassen! Tagsüber ging es ihr aber sichtlich besser; der Appetit kam zurück, sogar nachts verlangte sie zu essen. Und auch die Atmung machte erfreuliche Fortschritte, so daß auf die „Sauerstoffschläuche“ wegen der ursprünglichen Minderbelüftung des rechten Lungenflügels schon bald verzichtet werden konnte. Darüber hinaus reduzierten die Ärzte nun auch die Antibiotika auf nur eines, worüber wir sehr froh waren. – Parallel dazu verringerten auch wir die tägliche Sulfurgabe auf alle zwei Tage. – Trotzdem paßte dies alles bei den Ärzten nicht recht zusammen, denn die Nachtschweiße standen in keinem Verhältnis zu den angegebenen Temperaturen, und so rätselte man zu Recht herum, wieso dem so sei.

Etwa fünf Tage nach Sulfurbeginn bekam die langsam, aber stetig genesende Frau noch einmal regelrechte Panik, da die Ärzte eine ungute Stimmung verbreiteten, denn „ihre Blutwerte seien nicht so gut“. Uns war dies klar, denn das hohe Fieber bestand ja immer noch (um die 40 °C!), ohne daß dies die Ärzte wußten. Also gab es aus unserer Sicht keinen Grund zur Aufregung, denn die Blutwerte waren eigentlich passend; es bestand ja noch ein hochentzündlicher Prozeß im Körper! Zur Beruhigung erhielt die Patientin ein paar Tropfen Aconitum LM6, nach Bedarf einzunehmen, einerseits wegen der Panik, andererseits hat Aconit aber auch einen großen Bezug zu Pleuritis und Pneumonie. Es tat ihr auch sichtlich gut; ganz besonders auch hinsichtlich des leichteren Durchatmens. Mit Sulfur setzten wir zwischenzeitlich für eine Gabe aus, um die Geschwindigkeit des Heilungsprozesses ein wenig drosseln, d.h. im Klartext, um die Heilungsreaktionen etwas dezenter ausfallen zu lassen, damit von seiten der Ärzte wieder „mehr Ruhe in die Sache“ kommt.

Am 7. Tag nach der ersten Sulfureinnahme wurde die Patientin zu unserer größten Freude auf die gynäkologiche Station verlegt, hin zu ihrem Kind. Das Atmen klappte schon recht gut, von Erguß war keine Rede mehr und die Kräfte kehrten allmählich zurück; jedenfalls konnte sie schon zu Fuß ganz alleine auf die Toilette gehen, allerdings noch sehr schleichend und wackelig, was sich für sie ausnahm wie eine größere anstrengende Reise. Nach jeder Sulfurgabe bekam sie nun zunächst etwas mehr Atemnot, die sich im Laufe des Tages wieder verlor. Und Aconit tat ihr so gut, daß wir es noch für eine Weile als Akutmittel in der LM18-Potenz folgen ließen.

Etwa zwei Monate später wechselten wir zu Silicea LM18 als chronischem Mittel, speziell zur Nachsorge ihrer Lunge. Hinweise auf dieses Mittel waren z.B. ihre Empfindlichkeit am Kopf gegen Kälte den ganzen Winter hindurch, ihre Fußsohlen, welche sich großflächig schälten, ihre „fibröse“ Lunge (aus derbem Bindegewebe bestehend), denn Silicea löst ja bekanntlich Narbengewebe auf, und einiges mehr. Auch der Hinweis in der Arzneimittellehre von William Boericke „langsame Erholung nach Pneumonie“ sprach für Silicea. Die Patientin war zu diesem Zeitpunkt schon lange wieder zu Hause und machte immer bessere Fortschritte. Es dauerte allerdings noch eine ganze Weile, bis sie wieder einigermaßen belastungsfähig war und zu alten Kräften zurückfand.

Wer weiß, wie dieser Fall ohne die Homöopathie ausgegangen wäre? Eine Operation im Lungenbereich, … man darf gar nicht daran denken! Wir waren auf jeden Fall sehr zufrieden und die Patientin überglücklich. Im nachhinein betrachtet, hätten wir schon die Saugdrainage ablehnen sollen, denn schon zu diesem Zeitpunkt wollten wir ursprüngich mit Sulfur beginnen, glaubten jedoch noch an einen schnelleren Erfolg durch die schulmedizinische Intensivbehandlung.

Abschließend nun noch ein paar Worte zu dem Frühchen, welches – strenggenommen – eigentlich gar kein „echtes" Frühchen im klassischen Sinne war, denn es kam ja nicht aufgrund von gynäkologischen Komplikationen auf die Welt. Der kleine Bub verbrachte seine ersten Lebenstage in einem Wärmebettchen auf der neonatologischen Station. Die Ärzte wollten auch ihm gleich Antibiotika angedeihen lassen, da ja die Mutter eine Lungenentzündung samt Pleuritis hatte, woran sich der kleine u. U. angesteckt haben könnte. Es gab jedoch zu keinem Zeitpunkt dahingehende Symptome! So lehnte der verantwortungsbewußte Vater „dankend" ab. Im Grunde genommen lehnte er jegliche Therapie und Eingriffe ab, vom Guthrie-Test angefangen, über Antibiotika bis hin zu Vitamin K und Vitamin D. Auf der pädiatrischen Station wurde er als der „große Ablehner" bekannt und für die Ärzteschaft recht unbequem. Deshalb kam es einmal zu einer ernsthaften Unterredung mit dem Oberarzt der neonatologischen Abteilung. So war es für ihn eine reine Gratwanderung, daß man ihn nicht samt seinem Kinde der Klinik verwies. Nur aus diesem Grunde willigte er ein, bei seinem Sohn wenigstens einen venösen Zugang zur Kontrolle von Blutwerten legen zu lassen. – Eine anfangs auftretende Lebervergrößerung und Neugeborenengelbsucht, Querfalten auf der Stirn sowie eine zeitweilig beschleunigte Atmung und „Knistergeräusche" in den Lungen haben wir dann erfolgreich mit Lycopodium LM12 behandeln können. Bis heute hat dieser Bub keinerlei schulmedizinische Medikamente, Impfungen oder sonstiges „gesehen" und entwickelt sich prächtig. Auch an sogenannten U-Untersuchungen wurden nur diejenigen während des damaligen Klinikaufenthaltes vorgenommen.

3. Säuglings- und Kleinkindbetreuung

Die folgenden Fallbeispiele umfassen Säuglinge und Kleinkinder gleichermaßen. Dabei wurde kein besonderer Wert auf eine bestimmte Reihenfolge oder Chronologie bzgl. des Alters oder der Schweregrade der einzelnen Kasuistiken gelegt. Jeder Fall steht für sich und ist in sich abgeschlossen.

3.1 BNS-Krämpfe (West-Syndrom)

Die kleine acht Monate alte Ines leidet seit gut vier Monaten unter epileptischen Krampfanfällen (Blitz-Nick-Salaam-Krämpfe, BNS). Begonnen – so daß es den Eltern richtig auffiel – hat alles nach der zweiten Mehrfachimpfung (DPT zusammen mit HIB). Seitdem gibt es öfter „Schreckanfälle", wie die Eltern ursprünglich meinten. Allerdings konnte bereits nach dem ersten Impftermin eine vermehrte „Schreckhaftigkeit" festgestellt werden, um welche sich die Eltern anfangs jedoch keine ernsthaften Sorgen machten, da diese nicht als Krampf identifiziert wurde.

Richtige Krampfanfälle wurden dann später nach dem Schlaf beobachtet. Weiterhin gab es Zuckungen beim Einschlafen; manchmal nur einmal am Tag, dann wieder mehrmals, meistens vor, nach oder während des Schlafens. Seit etwa sechs Wochen „gehe es rapide bergab" mit der Gesundheit. Ines wirke apathisch und folge einem Gegenstand nur kurz mit ihren Augen, der Blickkontakt werde immer weniger. Kein Lachen mehr, kein „Singen". Sie reagiere nicht mehr auf Ansprache. Starrer Blick. Ihre Lebhaftigkeit nahm ab. Dafür wurde sie zappeliger. Auch keinerlei koordiniertes Greifen mehr. Sie drehe sich immer seltener. Bei Hitze im Auto werde sie unruhig, schreie und krampfe. Die Zustände träten teilweise in Serien bis zu 6–7mal hintereinander auf. Auf der anderen Seite seien aber auch manchmal über Tage hinweg keine Anfälle zu verzeichnen. Die Krämpfe seien vielfältiger Natur und hätten bisher folgendes Aussehen: Beine und Arme gestreckt, Augen starr; Beine über Kreuz, Arme über Kreuz, Augen starr; Kopfnicken; Zittern des ganzen Körpers; Hände zur Faust geballt mit innenliegendem Daumen; seit einer Woche auch Zuckungen am Mund mit Prusten, Schreien und Lachen vor und nach dem Anfall oder den Mund zusammengepreßt. In letzter Zeit habe sich das Anfallsbild insofern erweitert, daß hochfrequente generalisierte Kloni den beschriebenen Zuständen für 2–3 Sekunden folgten, anschließend Wimmern für ein paar Sekunden. Wurde in der Kinderklinik mit Sabril (Antiepileptikum) eingestellt und mit „gutem EEG" entlassen (zuvor schwer pathologisches EEG entsprechend dem Bild einer Hypsarrhythmie, was ein Zeichen einer zentralen cerebralen Störung ist). Schon eine Woche später mußte die Sabrildosis auf das Doppelte erhöht werden, da die Krampfanfälle wieder verstärkt auftraten.*

Die weitere Großanamnese ergab noch folgende Zusammenhänge: Direkt nach der Einstellung mit Sabril in der Klinik reagierte Ines mit einem Durchfall, der seitdem anhielt. Laut Angabe der Eltern „ging es ihr besser danach". (Der Durchfall scheint eine natürliche Toxinausleitung des Organismus zu sein und sollte unter keinen Umständen mit Gewalt gestoppt werden!) Zur Zeit weine die Kleine recht viel, u.U. wegen Zahnungsproblemen. Sie sei dabei recht zornig und wolle immer getragen werden. – Diese Akutzustände versuchten wir mit Chamomilla D12, nach Bedarf 1 Globulus in die Wangentasche schieben, zu lindern, was in den meisten Fällen recht gut gelingt, jedoch nichts dazu beiträgt, das chronische Grundgeschehen zu eliminieren. – Als Schlaflage wird die Bauchlage bevorzugt; dabei stellt Ines das Gesicht steiler und drückt es regelrecht in das Kissen. Unter Sabril konnte die Mutter einmal eine sog. Knie-Ellenbogenlage feststellen.

Schon beim Versenden des Kinderfragebogens zur Vorbereitung auf unser gemeinsames Gespräch haben wir vereinbart, Sabril (sowie die D-Fluoretten) abzusetzen, da sich der Allgemeinzustand von Ines durch dieses Medikament nicht gebessert hatte und eher das Gegenteil der Fall war. Seit dem Absetzen lache sie nun wieder vermehrt und zeige auch mehr Aufmerksamkeit.

Ines kam auf natürlichem Weg zur Welt, hatte allerdings die Nabelschnur um den Hals. Bis zu ca. zwei Monaten vor der Geburt befand sie sich in der Steißlage. Die Mutter ließ zu Beginn der Schwangerschaft eine Amniozentese durchführen, wobei die Kleine „einmal am Ärmchen getroffen wurde und sehr gezappelt hat", das konnte der Vater – selber Arzt – auf dem Monitor klar erkennen. Weiterhin gab es Angstträume in der Schwangerschaft, welche Leichen zum Inhalt hatten. Außerdem Angst, ein behindertes Kind zur Welt zu bringen. Kurz vor der Schwangerschaft hatte die Mutter Chlamydien und vermehrten Fluor vaginalis. Im letzten Drittel litt sie unter Knöchel-, Unterschenkel- und Fußschwellungen (Ödeme). Auch nächtliche Wadenkrämpfe und eine Schwangerschaftsanämie „mußten" behandelt werden.

* Zum Thema Hypsarrhythmie, EEG und kindlichen BNS-Krämpfen hat mir einmal eine naturheilkundlich orientierte Ärztin bestätigt: „In der Schulmedizin wird nur *das EEG-Bild therapiert* und nicht der kleine Patient." Ich denke, mit dieser Formulierung hat sie es auf den Punkt gebracht; treffender kann man es wirklich nicht ausdrücken.

Ines ist wenig gestillt worden (etwa drei Wochen lang) und hat anfangs recht viel geschrien; „wohl weil sie nicht richtig satt wurde“, so die Mutter. Sie erhielt in den ersten Lebenstagen eine BCG-Impfung, auf die sie heftig reagierte. Die Einstichstelle habe sehr lange geeitert, und das gesamte Umfeld war gerötet. Darüber hinaus gab es ein kurzfristiges Fieber, was durchaus als dezentes Zeichen einer unterschwelligen Encephalopathie zu werten ist. – Impfungen sind *immer* hirnaktiv, ob wir uns dessen bewußt sind oder nicht!* – Diese Eiterblase bestand ziemlich genau zwei Monate; noch heute ist dort ein rotes Mal zu erkennen.

Des weiteren leide Ines öfter unter einer verstopften Nase. Dicke feste Popel, welche festsitzen und die Nase verstopften. Von fließendem Sekret keine Rede. Wenn es draußen etwas wärmer ist, schwitze sie deutlich im Nackenbereich. Die Fontanelle ist recht klein. Die Haare riechen manchmal muffig. Laut Arztbericht sei sie hypoton.

Nach Angaben der Mutter empfinde Ines kaum noch Schmerzen; ein Zwicken registriere sie überhaupt nicht mehr. Hände und Füße seien kalt, manchmal auch feucht. Ines ist immer müde; oft nur im Dämmerzustand mit monotonem Wimmern. Nahrungsverweigerung bei Milch. Früher habe sie bei Hunger noch gut geschrien; seit zwei Wochen tue sie auch das nicht mehr. Ausgeprägter Blähbauch, jedoch keine Nabelkoliken. Die Bauchlage wird bevorzugt, was sie die ersten drei Lebensmonate überhaupt nicht gerne mochte; bei Seitenlage überstrecke sie den Kopf stark in den Nacken.

Familienanamnese: So weit die Anamnese der kleinen Ines. Die Familienanamnese brachte noch weitere deutliche Hinweise auf die zugrundeliegenden heriditären Miasmen, die sog. Primärmiasmatik, denn ohne diese hätte nicht schon gleich die zweite „Impfserie“ so verheerende Wirkungen anrichten können. Im Sinne von Dr. Eichelbergers „Ein Gesunder wird nicht krank“, wobei Gesundheit im homöopathischen Sinne einen viel höheren Anspruch erhebt und gleichzusetzen ist mit *frei von Miasmen,* also (fast) absoluter Gesundheit.

Im Klinikbericht wurde die Familienanamnese mit „keine Auffälligkeiten“ erwähnt, was meistens bei schulmedizinischen Anamnesen der Fall ist, da miasmatische Zusammenhänge außerhalb der Homöopathie weder bekannt sind noch therapeutisch umgesetzt werden können. Mit der homöopathischen Brille betrachtet, sieht das jedoch ganz anders aus:

Mutter: öfter Bronchitis als Kleinkind, später allergisches Asthma, Heu-

* siehe Band 1, Kapitel 6.6 *Demyelinisierende Encephalitis als Impfreaktion bei Säuglingen*

schnupfen, Dysmenorrhoe, Wundheilungsstörungen, Pneumonie, Otitiden im Kindesalter, Neigung zu Cystitiden, chronisch venöse Insuffizienz, Chlamydien.

Vater: Nahrungsmittelallergien, Pollenallergie, Asthma, seborrhoisches Ekzem, seit der Kindheit Rückenprobleme, Polio-Impfung nicht durchgeführt wegen starker Fieberreaktion auf andere Impfungen, infektiöse Mononukleose (Pfeiffer), Tonsillektomie wegen Neigung zu Tonsillitiden.

Des weiteren kommen familiär noch vor: Varicen (Krampfadern), Ulcus cruris (Unterschenkelgeschwür, sog. offenes Bein), Venenthrombosen, Strumaresektionen, Pyelonephritiden (Nierenbeckenentzündungen), Neigung zu Sinusitis (Stirn- oder Nebenhöhlenentzündungen), Nierensteine, Diabetes mellitus, Meningitis und Encephalitis, um nur die wichtigsten zu nennen.

Alles in allem eine stark ausgeprägte gemischt-miasmatische Belastung!

Arzneimittelwahl: Zur Auswertung für die Arzneimittelwahl wurden zunächst 20 Symptome verwendet. Die Leitsymptome sind im Fettdruck dargestellt. Ausdrücklich zu erwähnen ist das Symptom Nr.14: *Tuberkel – eiternd.* Dieses habe ich als Synonym für die BCG-Impfreaktion herangezogen, was meines Erachtens den Sachverhalt der hartnäckigen Eiterblase recht gut wiedergibt, da es sich ja um eine Tuberkulose-Impfung handelte (kausale Reaktion). Das Symptom Nr. 11, *Abszeß,* fungiert dagegen nur als sinnverwandte Ergänzung. – Ines erhielt also *Silicea LM18*, 1 Tropfen auf ein Glas Wasser (zuvor 10mal zu schütteln), mit einem Plastiklöffel kräftig umzurühren und davon nur einen Löffel voll einzunehmen; dies alle 3 Tage zu wiederholen. Die Idee von Silicea wird übrigens auch durch die Rubrik *Konvulsionen nach Impfung* im Kent'schen Repertorium bestätigt. Hier ist die Kieselsäure als einziges Arzneimittel aufgeführt, und zwar dreiwertig; es ist also quasi ein Nugget! – Nur kann man sich selbstverständlich nicht allein auf dieses Symptom verlassen und alle anderen ignorieren; die Gesamtzusammenhänge müssen stimmen, das zeigen die vielen anderen Fälle aus meiner Praxis, in denen Silicea bei epileptischen Krampfanfällen nach Impfungen nicht das Mittel der Wahl war. Strenggenommen handelt es sich ja auch nicht nur um solitäre BNS-Krämpfe, sondern um eine ausgeprägte Entwicklungsverzögerung auf der ganzen Linie mit hyperaktiven und autistischen Zügen (West-Syndrom)!

Verlauf: Nach knapp drei Wochen Einnahmezeit kam der erste Zwischenbericht. Er begann mit der Frage: „Kann das sein, daß Ines von Silicea schwerhörig wird?" Die Mutter hatte wiederholt beobachtet, daß sich die Kleine

Repertorisation: BNS-Krämpfe (West-Syndrom)

SAMUEL-Serie V7.0

Nr.	Symptome
1	gemüt - auffahren, zusammenfahren
2	gemüt - auffahren - schlaf - aus dem schlaf
3	kopf - kopfschweiß - hinterkopf
4	kopf - gezogen nach hinten, kopf wird
5	schlaf - lage - knien, auf den, das gesicht in die kissen gedrückt
6	**allgemeines - konvulsionen - epileptiform**
7	**allgemeines - entwicklungshemmung**
8	allgemeines - zittern, äußerlich
9	allgemeines - zuckungen (wie bei konvulsionen)
10	allgemeines - sykotische konstitution *<familiäre Belastung (m), insbes. in der SS>*
11	**allgemeines - abscesse**
12	empfindungen - schlaffes gefühl
13	**modalitäten - impfung, nach**
14	**hautausschl./a - tuberkel - eiternd**
15	extremit. - haltung - faust, finger krampfhaft zur f. gebeugt
16	extremit. - kälte - hände
17	extremit. - kälte - fuß
18	schnupfen - verstopfung der nase
19	schnupfen - absonderung - dick
20	abdomen - flatulenz - auftreibung des bauches

Methode: Wertigkeit

				Symptome:									1	.	.	.	.	.	.	.	.	.	2	.	.	.	.	.
Nr.	Arzneimittel	Neg	Wert	1	2	3	4	5	6	7	8	9	0	1	2	3	4	5	6	7	8	9	0	1	2	3	4	5
1	sulf	4	39	2	2	3	.	.	3	1	3	2	2	2	3	3	.	.	3	3	2	2	3					
2	**sil**	2	37	2	2	2	1	.	2	2	2	1	2	3	1	3	2	.	1	3	3	3	2					
3	ars	5	36	3	2	1	.	.	2	.	3	2	.	1	3	2	.	2	3	3	3	3	3					
4	calc	6	32	2	.	2	.	.	3	2	2	2	2	1	3	.	.	.	2	3	3	2	3					
5	caust	6	32	2	3	.	.	.	3	1	2	3	2	.	3	.	2	.	2	3	3	1	2					
6	merc	6	29	1	2	.	.	.	1	.	3	2	1	3	1	.	.	2	3	3	2	2	3					
7	nit-ac	4	29	2	2	1	1	.	2	.	2	1	3	2	1	.	1	.	2	3	3	1	2					
8	sep	6	29	2	2	2	.	.	2	.	2	1	3	1	2	.	.	.	3	3	2	2	2					
9	lyc	6	28	2	1	.	2	.	2	.	1	1	2	.	3	.	.	1	3	3	3	1	3					
10	nat m	8	28	3	.	.	2	.	2	1	2	3	.	1	.	.	.	.	3	3	3	2	3					
11	phos	7	28	2	2	.	.	.	1	2	2	2	.	.	3	.	.	1	2	3	3	2	3					
12	nux-v	5	27	2	2	1	2	.	2	.	2	1	.	1	2	.	.	2	2	2	3	1	2					
13	lach	7	26	1	.	.	1	.	2	.	3	1	2	3	.	.	.	1	3	3	2	1	3					
14	**med**	6	26	2	2	.	2	1	2	1	2	.	3	.	.	3	.	2	2	2	1	1	.					
15	nat-c	7	26	2	2	.	1	.	.	.	1	1	.	1	3	.	1	.	3	3	3	2	3					

nicht erschrocken habe, als ein schwerer Gegenstand heruntergefallen sei. Auch beim Klopfen auf einen Kochtopf gäbe es keinerlei Reaktion. Ines habe auch Tage zuvor auf Ansprache nicht reagiert. Aber den knarrenden Dielenboden höre sie, da werde sie wach. Zur Zeit mache das Mädchen recht viele Stimmungswechsel durch; manchmal direkt nach der Einnahme. Außerdem habe sie einen Ganzkörperhautausschlag – und – sie krampfe nicht mehr! Vor etwa einer Woche gab es noch einmal ein leichtes Kopfzittern, und am Anfang hätten sich die Krämpfe auch deutlich verstärkt (Wir hatten seinerzeit in der Anamnese darauf hingewiesen, daß es wohl so kommen wird.). Der Schlaf sei sehr gut, und ihr Ohrenschmalz sei weniger geworden. Wir vereinbarten, anstelle der Einnahme eines gefüllten Löffels nur den benetzten Löffel im Dreitagesrhythmus abzulutschen (d.h. nach dem Umrühren nur herausziehen ohne ihn zu füllen) und die Sache mit den Ohren beim Facharzt abklären zu lassen.

Das Ergebnis der HNO-ärztlichen Untersuchung ergab: „Alles o.B.". Schwingungen seien im Ohr vorhanden, die Augendeckel gingen zu bei Geräuschen, und es gab keine Anhaltspunkte für einen Tubenkatarrh.

Drei weitere Wochen später: Die Krampfanfälle kamen zwischendurch tageweise wieder, doch nach jedem Anfall sei ein kleiner Entwicklungsschub zu beobachten. Das Mädchen war auch wieder etwas schreckhafter. Der Durchfall sei nun jedoch endgültig vorbei. Ines esse sehr wenig und habe abgenommen. Allerdings sei sie jetzt „bei Normalgewicht" im Gegensatz zu früher, wo sie zu Übergewicht neigte.* Die Zungenkoordination klappe zur Zeit sehr schlecht. Die Zunge sei oft draußen (Sil. einwertig dabei!). Ines sei quengeliger durch den kommenden zweiten Zahn. Chamomilla leiste dabei gute Dienste. An anderen Tagen habe die Kleine wieder viel gelacht, sei sehr aufmerksam; der zweite Zahn war da! Und – „das Autistische geht zurück! Sie schaut mich schon wieder bewußt an!" Ines beginne nun sogar mit den ersten Krabbelversuchen! – Ein deutliches Zeichen, daß die *Entwicklung zur posturalen Reife* wieder begonnen hat, in den normalen Bahnen zu verlaufen, und die Koordinationsstörungen deutlich auf dem Rückmarsch sind. – Auch das EEG sei ohne Auffälligkeiten! Außerdem höre Ines nun wieder besser, habe aber zur Zeit vermehrt Blähungen. Später gab es noch einmal ein dickes, angeschwollenes linkes Auge. Beim Schlafen bevorzuge das Mädchen nun die Bauchlage; des öfteren sei auch die sog. Knie-Ellenbogenlage zu beobachten (bäuchlings liegend mit angezogenen Beinen, den Po in die Höhe). Ines' Hände wären zeitweise beim Trinken und Essen zur Faust geballt und ihre Beine machten dabei unkontrollierte Bewegungen. Dann gab es wieder Phasen, wo sie sich von anderen nicht gerne anfassen ließ. – Wir erhöhten die Silicea-Gabe wieder auf einen ganzen Löffel voll.

* Wäre man bei der Arzneimittelwahl vom sog. „Typ" ausgegangen, wie dies weltweit leider häufig noch praktiziert wird, dann entspräche die kleine Ines eher einem Calcium-Typus: dick, Pausbacken, Falten in Oberschenkeln etc. pp. Silicea dagegen ist eher zart und dünn, sozusagen „ein Strich in der Landschaft". Wir sehen an diesem Fall sehr überzeugend, daß man mit dem „Typ" in der chronischen Homöopathie nicht weit kommt!

Eine Woche später gehörten die Krämpfe endgültig der Vergangenheit an. Ines gehe es sehr gut. Sie esse gut, den Mund mache sie freiwillig auf, die Zungenkoordination sei „super". Seit ein paar Tagen krabbele sie! Sie lache viel und sei ein kleines aufgewecktes Mädchen geworden. Weitere sieben Wochen später gab es nur noch Erfeuliches zu hören. Sie habe vor kurzem ein wenig gefremdelt, gehe nun aber sogar auf Leute zu, was es zuvor noch nie gegeben habe. Die Schreckhaftigkeit sei wieder verschwunden und der Muskeltonus straffer. Der Schlaf zeitweise leichter und die Knie-Ellenbogenlage nicht mehr vorgekommen. Das Gleichgewicht sei „perfekt" (Sitzen, Krabbeln, Spielen). – Wir beschlossen, Silicea in der Potenz LM24 weiterzugeben, 1 Tropfen auf ein Glas Wasser, nur alle 6 Tage. (Die LM24 ist deutlich tiefgreifender als eine LM18; ansonsten könnte es u. U. vermehrt zu unerwünschten Überreaktionen kommen!)

Die hochpotenzierte Kieselsäure war also hier das heilende Mittel. Der Entwicklungsstillstand und die begleitenden BNS-Krämpfe konnten mit Hilfe von Silicea erfolgreich eliminiert werden. (Letzte Meldung nach weiteren drei Monaten: „Macht die ersten Gehversuche an Papas Hand!") Trotzdem kann die chronische Behandlung noch lange nicht als abgeschlossen gelten, denn die heriditären miasmatischen Gesamtbelastungen waren viel zu ausgeprägt, vielfältig und tief verwurzelt, als daß man von Gesundheit im homöopathischen Sinne hätte sprechen können. Als nächste Arzneimittel folgten dann Medorrhinum LM18 und Sulfur LM18, was hier nicht mehr begründet werden soll, da es den Rahmen dieser Betrachtungen sprengen würde, welche aber die kleine Ines in ihrer Entwicklung deutlich weiter voranbrachten. Letzter Stand im Alter von nahezu 6 Jahren: Vorzeitige Einschulung!!

3.2 Lungenentzündung – Mykoplasmenpneumonie

Eine Mutter ruft an wegen ihrer vierjährigen Tochter Lea Sophie. Der Kinderarzt habe eine beidseitige Lungenentzündung diagnostiziert. Die unteren Lungenflügel seien angegriffen. Fieber: 40 °C. Die Leukozyten seien erhöht (8500), mit Linksverschiebung. Der Kinderarzt habe Mykoplasmen festgestellt und rate deshalb dringlichst zu einem Antibiotikum. Die Auskultation habe eine starke Verschleimung ergeben; der Schleim könne nicht abgehustet werden.

Das vorab von der Mutter selbst verabreichte Belladonna und Aconit habe das Fieber auf 38,5 °C heruntergebracht. Nachts habe Lea Sophie extreme Fieberträume (Angstträume), und das Fieber sei schnell wieder „oben“. Sie sei sehr schlapp, die Zunge sei gelblich/weißlich belegt. Am Vortage hatte ihre Tochter auch Beinweh beim Treppensteigen. Heute früh betrage das Fieber 38,2 °C, aber nachmittags und abends sei es schlimmer. Die Kleine schlafe z. Zt. sehr viel. Ihre Haare seien feucht, sie schwitze auch am Körper. Kalter Schweiß. Aber auch trockene Hitze sei zeitweilig vorhanden. Dies wechsele. Zur Zeit sei sie trotz Erkrankung „gut drauf“, das sei recht auffallend, da sie vom Typ her sonst „eher jämmerlich“ ist. – Im Telefonhörer konnte man zu diesem Zeitpunkt ein Singen aus dem Hintergrund hören! – Auf der anderen Seite sei aber auch ihr Gemütszustand recht schwankend. Zur Zeit trinke sie sehr viel, ein anderes Mal dagegen überhaupt nicht. Der Husten sei ohne Auswurf.

Repertorisation: Lungenentzündung - Mykoplasmenpneumonie

SAMUEL-Serie V7.0

```
Nr.                                 Symptome

 1 allgemeines - widerspruchsvolle u. einander abwechselnde zustände
 2 gemüt - frohsinn - froststadium im fieber, während
 3 gemüt - frohsinn - hitzestadium im fieber, während
 4 schlaf - träume - ängstlich
 5 allgemeines - schwäche - fieber, bei
 6 fieber/t - trockene hitze
 7 fieber/z - nachmittags
 8 schweiß/e - kalt
 9 brust - entzündung - lungen
10 brust - entzündung - lungen - kindern, bei kleinen
11 gliederschm./m - fieber, bei
12 zunge - farbe - gelb
13 zunge - farbe - weiß
14 husten/e - trocken
```

Methode: Wertigkeit

```
                                 Symptome:          1 . . . . . . . . . 2 . . . . .
Nr. Arzneimittel  Neg      Wert  1 2 3 4 5 6 7 8 9 0 1 2 3 4 5 6 7 8 9 0 1 2 3 4 5

 1  puls           2        29   3 2 . 3 2 2 3 2 3 . 1 2 3 3
 2  phos           2        28   . 1 . 3 3 3 3 2 3 2 1 2 2 3
 3  bry            3        26   . . . 2 2 3 2 2 3 2 3 1 3 3
 4  ars            4        25   . . . 3 3 3 2 3 3 . 1 1 3 3
 5  rhus-t         3        22   . 1 . 3 2 2 1 1 3 . 2 3 2 2
 6  nux-v          4        22   . . . 3 . 3 1 2 1 2 3 2 2 3
 7  sulf           4        21   . . . 3 1 2 1 2 3 . 1 2 3 3
 8  merc           5        21   . . . 2 . 2 . 2 3 2 2 3 3 2
 9  lyc            4        21   . . . 3 1 2 2 3 3 2 . 1 2 2
10  acon           4        21   . . 1 3 1 3 1 2 3 2 . . 2 3
11  chin           5        20   . . . 2 . 2 2 3 2 . 2 2 2 3
12  nat-m          4        19   2 . . 3 2 . 2 1 2 . 1 1 2 3
```

Der untersuchende Arzt riet zu einer unbedingten Antibiotikum-Behandlung, da Mykoplasmen sehr schwer „in den Griff zu bekommen seien".

Rezeptur: Pulsatilla LM6, 3 Tropfen auf ein Glas Wasser, davon nur einen Schluck trinken; nach Bedarf, d.h. bei Besserung die Arzneigabe nicht wiederholen, erst dann, wenn es der Kleinen wieder schlechter zu gehen scheint. In den ersten drei Stunden sollte Pulsatilla allerdings etwa halbstündlich gegeben werden, solange eine positive Reaktion noch auf sich warten ließ.

Dies spielte sich an einem Freitag ab. Am darauffolgenden Montag kam der erwartete Anruf: Alles in Ordnung. Der Kinderarzt habe kein Schleimrasseln in den Lungen mehr festellen können. Der Kleinen gehe es sehr gut: kein Fieber – guter Dinge.

Pulsatilla war also das gut gewählte Simile. Sie paßte auch sehr gut zu dem chronischen Mittel Silicea – es handelte sich nämlich hier um eine akute interkurrente Krankheit während einer chronischen Behandlung. Es heißt, Silicea sei die chronische Pulsatilla.

3.3 Komplikation bei Windpocken

Maximilian, ein etwa vierjähriger Bub einer jungen Medizinerfamilie (der Vater ist Arzt, die Mutter Kinderkrankenschwester), befindet sich seit längerem in homöopathisch chronischer Behandung und nimmt seit etwa neun Monaten mit sehr großem Erfolg Sulfur in aufsteigenden Potenzen ein (3 Monate lang LM18, danach 4 Monate lang LM24 und nun seit 2 Monaten LM30, 1 Tropfen im 2. Glas Wasser, davon nur einen halben Teelöffel voll, alle 2 Wochen). Seine bisherige Gesamtentwicklung ist für alle Beteiligten äußerst zufriedenstellend.

Da ruft mit einem Mal die Mutter an, er habe die Windpocken. Begonnen habe es am linken Auge mit einer Bindehautentzündung. Das ganze Auge sei hochrot und verklebt, das Lid feuerrot und geschwollen, und sie habe Maxi sofort Hepar sulfuris verabreicht. Nachmittags seien dann die Windpocken aufgetreten. „Im nachhinein betrachtet war das am Lid wohl auch eine Windpocke und keine Conjunctivitis", so die Mutter bei unserem Telefonat. Maxi habe dann Fieber bekommen und sei recht heiß, besonders die letzte Nacht. Die Fieberhöhe könne sie allerdings nicht angeben, da sie es nicht gemessen habe. Der Hautausschlag sei nun gut „heraußen" und zähle etwa 250–300 Pocken. Juckreiz bestehe kaum. Maxi sei relativ „gut drauf" und schlafe sogar freiwillig. Bisher habe sie ihm Apis gegeben, was ihm recht gut getan habe. Auffallend sei nur die große Berührungsempfindlichkeit seiner Windpocken, was bei Maxis Schwester, die auch zeitgleich an Windpocken erkrankt sei und von ihrer Mutter erfolgreich mit Rhus toxicodendron behandelt wurde, überhaupt nicht der Fall sei. Darüber hinaus sei „Maxis eine Wange“ immer rot und glühend heiß, und zwar diejenige, auf der er liege. – Wir kamen überein, zunächst mit Belladonna D12 weiterzumachen, nach Bedarf 1 Globulus im Munde zergehen lassen.

Doch etwa drei Stunden später meldete sich die junge Mutter wieder und fragte nach weiterem Rat. Maxi gehe es gar nicht gut; er sehe recht krank aus und sei nun insgesamt aufgeschwollen, was auch an den Fußsohlen sichtbar sei. Seine Hände und Füße hätten eine bläuliche Farbe angenommen und seien kühler. Auch seine Augenlider sähen jetzt bläulich aus, das Feuerrote sei verschwunden. Insgesamt bestehe eine außerordentliche Berührungsempfindlichkeit, nicht nur auf die Windpocken beschränkt. Die Fiebermessung betrage nun 40,1 °C. Vor einer Viertelstunde habe er mal ein Glas Wasser getrunken, doch nun liege er da, „so richtig k.o.“. Des weiteren bestehe ein schleimiger, gelbgrünlicher Schnupfen. Auf die Frage, wie oft sie Belladonna gegeben habe, stellte sich heraus, daß sie ihm die Tollkirsche in der C30-Potenz verabreicht hatte. Darüber hinaus hatte sie es auch noch mit ein paar Globuli Rhus toxicodendron C30 versucht, da dieses Mittel seiner Schwester so gut geholfen hatte. – Wir vereinbarten, nun Sulfur LM6 zu geben, nach Bedarf 1 Tropfen auf einem Teelöffel voll Wasser, und alles andere abzusetzen sowie nichts mehr in Eigenregie zu unternehmen. Und zwar Sulfur deshalb, weil es sich bei dem veränderten Zustand von Maximilian höchstwahrscheinlich um eine homöopathische Unterdrückung handelte.

Und so war es dann auch. Schon eine halbe Stunde nach der ersten Gabe ging es dem Jungen sichtlich besser. Die Schwellungen gingen deutlich zurück, ja sie waren schon fast ganz verschwunden, bis auf eine Stelle an den Schienbeinen. Die letzte Nacht habe er wieder sehr hohes Fieber gehabt, mehr als 40 °C, sei unruhig gewesen und habe mit den Händen gezuckt. Auf 2 Globuli Apis D12 sei er dann ruhiger geworden und das „Fieber ging langsam runter, so daß er schließlich einschlafen konnte“. Heute habe er „keine Temperatur“ mehr. Doch nun habe sich zu den Windpocken ein Exanthem (Hautausschlag) hinzugesellt, kleinfleckig und rot, nicht juckend. Darüber hinaus tat ihm ein Fuß weh, so daß er kaum laufen konnte. Auch ein Schienbein schmerzte und seine Gelenke ebenso. Maxis Haut sei noch marmoriert, aber nicht mehr kalt. Heute habe er noch zweimal Sulfur bekommen. Das Exanthem blasse zur Zeit wieder ab, auch die Berührungsempfindlichkeit sei weniger ausgeprägt. Der Bub sei ansonsten „gut drauf“

und habe wieder Durst und Appetit. Laut seiner Mutter „gingen im Kindergarten gerade die Ringelröteln um und ‚ein Virus' bzgl. Gelenkschmerzen", womit sie eine Erklärung zu haben glaubte, weshalb Maxi nun so reagiere. – Der Sulfur wurde somit nach Bedarf weitergegeben, d. h., solange es recht gut ging, sollte Maxi nichts erhalten, erst dann wieder, wenn die Symptome sich zu verschlechtern drohten. Und auch Apis, welches ihm ja eine ruhige Nacht beschert hatte, sollte sie bei Bedarf wieder einsetzen.

Zu fast mitternächtlicher Stunde kam ein erneuter Hilferuf. Maximilian habe sehr starke Schmerzen in den Gelenken und „weine total". Er könne überhaupt nicht mehr stehen. Auch Laufen sei nicht mehr möglich. Die Schmerzen seien dermaßen arg, daß man ihn vorsichtig zur Toilette tragen müsse. Ansonsten gehe es ihm gut; er rede, sei im Bett wohlauf, ist kühl und hat kein Fieber. Aufgrund ihrer medizinischen Kenntnisse und der ihres Mannes sowie der Konsultation mehrerer medizinischer Nachschlagewerke meinte die Mutter, es handele sich wohl um das Guillain-Barré-Syndrom* als Komplikation von Windpocken. Ob man da homöopathisch „was machen könne", denn in die Klinik und eine Lumbalpunktion wolle sie nicht, darüber sei sie sich mit ihrem Mann einig.

Und so besprachen wir den Fall noch einmal ganz von vorne, mit all den Symptomen und Zusammenhängen, wie er begonnen hatte und mit den neueren Symptomen der zur Zeit bestehenden Komplikation.

Die Repertorisation zeigt deutlich, daß Pulsatilla wohl am besten paßt. Sowohl, was die Anfangssymptomatik angeht, als auch was die Komplikationssymptomatik betrifft, deckt die Kuhschelle alles recht gut ab. Darüber hinaus hat Pulsatilla auch einen Bezug zu Unterdrückungen, wie wir am Symptom Nr. 10 ersehen können, welches hier zur Veranschaulichung hinzugefügt, nicht aber in die eigentliche Gesamtrepertorisation mit aufgenommen wurde. Und Apis, welches dem Bub ganz zu Anfang und auch zwischendurch verabreicht wurde, steht erst an 15. Stelle! Laut Kent-Repertorium hat es keinerlei Bezug zu Windpocken, jedenfalls kann es nicht als typisches Windpockenmittel angesehen werden, auch wenn es in einigen Arzneimittellehren bei Windpocken erwähnt wird. Dagegen ist Pulsatilla bei dieser Kinderkrankheit dreiwertig, also sehr hochkarätig vertreten und hat sich seit nahezu 200 Jahren als sehr gutes Arzneimittel in dieser Hinsicht bewährt.

* Guillain-Barré-Syndom: Polyradikuloneuritis (Entzündung mehrerer peripherer Nerven durch ein Virus, das vorwiegend die Rückenmarkswurzeln befällt) mit Symptomen wie aufsteigender motorischer Lähmung (einschließlich der unteren Hirnnerven), Parästhesien (krankhafte Empfindung, Mißempfindung), ziehenden Schmerzen, fortschreitender Schwäche von mehr als einer Extremität.

Repertorisation: Komplikation bei Windpocken

SAMUEL-Serie V7.0

Nr. Symptome

```
1 modalitäten - berührung, berührt werden, verschlechtert
2 modalitäten - bewegung - verschlechtert
3 schweiß/z - nachts
4 hautausschl./a - windpocken
5 gliederschm./m - bewegung verschlechtert
6 gliederschm./o - gelenke
7 gliederschm./o - knochen
8 magen - durst - durstlos
9 magen - durst - durstlos - hitzestadium im fieber
```

- hautausschl./a - unterdrückt

Methode: Wertigkeit

				Symptome:									1	.	.	.	.	.	.	.	.	.	2	.	.	.	.
Nr.	Arzneimittel	Neg	Wert	1	2	3	4	5	6	7	8	9	0	1	2	3	4	5	6	7	8	9	0	1	2	3	4
1	**puls**	1	20	2	1	3	3	.	3	3	3	2	*2*														
2	led	0	19	2	3	2	2	2	3	2	1	2	.														
3	sulf	1	19	3	3	3	3	.	2	2	1	2	*3*														
4	colch	2	17	3	3	1	.	3	2	2	3	.	.														
5	sep	2	17	3	2	3	2	.	.	2	2	3	*2*														
6	chin	1	16	3	3	2	.	1	2	1	3	1	.														
7	cocc	1	16	3	3	2	.	2	2	2	1	1	.														
8	nux-v	2	16	3	3	1	.	2	3	3	1	.	.														
9	sil	2	16	3	3	3	1	2	2	2	.	.	*1*														
10	merc	3	15	2	3	3	2	.	2	3	.	.	*1*														
11	ars	2	14	2	2	3	1	.	2	2	2	.	*2*														
12	bry	3	14	3	3	1	.	3	3	.	1	.	*3*														
13	nit-ac	2	14	3	2	2	.	.	1	3	1	2	*1*														
14	ph-ac	2	14	2	1	1	.	.	2	3	3	2	*3*														
15	apis	4	13	3	2	.	.	.	2	.	3	3	.														
...																											
17	bell	3	13	3	3	1	2	.	2	.	2	.	*2*														
...																											
22	rhus-t	3	13	3	.	2	2	.	3	2	.	1	*2*														

Pulsatilla D12 sollte also gegeben werden mit der Maßgabe, sofort am nächsten Morgen zu berichten. Und dieser Bericht war dann auch äußerst erfreulich! „Pulsatilla hat super und blitzartig gewirkt!“ Maxi gehe es deutlich besser, er kann wieder laufen und ist „quietschfidel“, so als ob nichts gewesen wäre. Wir vereinbarten, Pulsatilla noch ein wenig weiter zu geben, ausschleichend über 2 bis 3 Tage verteilt. – Pulsatilla war also das wirklich heilende Mittel, und zwar von Anfang an. Alle anderen Arzneimittel haben nur palliativ und/oder unterdrückend gewirkt, mit der Ausnahme von Sulfur. Aber auch der Sulfur hat nur die homöopathische Unterdrückung lösen können; für den Windpockenfall an sich war er nicht das passende Simile.

Hätte Maximilian gleich zu Beginn der Erkrankung Pulsatilla erhalten, so wäre sein Windpockenverlauf ähnlich schnell und vor allem harmlos gewesen wie bei seiner Schwester.

Retrospektiv betrachtet hat diese Kinderkrankheit dem Kleinen sehr gut getan. Maxi hat einen richtigen Entwicklungssprung gemacht, ist „sehr ausgeglichen und souverän, selbstbewußt und ruhig". Einen guten Monat später haben wir dann das chronische Mittel (Sulfur LM30) absetzen können und die Kur als beendet gesehen.

Mit diesem Verlauf stellt sich natürlich auch die Frage, ob das Guillain-Barré-Syndrom eine echte Komplikation von Windpocken ist oder ob es sich bei diesem schweren Krankheitsbild in Wahrheit nicht um eine iatrogene Verschlimmerung handelt, also um die Verkomplizierung der Windpocken durch unsachgemäße Therapie, entgegen den biologischen Gesetzen und Ausleitungen. Und das wird ja in der herkömmlichen Medizin quasi ausschließlich praktiziert: die Viren, der Juckreiz, das Fieber, der Hautausschlag etc. pp. – alles wird stets bekämpft; die natürlichen Ausscheidungsreaktionen werden niemals unterstützt, da man der Ansicht ist, all diese Erscheinungen seien „böse". Man kennt eben nicht das Gesetz der Zweiphasigkeit der Erkrankungen, demzufolge auch die Windpocken – strenggenommen – eine Heilungsphase darstellen, die es bestenfalls zu unterstützen gilt.

3.4 Neigung zu hochfieberhaften Infekten bei Kind mit schwerstem Herzfehler

Eine verzweifelte Mutter ruft in der Praxis an, da ihr kleiner dreijähriger Sohn Janis seit etwa 14 Tagen schon wieder hoch fiebert. Das Thermometer zeige zur Zeit 40,4 °C an und es gebe keine Aussicht auf Besserung. „Er bekommt schon seit Ewigkeiten sehr starke Antibiotika." Erst unlängst, vor diesem Infekt, habe es eine Mandelentzündung mit Bronchitis gegeben; beide seien auch antibiotisch behandelt worden.

Seit seiner Geburt ist der kleine Janis ständiger Patient des Herzzentrums der nahe gelegenen Universitätsklinik, da bei ihm seinerzeit schwerste congenitale Herzfehler entdeckt wurden. Seither erhält er bei Infekten immer wieder „starke Dosen" Antibiotika, denn ein Kind mit einem derart mißgebildeten Herzen „darf auf keinen Fall auch noch krank werden; Infekte wären für ihn lebensgefährlich". Gemäß der medizinisch-konservativen Auffassung wird ja Krankheit als böse angesehen – es gilt, die sog. bösen

„Erreger“ zu bekämpfen – und nicht als Korrektiv und Teil eines biologisch-natürlichen Sonderprogramms.

Vor ein paar Tagen war Janis einmal für zwei Tage fieberfrei. „Und nun beginnt's schon wieder.“ Er sei „total launisch“, schreit und ist „schon eher böse“. Er möchte am liebsten auf den Arm und getragen werden. Die rechte Wange sei rot. Des weiteren habe er kalte Hände und Füße. Sein Durst sei normal; „Janis hat eigentlich schon immer recht wenig getrunken“. Die Nase laufe ein bißchen, dünn, flüssig, aber kaum der Rede wert. Die Mutter klang am Telefon völlig verzweifelt und weinte, denn bislang gab es für sie keinen Ausweg aus dieser Misere. „So kann es doch nicht weitergehen!“ Müßte ihr Kleiner denn immerfort so leiden? Hat die Infektanfälligkeit denn wirklich etwas mit seinen schweren Hertzvitien (Herzfehlern) zu tun? Und muß Janis denn immer gleich Antibiotika oder andere immunsuppresive Mittel nehmen? Gibt es da nicht irgend etwas anderes für ihn? ... Fragen über Fragen.

Wir vereinbarten einen Termin für eine chronische Anamnese in der Praxis. Für seinen derzeitigen Akutzustand sollte der Bub bis dahin zunächst einmal Chamomilla D12, 2 Globuli nach Bedarf, einnehmen. Darüber hinaus riet ich zu Sulfur LM6, 5 Tropfen in einem Glas voll Wasser, davon 2mal täglich einen Teelöffel voll, um die Folgen der fortlaufenden immunsuppressiven Maßnahmen zu dämpfen.

Bereits nach einem Tag war der Junge fieberfrei! Doch nun rann ihm ein gelbgrünliches Sekret aus der Nase. „Aber er macht einen guten Eindruck; ich bin selber ganz überrascht darüber und – natürlich glücklich!“ – Wir wechselten nun von Chamomilla zu Pulsatilla D12, einen Globulus nach Bedarf.

Einen Tag danach gab es dann Ohrenschmerzen links, Tag und Nacht. Janis habe dermaßen geschrien, daß die Mutter nicht umhin konnte, das von ihrem Kinderarzt erneut empfohlene Antibiotikum zu geben. Die Nase war noch stark gelbgrünlich verschleimt, die Stimme etwas heiser. Tags zuvor habe es am Abend auch wieder Fieber gegeben und davor sei der Bub bei „Wind und Wetter für etwa eine halbe Stunde draußen gewesen“. Pulsatilla habe hinsichtlich der Ohren keine Besserung gebracht. Man dürfe gar nicht in die Nähe seiner „Ohrwascheln“ kommen, geschweige denn „hinlangen“. – Wir vereinbarten, mit Belladonna D12, 2 Globuli nach Bedarf, fortzufahren, und Sulfur LM6 beizubehalten, sowie bei beginnender Besserung das Antibiotikum abzusetzen.

Erst etwa einem Monat später hörte ich dann wieder etwas von dem Bub; und zwar während unserer chronischen Anamnese. Janis hatte seither kein Fieber mehr und nahm seit einiger Zeit auch keinen Sulfur mehr ein. Die Mutter war überglücklich, denn so einen stabilen Zustand hatte es noch nie zuvor gegeben.

Die chronische Anamnese brachte noch folgende Zusammenhänge. Seit etwa 14 Tagen leide der Kleine öfter unter Bauchschmerzen im Nabelbereich; meist vor dem Stuhlgang. Auch habe er des öfteren sehr übelriechende Winde. Ab dem Alter von drei Monaten habe Janis die üblichen Impfungen erhalten: dreimal Polio, viermal DPT, viermal HIB, einmal MMR, dreimal Zecken und drei Tuberkulinproben. Alles in allem also 28 Impfungen! Und ab dem 4. Lebensmonat gab es dann „ständige Beschwerden mit den Atemwegen in Form von Schnupfen, Husten, Bronchitis sowie Hals-, Mandel- und Mittelohrentzündungen"! Etwa einen Monat später gesellte sich noch ein hartnäckiger Hautausschlag hinzu (Kniekehlen, Ellenbeugen, Bauch, Gesicht), der an manchen Stellen (wie z.B. im Windelbereich) als Hautpilz diagnostiziert wurde. – Alles nur Zufall?

Janis konnte nicht gestillt werden, denn sein schwerer Herzfehler wurde entdeckt, als er drei Tage alt war. Die erste Maßnahme war eine Herzkatheteruntersuchung und eine Bluttransfusion; es folgten endlose Untersuchungen und Diagnosestellungen. Schon aus Forschungsgründen hatten alle ein sehr großes Interesse an dem kleinen Jungen. „Janis sollte – gemäß den Aussagen der Klinikspezialisten – erst nur drei Tage leben! – Und nun ist er schon drei Jahre alt." Sein Herz ist gekennzeichnet von schwersten angeborenen Mißbildungen: „Double outlet left ventricle*, komplette Transposition der großen Arterien** und valvuläre und subvalvuläre Pulmonalstenose***".**** Trotzdem macht der kleine Bub einen recht guten Eindruck und „entwickelt sich super", so seine besorgte Mutter.

* Double outlet: seltene Positionsanomalie der beiden großen, dem Herzen entspringenden Schlagadern als Folge einer Rotationsanomalie
Double outlet left ventricle: Ursprung von Aorta und Pulmonalisstamm aus der linken Kammer

** verkehrte Organanlage als Ausdruck einer intrauterinen Entwicklungsstörung des Herzens; Abgang der großen Herzgefäße aus dem falschen Ventrikel (Herzkammer), d.h. Parallel- und nicht Hintereinanderschaltung der beiden Kreislaufsysteme, so daß es zur Zyanose (Blausucht; blaurote Färbung der Haut und Schleimhäute infolge mangelnder Sauerstoffsättigung des Blutes) kommt

*** meist angeborener Herzfehler durch Verengung der Pulmonalklappe durch Verwachsung der Klappen oder durch Verengung der Ausflußbahn; meist kombiniert mit anderen Herzfehlern

**** Es liegt auf der Hand, daß die Homöopathie schwerste Herzfehler, wie die einer Transposition der großen Arterien, nicht beheben kann, denn hier handelt es sich um komplett fehlangelegte anatomische Verhältnisse. – Einen nicht angelegten Uterus kann man auch nicht mittels Homöopathie „erzeugen". – Jedoch läßt sich immer wieder beobachten, daß Vitien, wie beispielsweise Herzklappenfehler oder Septumdefekte, sofern man früh genug mit einer homöopathischen antimiasmatischen Behandlung beginnt, vollständig ausheilen können bis hin zur restitutio ad integrum.

Die Schwangerschaft mit Janis verlief nicht ganz komplikationslos. Ab der 24. SSW gab es Ödeme in den Beinen und Fingern und ab der 27. SSW einen immer wiederkehrenden juckenden Ausfluß, welcher scharf gerochen hat (bakterielle Vaginose). Auch Aufregungen und die ständigen partnerschaftlichen Auseinandersetzungen sorgten für eine ungute Atmosphäre. Darüber hinaus machte der werdenden Mutter eine Pollenallergie schwer zu schaffen, so daß sie sich genötigt sah, wegen des fortwährenden Hustens Bronchialtropfen zu nehmen. Des weiteren hatte sie über nächtliche Wadenkrämpfe zu klagen, weshalb sie Magnesium erhielt. Und last (but) not least zwei Tetanusimpfungen während der Schwangerschaft, „wegen eines Unfalls an einer Fingerkuppe" im 3. SSM! Das heißt, zwei Tetanusimpfungen (die dritte gab es erst nach der Geburt von Janis) bei einer (fast) Bagatellverletzung, und dazu noch bei einer Verletzung, wo es nur so blutet! – Das alles – die Leichtfertigkeit der Medikation von schweren Arzneimitteln bei Schwangeren – erinnert doch ein wenig an die Conterganaffäre oder ähnliche, nicht so bekannt gewordene Fälle, oder? Es könnte doch zumindest so sein, denn auszuschließen ist das nicht. Lesen Sie hierzu bitte das Buch „Die Pharmastory" von Hans Ruesch, und machen sich Ihr eigenes Bild. – Janis kam zwei Wochen zu früh auf die Welt.

Beim Laufen sei Janis recht schnell erschöpft. Die „letzte Sauerstoffmessung des Blutes" habe 83 % betragen und war sei langem relativ konstant (ca. 83–87 %). Trotz seines schweren Herzfehlers sei der Junge „nicht recht blau; höchstens mal um Mund, Nase und an den Fingernägeln, jedoch nur bei Anstrengung". Die ersten acht Lebensmonate habe Janis Tag und Nacht extrem geschrien und nachts kaum geschlafen. „Das waren wohl die Dreimonatskoliken, nur eben arg verlängert", meinte seine Mutter. Und am allerersten Lebenstag gab es ein verklebtes Auge, so daß der Kleine sein Lid kaum öffnen konnte. Welche Seite, daran konnte sich die junge Frau nicht mehr erinnern. Die Füße waren nach innen gedreht, die Zehen angezogen, was sich unter Krankengymnastik zur Zufriedenheit aller normalisierte. Draußen habe Janis meist kalte Hände und feuchtkalte Füße. Letzteres auch morgens nach dem Erwachen. Er sei sehr geräuschempfindlich und empfindlich gegen Gerüche. Bei Infekten imponiere ein stechend scharfer Mundgeruch. Bei Zugluft reagiere er immer mit Erkältungen, und bei Vollmond schlafe er sehr schlecht. Sein Schlaf sei sowieso recht unruhig, er erwache schon beim geringsten Geräusch. Auch das Einschlafen sei problematisch, denn die Mutter müsse stets Händchen halten, sonst fürchte er sich. Dies sei allerdings erst seit den vermehrten Krankenhausaufenthalten so. Janis' bevorzugte Schlaflage sei auf dem Rücken, die Arme über dem Kopf.

Der Junge mag nichts Süßes, höchstens mal ein Stück Schokolade. Marmelade, Gummibärchen oder Bonbons „verabscheue" er regelrecht. Auch mit Fleisch „hat er es nicht". Vor etwa einem Jahr wurde der Verdacht auf Scharlach geäußert und da Janis eben schwer herzkrank ist, „erhielt er sofort fünf Flaschen Antibiotika". Der Scharlach verlief dann abortiv, d. h. ohne den so lebenswichtigen, da toxinausscheidenden Hautausschlag, ohne die sog. Himbeerzunge und ohne Durchfall, wie die Mutter es beschrieb. Während der ersten anderthalb Jahre habe Janis bei jedem hohen Fieber erbrochen, was jetzt seltener geworden sei. Insgesamt gab es bislang zwei Brechdurchfälle. Aufgrund einer manifesten Phimose habe er schon dreimal eine Entzündung an der Vorhaut und Penisspitze gehabt. „Wir haben nun eine Überweisung für eine Operation", so die Mutter. – Ich riet allerdings davon ab, denn so etwas könne mit Hilfe der Homöopathie auf sanfte Weise korrigiert werden. – Des weiteren knabbere Janis neuerdings an seinen Nägeln. Er habe auch sog. Niednägel. Darüber hinaus neige er leicht zu blauen Flecken. Sein Brustkorb ist eher flach und tendiert Richtung Trichterbrust. Seine Stimmung sei wechselhaft; manchmal möchte er gerne getragen werden, ein anderes Mal wirft er sich auf den Boden oder er wirft mit Gegenständen oder haut seine Mutter. Seit gut einem Jahr bekomme er auch häufiger den Streit seiner Eltern mit, welche sich leider nicht mehr so gut verstünden.

Aus der Blutsverwandtschaft ist folgendes bekannt: Janis' Mutter leidet seit langem an einer Pollenallergie, Neigung zu Bronchitis und Mandelentzündungen. An den Lippen gebe es immer wieder Herpes labialis. Auch eine Gürtelrose habe sie schon einmal gehabt. Ihre Menses seien von starken Bauchkrämpfen begleitet und recht klumpig. Genitale Pilzinfektionen habe es schon öfter gegeben, „gelblich, batzig und von scharfem Geruch". Und an Ohrringen vertrage sie nur Gold; alles andere führe zu eitrigen Reaktionen im Ohrloch. – Der Vater litt in seiner Kindheit auch unter einer Phimose, Mandelentzündungen und diffusen Bauchschmerzen, welche nach der Blinddarmoperation nicht mehr so häufig auftraten. Des weiteren gab er nächtlichen Speichelfluß, Zähneknirschen im Schlaf und eine „Bauchdeckenrißoperation" an. – Ansonsten sind familiär noch Krampfadern, Übergewicht, Infektanfälligkeit und erhöhte Zuckerwerte zu nennen.

Aus der Repertorisation geht eindeutig der Sulfur als Simile hervor. Im Hinterkopf auch immer die fortlaufende Unterdrückung der fieberhaften Infekte, über Jahre hinweg, was im homöopathischen Sinne – strenggenommen – noch keine echte Unterdrückung ist, da sich noch keine Krankheitsverschiebung auf ein anderes Organsystem abgezeichnet hat. Aber der

Repertorisation: Neigung zu hochfieberhaften Infekten bei Kind mit schwerstem Herzfehler

SAMUEL-Serie V7.0

Nr.	Symptome	
1	gemüt - empfindlich - geräusch, gegen / hören - überempfindlich - geräusch	
2	gemüt - stimmung - abwechselnd	
3	schlaf - unruhig	
4	schlaf - lage - arme über dem kopf	
5	schlaf - lage - rücken, auf dem	
6	allgemeines - sykotische konstitution	*familiär*
7	allgemeines - syphilis	*congenitale Mißbildung und Hinweise väterlicherseits*
8	modalitäten - kälte - erkältungen, neigung zu	
9	modalitäten - impfung, nach	
10	modalitäten - luft - zugluft verschlechtert	
11	modalitäten - mond - vollmond	
12	hautausschl./a - unterdrückt	
13	brust - herz - geräusche	*wg. schwerem Herzfehler*
14	brust - herz - organische herzkrankheiten	*wg. schwerem Herzfehler*
15	extremit. - schweiß - fuß	
16	extremit. - kälte - hände	
17	extremit. - kälte - fuß	
18	augen - lider - verklebt - morgens	
19	nase - geruchsinn, scharf	
20	mund - modalitäten - nägelkauen, nägelbeißen	
21	magen - abneigung gegen - süßigkeiten	
22	magen - abneigung gegen - fleisch	
23	bauchschm./m - diarrhoe - während d. (kolik)	
24	genital/m - eichel - phimose	

Methode: Wertigkeit

				Symptome:									1	.	.	.	.	.	.	.	.	.	2	.	.	.	.	.
Nr.	Arzneimittel	Neg	Wert	1	2	3	4	5	6	7	8	9	0	1	2	3	4	5	6	7	8	9	0	1	2	3	4	5
1	**sulf**	2	53	2	2	3	1	2	2	2	2	3	3	3	3	.	.	3	3	3	3	2	2	2	3	2	2	
2	lyc	5	45	3	3	3	.	2	2	.	3	.	2	2	2	2	.	3	3	3	1	3	2	.	2	2	2	
3	calc	3	42	2	1	2	1	2	2	.	2	.	3	2	1	2	2	3	2	3	3	2	1	.	3	1	2	
4	ars	3	40	2	1	3	.	1	.	2	1	2	2	1	2	2	2	2	3	3	2	2	1	2	2	2	.	
5	puls	6	39	2	2	3	3	3	1	.	2	.	1	.	2	1	3	3	3	3	2	1	.	.	3	1	.	
6	sil	8	38	3	.	3	.	.	2	3	3	3	3	3	1	.	.	3	1	3	1	1	2	.	3	.	.	
7	graph	9	37	.	2	3	.	.	2	.	2	.	2	2	2	.	.	3	3	3	3	3	.	3	3	1	.	
8	sep	8	37	3	1	2	.	.	3	.	3	.	2	2	2	.	.	3	3	3	2	3	.	.	3	1	1	
9	nit-ac	6	36	3	.	2	1	.	3	3	3	.	2	.	1	2	.	2	2	3	1	.	1	1	2	1	3	
10	merc	7	35	2	1	1	.	.	1	3	3	.	2	.	1	2	.	3	3	3	2	.	.	2	2	1	3	
11	phos	5	34	2	1	1	.	2	.	2	2	.	2	.	1	2	2	2	2	3	1	3	1	2	2	1	.	
12	bell	10	33	3	3	3	.	.	.	.	2	.	3	2	2	.	.	2	2	3	2	3	.	.	1	2	.	
13	kali-c	9	32	3	2	2	.	.	1	.	3	.	3	.	1	2	.	2	3	3	2	1	.	.	2	2	.	
14	rhus-t	10	30	1	.	3	.	3	.	.	2	.	3	.	2	3	.	1	2	2	3	.	.	.	2	1	2	
15	nat-m	9	29	2	1	2	.	1	.	.	3	.	1	.	.	2	2	2	3	3	2	.	2	.	2	.	1	

Junge war auf dem besten Wege dahin! Und genau dieser Sachverhalt „schreit förmlich“ nach dem potenzierten Schwefel. So erhielt Janis also Sulfur LM18, 1 Tropfen auf ein Glas Wasser, das Fläschchen zuvor 10mal schütteln, kräftig umrühren und davon nur einen Löffel voll, alle 3 Tage, morgens.

Etwa fünf Wochen nach der ersten Einnahme bekam ich den ersten Zwischenbericht. Bereits nach der zweiten Gabe von Sulfur habe sich ein recht starker Juckreiz eingestellt. Janis habe nun eine extrem trockene Haut, besonders am Po, am Rücken und an den Oberschenkeln. Teilweise kratzte er sich auch auf, so schlimm sei es gewesen. Doch er „spielt nun schöner und selbständiger“. Und er schläft auch ganz gut. Er läßt sich sogar gerne baden, am liebsten täglich, was früher nie der Fall gewesen sei. Einmal habe es einen knoblauchartigen Mundgeruch gegeben, allerdings nur für etwa einen Tag. Außerdem beiße Janis keine Nägel mehr. – Da die Mutter dem Bub immer einen Eßlöffel voll verabreicht hatte, reduzierten wir die Gabe auf einen Teelöffel voll. Außerdem sollten u. U. ein paar Tropfen eines ätherischen Öls mit ins Badewasser gegeben werden, damit die Haut nicht ganz so austrockne. Und der nächste Bericht wäre – ein guter Verlauf vorausgesetzt – erst in etwa drei Monaten erforderlich.

Innerhalb dieser drei Monate gab es dann eine Stomatitis (Mundfäule), welche dem Jungen sehr zu schaffen machte. Lauter schmerzhafte Bläschen auf der Mundschleimhaut. Auch die Zunge imponierte durch einen weißlichen Belag mit Bläschen. Janis' Mundgeruch war scharf und stechend, „wie bei einer Mandelentzündung“; auch sein Speichel war etwas vermehrt. Infolge der immensen Schmerzen getraute sich der Kleine kaum mehr zu trinken. – Dieser Zustand konnte mit Mercurius solubilis LM6 erfolgreich beherrscht werden, so daß der Bub schon nach der ersten Gabe wieder gespielt hat und deutlich weniger Schmerzen hatte. Darüber hinaus war bei ihm – nach durchstandener Stomatitis – ein klarer Entwicklungssprung zu verzeichnen, so daß man im nachhinein sagen kann, diese Krankheit hat ihm wirklich gut getan.

Ansonsten gab es während der Sulfurzeit kaum etwas zu berichten. Die Infekte und das hohe Fieber haben sich jedenfalls nicht zurückgemeldet, so daß der Bub fortan eine schöne Entwicklung nehmen konnte. Janis war ausgeglichen, „in sich ruhend“ und zufrieden. Seine Verdauung war unauffällig, und die anderen Symptome hatten sich auch zufriedenstellend verbessert.

Allerdings hat die Mutter die chronische Kur aus Kostengründen dann nicht weiter fortgeführt; ihr ging es ja primär nur um die Infektanfälligkeit (ihr Mann war sowieso von Anfang an gegen eine homöopathische Behandlung). Aus homöopathischer Sicht wären jedoch auch noch die anderen miasmatischen Einflüsse behandlungsbedürftig gewesen. Erst nach deren Abtragen könnte man von einer echten stabilen Gesundheit – im Sinne von frei von Miasmen – ausgehen.

3.5 Todesängste

Philipp ist 12 Jahre alt. Sein Hauptproblem, weshalb er mit seiner Mutter in die homöopathische chronische Behandlung kommt, sind panische Ängste. Er bekommt nahezu Todesangst, wenn er abends alleine gelassen wird und die Eltern fort sind. Da nützt es auch nichts, wenn die ältere Schwester im Hause ist. Er schreit schon, wenn die Eltern nur einen kleinen Spaziergang um das Haus machen wollen! Philipp selbst kann sich seine Ängste nicht erklären und findet es „komisch“, wenn er darüber nachdenkt. Er leidet richtig darunter. Beispielsweise kann er auch nicht bei einem guten Freund über Nacht bleiben. Er hat sich sogar von einem Ferienlager während einer Schulklassenfahrt vorzeitig abholen lassen müssen. Tagsüber gibt es allerdings keine Probleme.

Begonnen hat das alles mit etwa sieben bis acht Jahren. Aber schon als Kleinkind wollte Philipp wegen der Trennung von seiner Mutter nicht im Kindergarten bleiben. Erst als diese anfangs dabeibleiben durfte, ging es besser. Zwischen dem 5. und 6. Lebensjahr gab es häufige Otitiden (Mittelohrentzündungen), die konservativ, also immunsuppressiv behandelt wurden. Mit sieben Jahren dann Scharlach, welcher wiederum Antibiotika auf den Plan rief. Weitere drei Wochen später eine Pneumonie (Lungenentzündung), bei der dann nochmals Penizillin zum Einsatz kam.

Der Bub macht immer einen unruhigen, nervösen Eindruck; schon als Kleinkind war er sehr lebendig und quirlig. Es muß sich auch ständig „etwas rühren“ oder etwas unternommen werden, auch nach einem zweistündigen Tennismatch! Zeitweise ist er „sehr zwanghaft“, hinsichtlich seiner Bewegungen, Handlungen oder im Denken, wie er sich ausdrückt. Ein kleines Beispiel, das er in der Anamnese anführte: „Beispielsweise beim Mofafahren im Garten: Ich muß dreimal Gas geben, sonst sterbe ich.“ „Zu Ostern und Weihnachten stopft er Süßes in sich hinein“ und muß in der Folge dann meist erbrechen; ansonsten ist sein Süßigkeitsdrang weniger ausgeprägt, wie die Mutter versicherte. Nur Eis könnte er immer essen. Philipp braucht viel frische Luft und ist gerne draußen.

Laut Röntgenbild hat der Junge die Anlage eines zusätzlichen Schneidezahns im Oberkiefer, was in der Familie schon früher einmal vorgekommen ist. Seit einiger Zeit trägt er auch eine Zahnspange zur Kieferregulierung. Bei der zweiten Zahnung mußten alle Milchzähne gezogen werden; von allein sind sie nicht ausgefallen. Ansonsten sind seine Zähne gesund und in Ordnung. Philipp schläft mit offenem Mund und hat höchstwahrscheinlich sog. Polypen. Seine Lippen sind häufig knallrot und brennen.

Bei ihm muß immer alles aufgeräumt sein. Alle neuen Spielsachen zerlegt er zunächst einmal in ihre Einzelteile, „um zu schauen, wie es drinnen aussieht". Im Bett ist es ihm regelmäßig zu heiß, er streckt seine Füße unter der Bettdecke hervor. Auch tagsüber ist er eher ein sehr warmes Kind. „Aus dem Kindergarten hat er in einem Jahr zweimal Spulwürmer mitgemacht." Ansonsten war mit seiner Verdauung alles stets unauffällig.

In der Schule ist Philipp oft der Unruhestifter. Zumindest beschuldigt ihn die Klasse sehr häufig. Aus diesem Grunde wollte er schon nicht mehr in die Schule gehen. Die Rechtschreibung, insbesondere die Groß- und Kleinschreibung, bereitet ihm besondere Probleme. „Mathe ist o.k." Philipp gehört zu den kleineren, aber auch älteren in seiner Klasse.

An Impfungen gab es „die normal üblichen" ab dem Alter von etwa drei Lebensmonaten. Der Bub, der nach seiner Geburt anfangs recht groß schien, leidet nun unter verzögertem Längenwachstum, was ihm sehr zu schaffen macht, da er diesbezüglich des öfteren von seinen Mitschülern gehänselt wird. „Philipp war bei seiner Geburt groß und nach nur sechs Monaten besonders klein auf der Entwicklungskurve", erklärte die gut beobachtende Mutter. Mit einem halben Jahr bekam er seine erste Mittelohrentzündung (Antibiotikum) und später im ersten Lebensjahr folgten dann viel Schnupfen und eine regelrechte Erkältungsneigung. Mit circa anderthalb Jahren zog er sich eine Gehirnerschütterung samt Schädelbasisbruch nach einem Sturz gegen die Wohnzimmertischkante zu, mit nachfolgender Bewußtlosigkeit. Mit zwei Jahren bekam er dann Röteln, später sehr stark Windpocken. – Während der Anamnese war Philipp ausgesprochen aufmerksam und höflich.

Seine Mutter leidet seit ihrer vorangegangenen Schwangerschaft unter Claustrophobie. Die Geburt von Philipp wurde mangels effektiver Wehen durch wehenfördernde Mittel unterstützt. Sonst gab es keine nennenswerten Auffälligkeiten. Der Junge hat anfangs „schlecht getrunken" und wurde nur circa drei Monate lang voll gestillt. Beim Wickeln in Rückenlage hat er immer geschrien, so auch beim Baden.

Von seiten seiner Familie sind Krebs, Leukämie, Gallensteine, Tuberkulose, Depressionen und Migräne zu nennen.

Repertorisation: Todesängste

SAMUEL-Serie V7.0

Nr.	Symptome	
1	**gemüt - angst - abends schlechter**	
2	gemüt - ruhelosigkeit, nervosität	
3	gemüt - fehler - schreiben, beim	
4	**gemüt - peinlich in kleinigkeiten**	
5	**allgemeines - zwergwuchs**	
6	**modalitäten - kälte - neigung zu erkältung**	
7	modalitäten - luft - verlangen nach frischer	
8	**gesichtsschm./e - brennender - lippen**	
9	**hautausschl./a - unterdrückt**	*<allgemeine Immunsuppression>*
10	brust - entzündung - lungen	
11	**brust - lungen - tuberkulose**	*<familiär>*
12	**extremit. - hitze - fuß - brennend - entblößt sie**	
13	ohren - entzündung - mittelohr / mittelohreiterung	
14	nase - schleimhaut - polypen	
15	magen - verlangen nach - eis/eiscreme/speiseeis	
16	magen - verlangen nach - süßigkeiten	
17	rectum - würmer, beschwerden, durch	

Methode: Wertigkeit

				Symptome:									1	.	.	.	.	.	.	.	.	.	2	.	.	.	.	.
Nr.	Arzneimittel	Neg	Wert	1	2	3	4	5	6	7	8	9	0	1	2	3	4	5	6	7	8	9	0	1	2	3	4	5
1	**sulf**	1	42	3	3	1	2	3	2	3	2	3	3	3	3	3	2	.	3	3								
2	lyc	4	32	2	3	3	2	1	3	3	.	2	3	3	.	3	1	.	3	.								
3	puls	4	28	2	3	1	1	.	2	3	.	2	3	3	3	3	1	1	.	.								
4	sil	4	28	1	3	1	3	2	3	.	.	1	2	3	.	3	2	2	.	2								
5	calc	5	27	3	3	.	.	2	2	.	.	1	2	3	.	3	3	2	2	1								
6	ars	5	23	3	3	.	2	.	1	2	1	2	3	2	.	.	.	1	1	2								
7	merc	5	23	2	3	.	.	1	3	.	2	1	3	2	.	3	1	.	1	1								
8	sep	6	23	3	3	1	1	.	3	1	.	2	3	2	.	.	2	.	2	.								
9	carb-v	7	22	3	2	.	.	.	2	3	.	2	3	2	.	2	.	.	2	1								
10	phos	6	21	2	1	1	.	.	2	1	2	1	3	3	.	.	2	3	.	.								
11	nat-m	7	20	2	2	2	.	.	3	2	.	.	2	2	.	2	.	.	1	2								
12	carb-s	6	19	2	2	1	1	2	2	2	1	.	2	2	.	.	2	.	.	.								
13	hep	8	19	2	.	1	1	.	3	.	.	2	3	3	.	3	1	.	.	.								
14	psor	9	19	.	2	.	.	.	3	.	2	3	2	3	.	2	2	.	.	.								
15	bry	8	17	1	1	.	1	.	3	2	1	3	3	.	.	.	.	.	2	.								

Arzneimittelwahl: Sulfur LM18, alle 3 Tage morgens 3 Tropfen auf einem Teelöffel voll Wasser; Fläschchen zuvor 10mal schütteln. Schon nach kurzer Einnahmezeit stellten sich Halsschmerzen und eine knallrote Zunge ein, was ein Hinweis auf den Rückspulungsprozeß eines retrograden Scharlachs hinweisen könnte. In der Folge davon hat Philipp „seit langem keine Erkältung mehr bekommen, obwohl dazu genug Gelegenheit war". Er ist „gut drauf" und bislang nur zweimal aggressiv geworden. Er träumt seltener schlecht und hat sogar nach zwei Monaten erstmalig bei einem Freund übernachtet! Seine Ängste sind stark nachlassend – die Eltern können nun abends durchaus einmal spazierengehen oder länger wegbleiben! Nach nur vier Monaten gehörten jene endgültig der Vergangenheit an! Und darüber hinaus: Philipp wächst mit einem Mal und hat einen „richtigen Schub gemacht“. Und auch in der Schule klappte alles viel besser. – Etwa ein Jahr später, nach einer längeren Sulfurpause, flackerten seine Ängste noch einmal kurz auf, so daß wir schließlich für ein paar Monate Sulfur LM30 folgen ließen, womit dann alles „ein für alle Mal erledigt war“.

3.6 Lebersarkoidose

Das achtjährige bildhübsche Mädchen Christina erhält schon seit seinem 8. Lebensmonat täglich Cortison wegen einer schweren chronischen Krankheit, welche zu Beginn seines jungen Lebens festgestellt wurde: Lebersarkoidose*.

Begonnen hatte alles im 6. Lebensmonat. Etwa zu diesem Zeitpunkt ist die Kleine damals auch abgestillt worden. Sie hat dann nur wenig feste Nahrung zu sich genommen, häufig erbrochen und machte insgesamt einen sehr unzufriedenen Eindruck. Trotz Aufbaunahrung hat Christina immer

* *Sarkoidose* laut MSD-Manual, 4. Auflage: Eine granulomatöse multisystemische Erkrankung unbekannter Genese (Entstehung), die histologisch durch Epitheloidtuberkel gekennzeichnet ist, die verschiedene Organe und Gewebe betreffen und deren Symptome von dem Ort oder Schweregrad der Läsion abhängen. Die Ursache ist unbekannt. … Die charakteristischen histopathologischen Befunde sind multiple, nicht verkäsende Epitheloidgranulome, die wenig oder keine Nekrose (örtlicher Gewebstod) aufweisen und die sich völlig zurückbilden oder sich zur Fibrose (Vermehrung des Bindegewebes, Sklerose) weiterentwickeln können. Sie kommen häufig in den mediastinalen und peripheren Lymphknoten vor sowie in Lunge, Leber, Augen, Haut, und, seltener, in der Milz, in Knochen, Gelenken, Skelettmuskulatur, Herz und ZNS (zentrales Nervensystem). Die Symptome sind abhängig vom Ort der Läsion und können fehlen, leicht sein oder schwer. Körperfunktionen können durch aktive Granulome oder durch die sekundäre Fibrose eingeschränkt werden. Als erste Manifestationen können Fieber, Gewichtsverlust und Gelenkbeschwerden auftreten. Besonders bei Beteiligung der Leber kommt es zu dauerhaftem Fieber. … *Es stehen keine Medikamente zur Verfügung, die die fortschreitende Gewebszerstörung und Fibrose … aufhalten können.* … Zur Erzielung baldiger Effekte kann Prednison (ein Glukokortikoid, dehydriertes Cortison), 40–60 mg/die (mg täglich), oral gegeben werden; Dosen von 10–15 mg/die oral sind aber in der Regel ausreichend, um die Entzündungsreaktionen unter Kontrolle zu behalten. … Die Behandlung kann für Wochen, für Jahre oder lebenslang nötig sein. … (Die runden Klammern enthalten Anmerkungen des Verfassers. Hervorhebungen durch den Verfasser.)

mehr abgenommen, was schließlich zur Einweisung in eine Klinik geführt hatte. Nach dreimonatigem Aufenthalt dort inclusive einer Leberbiopsie standen Diagnose und Therapie schließlich fest: Lebersarkoidose und Dauerimmunsuppression mittels Cortison.

Analysiert man den Fall von Christina anamnestisch ein wenig genauer, so kommt man nicht umhin, festzustellen, daß sich ein zeitlicher Zusammenhang zu den verabreichten Impfungen geradezu aufdrängt. Das Mädchen hatte 14 Tage nach seiner Geburt erstmalig eine Impfung erhalten, die BCG-Impfung gegen Tuberkulose. Drei Monate später folgten die orale Polio- und die kombinierte DPT-Impfung als Injektion. Letztere wurde einen Monat danach als Dreifachimpfung wiederholt und etwa anderthalb Monate darauf ein weiteres Mal! – Hier ist also ein sehr enger zeitlicher Zusammenhang nicht abzustreiten und die Erfahrung gibt einem da beklagenswerterweise immer wieder recht. – Die anderen Impfungen erfolgten erst zwei Jahre später bis hin zu einem Alter von vier Jahren, so daß Christina schon in diesem zarten Alter summa summarum 21 Impfungen aufzuweisen hatte!

Die jetzige Gesamtdiagnose nach langjähriger Cortisontherapie lautete: Infantile Lebersarkoidose mit Gelenksbeteiligung (akute Entzündungssymptomatik mit Schwellung, Überwärmung und massiver Funktionseinschränkung in den Ellbogen-, Hand-, Knie- und Fußgelenken) samt Wachstumsretardierung (hinsichtlich der Körperlänge deutlich unter der 3. Percentile, weshalb schon einmal eine Therapie mit Wachstumshormonen im Gespräch war). „Vom klinischen Gesamteindruck liegt eine deutliche Progredienz der Grunderkrankung (Sarkoidose) vor. Die derzeitig durchgeführten Therapiemaßnahmen, bestehend als Aprednislon 2,2 mg abends, sind völlig unzureichend, um die massive Krankheitsaktivität in irgendeiner Form zu beeinflussen“, so der Wortlaut des immunologisch-rheumatologischen Krankenberichtes der betreuenden Universitätsklinik eines deutschsprachigen Nachbarstaates. „Es liegt eine eindeutige Verschlechterung der klinischen Allgemeinsituation vor. Das Kind erscheint, bedingt durch akute Entzündungen in mehreren Gelenken, hochgradig bewegungseingeschränkt.“ Und weiter: „Es wird (der Mutter, Anmerkung des Verfassers) ausführlich erklärt, daß unbedingt ein Cortison-Präparat in höherer Dosierung (ca. das 10fache der derzeitigen Gabe von 2,2 mg/die) verabreicht werden müßte, um eine Kontrolle der Krankheitssymptome wieder zu erreichen.“

Die derzeitige Situation von Mutter und Kind zu Beginn unserer Behandlung läßt sich durch die nachfolgenden Zitate aus einem Arztbrief am besten charakterisieren. „Alle Hinweise auf solche Therapiemaßnahmen (d.h. 10fache Dosierung der derzeitigen Cortisonmenge, Anmerkung des Verfassers) werden von der Mutter aber ausdrücklich abgelehnt. Sie weist darauf hin, daß zusätzlich zu der geringen Cortison-Menge von 2,2 mg/die ja sowieso eine homöopathische Therapie durchgeführt wird. Ein etwaiger Erfolg einer solchen homöopathischen Therapie wird von mir angezweifelt, nachdem es ja unter dieser Therapie, welche schon seit längerer Zeit durchgeführt wird, zu der ausgeprägten Verschlechterung der Krankheitssymptome gekommen ist. – Daraufhin reagierte die Mutter sehr emotional und ist weiterhin meinen Ratschlägen hinsichtlich einer konsequenten medikamentösen Therapie, wie vorhin geschildert, nicht zugänglich. – Zusammenfassend wurde von mir in einem mehr als 30 Minuten langen Gespräch versucht, die Mutter über den Ernst der Erkrankungssituation aufzuklären. ... Nachdem ein weiteres konstruktives Vorgehen zu meinem sehr großen Bedauern nicht mehr möglich schien, wurde der Mutter von mir empfohlen, mit ihrer kleinen Tochter zwecks weiterer Betreuung den Hepatologen der Univ.-Klinik für Kinder- und Jugendheilkunde, Prof. Dr. D. zu konsultieren. – Das von mir empfohlene therapeutische Vorgehen wurde weiterhin völlig abgelehnt." – Schon in einem früheren Bericht desselben Oberarztes, drei Monate zuvor, heißt es unter dem Punkt Interpretation und Procedere: „Die Therapiemaßnahmen sollen unter allen Umständen fortgeführt werden; eine konsequentere immunsuppressive Therapie zur Kontrolle der Leberzellsarkoidose wird von der Patientin verweigert."

Dies sind also die Umstände, unter denen sich die beiden zwecks chronischer Anamnese für eine antimiasmatische Behandlung zu mir in die homöopathische Praxis begaben. Laut Schulmedizin Therapieverweigerung und laut Mutter Abkehr von der Schulmedizin wegen Therapieversagen und insbesondere, um dem Kind weitere Folgeschäden durch die kontinuierliche Immunsuppression zu ersparen. Im Prinzip also ein sehr ehrenwertes, verantwortungsbewußtes Handeln eines mündigen Bürgers! Die Mutter, die ja schon im 8. Jahr „Cortisonerfahrung" stand, war sich des Ernstes der Lage sehr wohl bewußt. Sie war nun auf der Suche nach einem alternativen Weg, denn sie konnte die letzten sieben Jahre orthodoxer schulmedizinischer Therapie nur allzu gut beurteilen und sah in dieser Hinsicht keinen Ausweg mehr aus der Misere. Ein paar homöopathische Anstrengungen waren bereits parallel dazu unternommen worden, allerdings – so wie es scheint – nicht von allzu großem Erfolg gekrönt. Den herkömmlichen Weg weiterzugehen bedeutete Dauerimmunsuppression mittels Cortison bis ans Lebensende, darüber war sich die Mutter im klaren. Und genau das wollte sie ihrer kleinen Tochter nicht antun, denn es käme nie zu einer echten Ausheilung, sondern nur zu einem Niederhalten der Symptomatik und einer zusätzlichen

Vergiftung des Organismus durch heroische Medizinen. Sie würde sich dann später ein Leben lang Vorwürfe machen. Außerdem hatte es bereits vor zwei Jahren Cortison-Stoßtherapien mit 17,5 mg Aprednislon für 3 Tage, 12,5 mg für weitere 3 Tage, dann 7,5 mg für 2 Tage und weiterer Reduktion gegeben – mit sehr mäßigem Erfolg.

Die Lage war eigentlich noch viel prekärer, denn über den beiden schwebte das Damoklesschwert der Entmündigung und Zwangstherapie. Das Pflegschaftsgericht und die Fürsorge waren nämlich bereits eingeschaltet, wegen der Cortison-Weigerung der Mutter. (Der Fall Olivia Pilhar hat in dieser Hinsicht wohl doch Schule gemacht – im streng negativen Sinne! – Und dies alles in einem Land, in dem angeblich Therapiefreiheit und freie Arztwahl garantiert werden!) Im Moment schien die Lage allerdings etwas entspannter zu sein, da die Mutter einen Arzt gefunden hatte, der ihren Weg mit den geringen Dosen Cortison zu tolerieren schien und dem Gericht regelmäßig die notwendigen Kontrollen und entsprechenden klinischen Berichte vorlegte.

Für uns bedeutete dieses Szenario vermehrte Schwierigkeiten von Anfang an. Vermehrte Schwierigkeiten insofern, als daß bekannt ist, daß es in der Homöopathie zu Erst- und/oder Spätverschlimmerungen kommen kann. Mit anderen Worten können sich bei Christina die klinischen Werte unter der Therapie zwischenzeitlich deutlich verschlechtern, wobei es aber dem Mädchen im Grunde genommen insgesamt besser geht und es auf dem Wege einer wirklichen Ausheilung ist. Doch diese akuten klinischen Verschlechterungen* würden – schulmedizinisch gesehen – wieder erhöhte Dosen Cortison implizieren, was der jetzige Arzt unter Umständen dann doch noch dem Gericht empfehlen könnte. – Für uns also eine therapeutische Gratwanderung ohnegleichen, denn eine zu rasante Heilungsgeschwindigkeit könnte aus diesen Überlegungen heraus recht unbequem werden! – Einer der zentralen Werte, die es bei Christina zu überwachen galt, war das sog. ACE (Angiotensin Converting Enzym), welches im Falle einer Sarkoidose zwischen 45 und 135 liegt. Christinas ACE-Wert betrug zu Beginn unserer Therapie 54,1 (letztes Labor circa ein Monat vor der Anamnese).

Die Schwangerschaft mit Christina war nicht ganz unauffällig. Der Fetus war von Anfang an „zu klein" und lag deutlich unter den Normwerten. Des weiteren gab es zwei genitale Pilzinfektionen mit gelblich cremigem, übel-

* Strenggenommen werden in der Schulmedizin nicht die Patienten therapiert, sondern die klinischen Parameter (Werte). Nur diese interessieren, ganz gleich, wie es dem Patienten von seinem Gemüt und Allgemeinbefinden her geht.

riechendem Ausfluß und Juckreiz, welche herkömmlich gynäkologisch behandelt wurden. „Ich bin überhaupt anfällig dafür." ließ Christinas Mutter verlauten. Nur vier Monate vor dieser Schwangerschaft gab es eine Fehlgeburt in der 9. SSW. Ansonsten wurden keine weiteren Auffälligkeiten genannt.

Die ersten Lebensmonate hat das Mädchen auffallend viel geweint, jedoch an Blähungen konnte sich die Mutter definitiv nicht erinnern. Im Windelbereich war Christina „öfter mal rot", was nach einer Salbenbehandlung „sofort wieder verschwand". Außerdem gab es zweimal Mundsoor (Schwämmchen). Als sie kleiner war, war sie „sehr anfällig für Schnupfen". Die Nase laufe auch jetzt noch des öfteren, besonders nach hinten den Rachen hinunter. Nach der Cortison-Einnahme müsse die Kleine öfter niesen. Beim Autofahren werde ihr regelmäßig übel.

Beim Absetzen von Cortison, was die Mutter vor etwa vier Jahren schon einmal versucht hatte, gab es sofort starke Gelenkprobleme in Form von Schwellungen der Hand-, Knie-, Finger- und Fußgelenke. Die Finger waren damals auch leicht gebeugt.

Ansonsten sind Nägelkauen und hin und wieder weiße Flecken auf den Nägeln zu nennen. Die Milchzähne waren bereits frühzeitig kariös, „u. U. wegen der vielen Medikamente", und die neuen Zähne sind an den Schneiden gezähnelt, wie bei einem Messer mit einer Säge. Vor zwei Jahren gab es eine Lungenentzündung, die antibiotisch versorgt wurde. Letztes Jahr am Meer habe sich Christina sehr wohl gefühlt, doch dieses Jahr gab es Schmerzen an den Gelenken und an der Leber. Sie habe zu dieser Zeit aber auch nur 2 mg Cortison erhalten.

Der Schlaf des Mädchens ist recht gut. Es schläft meist mit offenem Mund und deckt sich komplett ab. Mal ist der Schlaf leicht, mal weniger leicht. Bettnässen sei immer noch an der Tagesordnung. Ihre Lieblingslage ist die Bauchlage. Christina ißt gerne Nudeln und Kartoffeln. Fleisch, Saures und Fett werden völlig abgelehnt. Ansonsten bevorzugt sie Salziges und auch scharfes Essen.

Fieber gab es noch nie. Sie hat allerdings auch fast ihr ganzes Leben lang Cortison eingenommen! Bislang gab es einmal Läuse. Kopfschuppen bestehen fast immer, vor einem halben Jahr extrem mit sehr starkem Juckreiz. „Laut Werten" leidet Christina an einer Iritis (Entzündung der Regenbogenhaut im Auge), was sie jedoch nicht registriert, da es nicht mit Schmerzen verbunden ist. Laut einer Augenärztin besteht eine beginnende Hornhauttrübung, „durch leichte Entzündungen innen". Zeitweise hat es auch mal Ohrenweh auf der rechten Seite gegeben, jeweils nur für einen Tag; unbehandelt. Vor zwei und drei Jahren hatte die Kleine Würmer, welche jeweils unter Helmex verschwanden. Leber und Milz sind beide vergrößert. Durch die Gelenkentzündungen gibt es bereits Fußfehlstellungen; „Christina geht sehr nach außen“. Ihre Fußnägel sind relativ trocken und spröde und daher schwer zu schneiden. Ihr Bauch ist recht groß und weich. Insgesamt ist Christina ein sehr zierliches Mädchen.

Soweit die Anamnese der kleinen Patientin. Von seiten der Familie gibt es noch folgendes zusammenzutragen. *Mutter:* ein Abort, immer wieder genitale Pilzinfektionen, eine Lungenentzündung, Unverträglichkeit von unechten Ohrringen (Eiterungsneigung, sog. Nickelallergie), Dysmenorrhoe (krampfartige Menses), Gallensteine, früher als Kind häufig Mandelentzündungen. *Vater:* häufig Kopfschmerzen, frühzeitig Glatze, Rundrücken, lt. Angaben der Mutter zwei- oder dreimal Mumps, einmal Lähmung der linken Gesichtshälfte. Weiterhin kommen *familiär* Tuberkulose, Alkoholismus, Herzinfarkte, Angstneurosen, Gicht, Darmoperationen, Anämie, Neurodermitis, Pseudokrupp und Fieberkrämpfe vor.

Arzneimittelwahl: Sulfur LM18, 3 Tropfen auf ein Glas voll Wasser, kräftig umrühren, davon nur 1 Teelöffel voll einzunehmen, alle 3 Tage abends, einschleichend beginnen; Fläschchen vorher 10mal schütteln.

Verlauf: Knappe vier Wochen später kam der erste Zwischenbericht. Christina sei es bislang „hervorragend“ gegangen. Sie sei innerlich gestärkt; „ich kann es gar nicht glauben“. In letzter Zeit gebe es aber immer mehr Schnupfen und brennendes Halsweh. Darüber hinaus sei die Kleine „stark verschleimt“, gelblichweiß, nicht wundmachend. Draußen an der frischen Luft sei alles besser. Troztdem sei das Mädchen „gut aufgelegt“. – Der betreuende Arzt, zu dem die Mutter eigentlich Vertrauen hatte, drängte nun doch zu einer Erhöhung der Cortisongaben (7,5–10 mg), da sich besagter ACE-Wert auf 62,6 verschlechtert hatte. Darüber hinaus riet er auch zu einer Wachstumshormonspritze! Beides wurde aber von seiten der Mutter abgelehnt. – Einen Tag nach der Tropfeneinnahme gehe es Christina von der Bewegung her kurzzeitig etwas schlechter, sie empfinde dann mehr Schmerzen; danach sei es aber wieder besser.

Ohne Zweifel ein erfreulicher Zwischenbericht. Die Regulationslosigkeit der Kleinen schien langsam überwunden, so daß sie trotz Cortison mit erkältungsähnlichen Symptomen sowie mit akut-entzündlichen rheumatischen (Heilungs-)Symptomen reagierte. Und dazu ging es ihr gemütsmäßig deutlich besser, „so wie noch nie“, wie die Mutter versicherte. – Wir behandelten die Schnupfensymptome mit Pulsatilla LM6 zwischen.

Der nächste Bericht kam nach dreieinhalb Monaten Einnahmezeit von

Repertorisation: Lebersarkoidose

SAMUEL-Serie V7.0

Nr. Symptome

1 kopf - schuppen
2 schlaf - lage - bauch, auf dem
3 allgemeines - sykotische konstitution *‹familiär›*
4 allgemeines - zwergwuchs *‹Wachstumsretardierung schon in utero›*
5 allgemeines - reaktionsmangel
6 modalitäten - impfung, nach
7 modalitäten - kälte - erkältungen, neigung zu
8 modalitäten - luft - seeluft - bessert
9 hautausschl./a - unterdrückt *‹ständige Immunsuppression›*
10 brust - entzündung - lungen
11 brust - lungen - tuberkulose *‹Großonkel/v›*
12 extremit. - schwellung - gelenke
13 gliederschm./m - rheumatismus
14 augen - hornhaut - trübung
15 mund - modalitäten - nägelkauen, nägelbeißen
16 zähne - form, gezähnelte schneiden
17 zähne - schlechte zähne - caries, hohle zähne
18 magen - verlangen nach - salzigen sachen
19 magen - verlangen nach - scharfen/gewürzten sachen
20 magen - verlangen nach - kartoffeln (SR)
21 magen - abneigung gegen - fleisch
22 magen - abneigung gegen - saures
23 magen - abneigung gegen - fette und schwere speisen
24 abdomen - leber - krankheiten der leber und der leberregion
25 rectum - würmer, beschwerden, durch
26 anus - haut - hautausschläge um den anus
27 harnblase - entleerung - unwillkürlich - nachts (bettnässen)

Methode: Treffer

			Symptome:									1	.	.	.	.	.	.	.	.	.	2	.	.	.	.	.	.	.
Nr.	Arzneimittel	Neg	Wert	1	2	3	4	5	6	7	8	9	0	1	2	3	4	5	6	7	8	9	0	1	2	3	4	5	6	7
1	**sulf**	4	60	3	.	2	3	3	3	2	.	3	3	3	3	3	3	2	.	2	1	3	.	3	2	2	3	3	2	3
2	calc	6	42	2	1	2	2	3	.	2	.	1	2	3	2	2	3	1	.	2	2	.	.	3	.	1	3	1	2	2
3	ars	8	35	2	1	.	.	2	2	1	.	2	3	2	2	3	.	1	.	1	.	1	.	2	.	2	2	2	1	3
4	**med**	9	33	2	1	3	2	3	3	3	1	.	.	2	1	3	.	1	1	1	2	.	1	.	.	.	.	.	1	2
5	lyc	10	36	2	.	2	1	2	.	3	.	2	3	3	2	3	2	2	.	2	.	.	.	2	.	.	3	.	1	1
6	merc	10	33	.	.	1	1	2	.	3	.	1	3	2	2	2	2	.	.	3	.	.	.	2	.	2	3	1	1	2
7	nat-m	11	34	3	.	.	.	1	.	3	1	.	2	2	2	.	.	2	.	1	3	.	.	2	.	2	2	2	3	3
8	sil	11	34	.	.	2	2	.	3	3	.	1	2	3	1	2	2	2	.	2	.	.	.	3	.	.	1	2	.	3
9	hep	11	33	.	.	1	.	.	1	3	.	2	3	3	3	2	2	.	.	2	.	2	1	.	.	2	2	.	2	2
10	sep	12	35	2	.	3	.	2	.	3	.	2	3	2	.	2	.	.	.	3	.	1	.	3	.	2	3	.	1	3
11	phos	12	33	3	.	.	.	2	.	2	.	1	3	3	.	2	.	1	.	2	3	3	.	2	.	1	3	.	.	2
12	carb-v	12	30	.	.	1	.	3	.	2	.	2	3	2	.	2	.	.	.	2	3	.	.	2	.	2	2	1	1	2
13	nit-ac	13	31	.	.	3	.	.	.	3	.	1	2	2	.	2	2	1	.	2	2	.	.	2	.	.	3	.	3	3
14	bry	13	29	2	1	1	.	1	.	3	.	3	3	.	3	3	.	.	.	1	.	.	.	2	.	2	3	.	.	1
15	puls	13	29	.	1	1	.	.	.	2	.	2	3	3	.	3	1	.	.	2	.	1	.	3	.	3	1	.	.	3

Sulfur und war auf der ganzen Linie positiv. „Es geht ihr gut; sie ist fidel und lustig! Sie ist ein richtiges kleines Mädchen geworden und – sehr zu unserer Freude – auch deutlich gewachsen!“ Halsweh und auch mal Husten habe es immer wieder gegeben, immer am nächsten Tag nach der Sulfureinnahme, was aber wieder schnell vorbeigegangen sei. Die klinischen Werte seien zur Zeit „ganz gut“. Christina erhalte jetzt 5 mg Cortison täglich; mit diesem Kompromiß sei der Arzt einverstanden gewesen. Insgesamt sei sie noch recht anfällig für einen Schleimhusten. Der Schleim laufe ihr ständig nach hinten den Rachen hinunter. Die Gelenkschmerzen seien derzeit nicht mehr vorhanden; es gebe keinerlei Schmerzen mehr. Das Mädchen ißt gut, sie kostet sogar andere Speisen! Die Flecken an den Nägeln seien verschwunden; das Nägelbeißen aber noch präsent. Beim Schlafen wolle die Kleine keine Windel mehr haben; bislang war sie nachts schon zweimal trocken, worüber beide, Mutter und Tochter, sehr stolz seien. Vor ein paar Wochen waren wieder einmal Würmer aufgetaucht, welche die Mutter mit dem altbewährten schulmedizinischen Wurmmittel bekämpft hatte. – Wir vereinbarten, im Falle eines weiteren Wurmbefalls Cina D12, 2mal täglich 2 Globuli zu geben und auf das herkömmliche Antihelminthikum zu verzichten. – Leber und Milz hätten sich nicht verschlechtert, und auch die Entzündung und der Augenhintergrund seien gleich geblieben. Wegen der Fußfehlstellungen sei Christina „in Therapie“ und es gehe schon ein wenig besser. Insgesamt wirke das Mädchen ausgeglichener; sie schreie auch ihren Bruder deutlich weniger an. – Wir entschieden, Sulfur weiterzugeben, und zwar in der Potenz LM24, 2 Tropfen auf ein Glas Wasser, davon nur einen halben Tellöffel voll einnehmen, alle 5 Tage, einschleichend beginnen.

Gute sechs Wochen später ein kurzer Anruf: „Das ACE beträgt nur noch 39,3!!“ Der Arzt sei sehr verwundert gewesen und wollte dies kaum glauben. Daraufhin habe er das Cortison wieder von 5 mg auf 2,5 mg reduziert, worauf sich Christinas Gelenke wieder „gemeldet“ hätten. Und vor drei Tagen habe es erneut Würmer gegeben, wobei Cina schnell geholfen habe. Christina sei jetzt sehr selbstsicher, eine richtige kleine Persönlichkeit!

Auf einen allzu ausführlichen Bericht des weiteren Werdegangs soll an dieser Stelle verzichtet werden, da es den Rahmen dieses Buches sprengen würde. Jedenfalls erhielt Christina später noch Medorrhinum LM18 in ähnlicher Dosierung wie oben. Auch dieses Arzneimittel bescherte ihr eine schöne Entwicklung, jedoch wurden die Gelenkschmerzen und Laborparameter zwischenzeitlich sehr schlimm; trotz guten Allgemeinbefindens. Auch die Würmer kamen noch einige Male zurück, und das Bettnässen verstärkte sich deutlich. Tagsüber ging es Christina allerdings immer recht gut, da hatte sie keinerlei Schmerzen.

Später kamen wir nochmals auf Sulfur LM24 zurück, und zum Kupieren der akuten nächtlichen rheumatischen Schmerzspitzen ließ ich zeitweise Ledum D12, 2 Globuli abends vor dem Zubettgehen geben. Von der Kleinen wurde dies mit deutlich höherem ACE-Wert (93,0) quittiert; aber sie hatte dafür keinerlei Schmerzen mehr in den Knien und „es ging ihr super"! Seit einiger Zeit war sie auch nachts trocken! Und die Würmer hatte es seit längerem nicht mehr gegeben! – Verhext, nicht wahr? Die Schulmedizin schlägt wegen der „schlechten Werte" sofort Alarm, obwohl es dem Kind „blendend" geht, blendend wie nie zuvor! Es scheint doch wirklich zu stimmen, daß in einem solchen Fall nicht der Mensch als Person und Individuum, sondern die Laborparameter therapiert werden, oder?* – So bekam nun auch der Vertrauensarzt „kalte Füße" und wollte zu diesem Zeitpunkt das Gericht einschalten, da sich die Mutter weigerte, seiner Empfehlung zu folgen und das Cortison von derzeitig 2,5 mg/die auf 12,5 mg/die zu erhöhen.

Wir wechselten nochmals zu Medorrhinum und gaben, da hinsichtlich der Verbesserung der Laborwerte akuter Handlungsbedarf bestand – und dies eigentlich nur wegen des bevorstehenden Gerichtstermins, nicht wegen des gesundheitlichen Zustandes der kleinen Christina! –, in den Medorrhinum-freien Tagen Nux vomica LM6, 2mal täglich 2 Tropfen auf einem Löffel voll Wasser, zur besseren Entgiftung sozusagen. – Nux vomica hat sich seit fast 200 Jahren besonders bei Arzneimittelabusus (Arzneimittelmißbrauch) bewährt und ist die Nummer Eins zum Abtragen heutiger Arzneimittelbelastungen. Was anderes sollte eine fast achtjährige Cortisontherapie sein? – Darüber hinaus vereinbarten wir einen Gesprächstermin mit dem betreuenden Arzt, von Homöopath zu Arzt sozusagen, um diesem die Zusam-

* Ein paar kritische Anmerkungen zu den Grenzwerten von klinischen Laborparametern, welche die Schulmedizin bei ihrer Therapie hauptsächlich im Visier hat: *Die sog. Norm- bzw. Grenzwerte dieser Laborparameter leiten sich immer vom gesunden Menschen ab.* Bei der Behandlung von *Krankheiten* wird jedoch vergessen, daß es sich hierbei um *passagere Sonderprogramme der Natur* handelt, um *dauervagotone Heilungs- und Reparationsphasen* entsprechender Organläsionen, für welche mit an Sicherheit grenzender Wahrscheinlichkeit andere Werte das physiologisch Normale sind! Man kann doch nicht Parameter während der Gesundheit (Eutonie) direkt vergleichen mit solchen während der Aufräumphase einer Erkrankung, in der ganz andere Gesetzmäßigkeiten gelten! Woher weiß man denn, wie jene in der Vagotonie auszusehen haben? Sicherlich – die Grenzwerte der Eutonie gilt es schlußendlich zu erreichen, doch scheinen „passagere Ausreißer" während der Reparaturvorgänge an dem betreffenden Organ – bei zunehmender Genesung und stetig fortschreitendem Wohlbefinden – biologisch völlig normal zu sein. Das bestätigt mir jedenfalls meine homöopathische Praxis immer wieder aufs Neue.

menhänge und Therapiemaßnahmen aus homöopathischer Sicht zu erläutern. Dies erwies sich allerdings als „vergebliche Liebesmühe“ und damit als vollkommen überflüssig, denn der ehrenwerte Kollege war alles andere als kooperativ und aufgeschlossen. Ihm ging es nur um die „Werte“ und „seine Verantwortung“ bezüglich der Verbesserung eben dieser Werte. Alles andere negierte er bzw. nahm es überhaupt nicht zur Kenntnis. Im Gegenteil, er tischte darüber hinaus sogar noch ein paar Lügenmärchen auf, wie sich hinterher in dem Gespräch mit Christinas Eltern herausstellte. So war die Mutter wohl oder übel gezwungen, sich einen anderen Arzt ihres Vertrauens zu suchen, was ihr schlußendlich auch gelang. Dieser stand der ganzen Angelegenheit viel gelassener gegenüber und konnte gar nicht verstehen, daß sein Kollege „bei diesen Werten so viel Angst hat“.

Erfreulicherweise fiel der ACE-Wert mit der Zeit dann doch noch deutlich ab (64,6), so daß damit der ganzen Dramatik der Wind aus den Segeln genommen wurde. Und Christina ging es weiterhin sehr gut. Aus diesem Grunde, und weil man nun auch eine Ärztin in der Nähe gefunden hatte, „die auch mit alternativen Heilmethoden arbeitete“, beendete die Mutter unsere homöopathische antimiasmatische Kur und bedankte sich ausdrücklich für die gute Betreuung und Zusammenarbeit.

Damit war jedoch die Gesamttherapie der kleinen Christina nicht abgeschlossen. Zu meinem großen Erstaunen hörte ich etwa vier Monate später wieder von ihr. Man hatte mit der Bioresonanztherapie fortgefahren, und in der Folge davon gebe es nun „seit zwei bis drei Wochen “fürchterliche Würmer”, welche „nicht in den Griff zu kriegen“ wären. Es seien sehr viele und sie seien „überall“, auch bis hin in die Scheide. Alles juckte extrem stark. Und Cina habe keinerlei Wirkung mehr. Darüber hinaus seien auch die Knie wieder sehr angeschwollen und schmerzten. Und das Bettnässen sei in voller Stärke wieder zurückgekommen, und dies, obwohl Christina relativ wenig trinke. Die Kleine habe deswegen einige homöopathische Mittel erhalten, jedoch ohne irgendeine Wirkung. Allerdings betrage der ACE-Wert erfreulicherweise 55,0. - „Klinische Werte besser, insgesamt aber schlechter“, so könnte man diesen Zustand zusammenfassen! Das bedeutet: weiter entfernt als zuvor von echter Heilung gemäß den biologischen Naturgesetzmäßigkeiten.

Homöopathisch beurteilt, handelt es sich hier um eine (oder um eine mehrfache) energetische Unterdrückung durch Bioresonanz*, was wieder-

* Hier zeigt sich wieder einmal, daß die Bioresonanz nur den Status praesens, also den Ist-Zustand des Patienten aufzeigen kann, nicht aber die chronischen Gesamtzusammenhänge erfaßt. Somit sind einer Unterdrückung sehr leicht Tür und Tor geöffnet.

um den Sulfur auf den Plan ruft. Wir behandelten die Würmer mit Spigelia LM6 akut, 3mal täglich 3 Tropfen auf einem Teelöffel voll Wasser, und den verschlechterten chronischen Gesamtzustand, sprich die Unterdrückung, mit Sulfur LM18, 1 Tropfen auf ein Glas Wasser, alle 3 Tage. Die Würmer waren nach etwa einer Woche gänzlich verschwunden und das Bettnässen kam zu diesem Zeitpunkt nur noch einmal pro Nacht vor (zuvor war es 3–4mal die Nacht!). Die Knieschwellungen bestanden zwar nach wie vor, aber es ging schon wieder „sehr gut". „Christina hüpft schon wieder und es tut ihr überhaupt nicht mehr weh."

Zwischenzeitlich wurde die Mutter angehalten, „vom Gericht aus einen Arzt aufzusuchen", der dann allerdings recht zufrieden mit ihr war. „Das Labor hatte sich nicht verschlechtert, und auch die Leber war nicht mehr vergrößert." – Unter dem Antimiasmatikum Sulfur gab es später noch ein weiteres Mal Würmer, welche allerdings nun auch auf Spigelia nicht mehr ansprachen. Sie verschwanden langsam aber sicher unter dem homöopathischen Mittel Sabadilla LM6. Seither ist es zu keinem Wurmbefall mehr gekommen. Auch die Amtsärztin konstatierte: „Christina geht es gut." Von Amts wegen wurde also keinerlei Druck mehr ausgeübt, die Werte waren erfreulich und „die Ärztin sieht, daß wir etwas unternehmen und ist zufrieden".

So blieben wir noch für eine ganze Weile bei Sulfur in chronischer Potenz (LM18 und LM24) und konnten damit Christina samt ihrer fürsorglichen Mutter langsam aber sicher aus dem turbulenten Fahrwasser einer amtsärztlichen Kontrolle und Zwangstherapie herausmanövrieren in das seichtere und sichere Gewässer einer freiwillig gewählten, individuellen, antimiasmatischen homöopathischen Kur. Darüber hinaus dürfte die Dauercortisontherapie für das Mädchen ausgedient haben und nun endgültig der Vergangenheit angehören.

3.7 Chorea nach MMR-Impfung

Dieser Fall handelt von einem allerschwersten Impfschaden durch eine ungewollte Masern-Mumps-Röteln-Impfung. Die 13jährige Samira konnte schon zwei Wochen nach der Impfung „fast nicht mehr laufen, stolperte über ihre eigenen Füße und fiel hin". Darüber hinaus hatte sich seither ihre Sprache verändert und von der einen Hand her war eine „sehr ausgeprägte Innendrehbewegung" zu beobachten, wie die Mutter bei der Anmeldung am Telefon berichtete. Die Diagnose der Universitätsklinik lautete Sydenham

Chorea*, was später auf parainfektiöse Chorea abgeändert wurde. Samira hatte mittlerweile schon viele Untersuchungen und Tests hinter sich gebracht, inclusive einer Rückenmarkspunktion und eines Computertomogramms des Gehirns, da u. U. auch eine „Autoimmunerkrankung des Gehirns" vorliegen könnte, so die Kliniker der medizinischen Hochschule. Das vorgeschlagene antiepileptische Medikament Ergenyl habe die Mutter bislang abgelehnt.

Etwa drei Monate nach der Impfung saß Samira vor mir in der Praxis. Sie befand sich in einem sehr desolaten Zustand. Ihre Mutter hatte sie schon sehr stützen müssen, damit sie überhaupt ein paar Schritte laufen konnte. Auf dem Stuhl konnte sie alles andere als ruhig sitzen. Alle Gliedmaßen waren andauernd in Bewegung, ganz besonders die rechte Seite. Ihr rechter Arm machte unaufhörlich schnelle, unkontrollierte Bewegungen, welche das Mädchen nicht willentlich beeinflussen konnte. Mit der linken Hand hielt Samira ihren rechten Arm fest, in der Hoffnung, damit ein wenig Ruhe zu haben. Aber statt dessen flogen beide Gliedmaßen ständig durch die Luft. Bei den Beinen war es nicht viel anders. Auch diese zuckten und bewegten sich in einem fort, so daß das Mädchen samt Stuhl mit der Zeit regelrecht rückwärts durchs Zimmer wanderte, da es mit den Füßen häufig stoßende Bewegungen ausführte. So mußten wir Samiras Stuhl immer wieder vorziehen. Darüber hinaus hatten wir darauf zu achten, daß sich ihr Stuhl weit weg genug vom Schreibtisch befand, da anderweitig die akute Gefahr einer Verletzung bis hin zur Fraktur des Armes durch Aufknallen auf die Schreibtischkante bestand, so vehement und unkontrolliert flogen Samiras obere Extremitäten durch den Raum. Beinahe „wegwerfend", wie die Mutter sich ausdrückte.

Wie gesagt, begonnen hatte alles nach besagter MMR-Impfung. Mutter und Tochter hatten damals einen Arzt aufgesucht, um sich eigentlich über die Notwendigkeit einer Tetanusimpfung zu informieren. Das Mädchen ist nämlich zusammen mit seinen Mitschülern von der Schule aufgefordert worden, den „Tetanusimpfschutz" wegen einer anstehenden Klassenfahrt ins Schullandheim überprüfen zu lassen. Somit begaben sich beide zwecks Beratung in eine ärztlich Praxis. Zu Beginn des gemeinsamen Gespräches

* Chorea: Veitstanz mit schnellen, unphysiologisch-arrhythmischen, unwillkürlichen Kontraktionen einzelner bzw. wechselnder Muskeln oder Muskelgruppen in fast allen Körperregionen; dadurch das Bild der allgemeinen motorischen Unruhe mit unwillkürlichen und unkontrollierbaren ständigen Bewegungen der Extremitäten, verbunden mit Grimassieren, Schnalzen, Beeinträchtigung des Sprechens, Muskeltonusverminderungen, Reflexabschwächungen etc.

wurde der behandelnde Arzt jedoch noch einmal für kurze Zeit in ein anderes Behandlungszimmer gerufen, so daß die Beratung unterbrochen werden mußte. Ein paar Minuten später, zu Samira zurückkehrend, „murmelte" er dann halblaut vor sich hin: „Bei dir ist ja noch gar keine Rötelnschutzimpfung vorgenommen worden." Sprach's und verabreichte dem völlig überraschten Mädchen eine bereits vorbereitete Spritze, ohne zu fragen, ob diese überhaupt gewünscht wurde, und darüber hinaus ohne jeglichen Bluttest gemacht zu haben bzw. zu fragen, ob diese Kinderkrankheit bereits auf natürlichem Wege durchgemacht wurde. Mutter und Tochter waren außer sich. Sie kamen in der Absicht, sich hinsichtlich der Notwendigkeit einer Tetanusimpfung beraten zu lassen, und nun dieser böse „Überraschungseffekt" mit der bewußten Verletzung der persönlichen Integrität. Der Arzt kannte Samira überhaupt nicht und hatte weder eine Anamnese erhoben noch eine gründliche Untersuchung vorgenommen! Und von Röteln war zu keinem Zeitpunkt die Rede gewesen! So gab es eine kurze heftige Diskussion und beide „Mädchen" verließen aufgebracht die Praxis, ohne irgend etwas Konkretes erreicht zu haben.

Schon zwei Tage nach der Injektion empfand Samira eine merkbare Veränderung. Sie machte ihre Mutter darauf aufmerksam, daß ihr rechter Arm „nicht mehr so konnte, wie sie wollte". „Mami, ich habe das Gefühl, ich kann ihn nicht mehr richtig steuern." Er reagierte nur noch mit Verzögerung. Dies war zu jenem Zeitpunkt für Außenstehende allerdings noch nicht wahrzunehmen. Doch bereits zwei Wochen später, nach der Rückkehr aus dem Schullandheim, konnte das Mädchen weder ihren rechten Arm noch ihr rechtes Bein willentlich kontrollieren. Der Arm flog regelrecht durch die Luft und auch das Bein machte ohne Unterbrechung unwillkürliche Bewegungen und wurde schwach, so daß Samira fortan ohne Unterstützung nicht mehr selbständig laufen konnte. Mit der linken Hand versuchte sie immerfort den rechten Arm ruhigzuhalten, jedoch ohne Erfolg; es „flogen beide durch die Gegend", so vehement waren die Bewegungen. Klinisch bestand das vollständige Bild einer ausgeprägten Chorea! Und das bei einem Mädchen, welches bislang immer „recht gesund gewesen" ist (Aussage der Mutter)!

Es folgten drei Monate lang Untersuchungen an der nahe gelegenen Universitätsklinik, Drangsalierungen, Ablenkmanöver, Panikmache und vieles mehr. Immer wenn die Mutter das Gespräch auf die Rötelnimpfung lenkte, „wurde blockiert", ja man wurde sogar schroff und aggressiv. Egal, ob dies Hochschulprofessoren, niedergelassene Ärzte oder auch Psychologen waren. Der Schulterschluß war perfekt. „Davon kann so etwas nicht kommen", war die kurze stereotype Antwort. Dagegen wollte man Samira nun Schilddrüsenprobleme, einen Lupus erythematodes (eine schwere Autoimmunkrankheit) und vieles mehr „anhängen“, nur damit man eine Erklärung für ihre Chorea hatte und von den eigentlichen Zusammenhängen ablenken konnte. Die empfohlene Therapie bestand zunächst – wie könnte es anders sein – in hochdosiertem Cortison, was die Mutter bislang verweigerte, da sie auf die Homöopathie hoffte. Aus diesem Grunde drohte man gleich mit unterlassener Hilfeleistung und wollte die beiden einschüchtern. Sogar die konsultierte Psychiaterin schlug in dieselbe Kerbe. Ein paar Monate später habe dann ein Neurologe Samiras Mutter versichert, daß „choreatische Störungen nicht heilbar“ seien. „Wenn's ohne Cortison geht, machen Sie's!“ Er stand voll dahinter und schien an unserer Therapie sehr interessiert. Auch Dr. Eichelberger, einer der angesehensten Homöopathen unserer Tage, den die Mutter einmal in dieser Angelegenheit anrief, bestätigte: „Nur nicht Cortison! Sie haben dann keine Chance! Hier handelt es sich um einen Impfschaden!“

Die homöopathische chronische Anamnese brachte noch folgende Zusammenhänge. Es stellte sich heraus, daß Samira bereits als Kleinkind die Röteln auf natürlichem Wege bekommen hatte; somit war obige Impfung – hinsichtlich des sog. Rötelntiters – mehr als überflüssig. Des weiteren hatte es früher das Dreitagefieber gegeben. Ansonsten traten hin und wieder grippale Infekte mit hohem Fieber und viel Husten auf, welche aber schon damals mit homöopathischen Mitteln wie Belladonna, Aconitum etc. sowie mit Wadenwickeln „in den Griff bekommen“ wurden.

Im Alter von etwa zwei Jahren litt Samira an einem sehr schmerzhaften Harnwegsinfekt, welcher antibiotisch versorgt wurde. Kurz vor der Einschulung mußte die Kleine dann wegen einer schweren Lungenentzündung das Bett hüten. Die verabreichten Antibiotika konnten dieser Infektion allerdings nicht Herr werden, so daß es zu einer sog. Superinfektion kam. Alles in allem dauerte die Rekonvaleszenz dieser Erkrankung recht lange. Etwa zwei Jahre später gab es noch einmal einen Lungenspitzenkatarrh, der dann homöopathisch mit Tartarus sein erfolgreiches Ende fand. Die Jahre später hatte Samira immer wieder Husten und Erkältungen. Auch ihre Stirn- und Nebenhöhlen waren des öfteren vereitert. Darüber hinaus gab fast regelmäßig Kopfschmerzen; an der Stirne und über einem Auge habe es sehr gestochen, vergesellschaftet mit Übelkeit. So richtig migräneartig schon in diesen jungen Jahren! Doch nun, seit den Bewegungsstörungen, seien die Kopfschmerzen wie weggeblasen!

Wie man sieht, klingen diese Zusammenhänge – chronisch homöopathisch betrachtet – doch gar nicht mehr so gesund. Die Miasmen, insbesondere die Sykosis zusammen mit der Tuberkulinie, sind recht dominant ausgeprägt vorhanden! Somit ist es nur logisch, daß eine Impfung diese Situation dramatisch und entsprechend destruktiv verkomplizieren kann.

Damit nicht genug! Es stellte sich heraus, daß die wiederholten Erkältungen im Alter von etwa zehn Jahren nach einer Behandlung mit Broncho-Vaxom schlagartig aufhörten. Und Scharlach gab es mindestens dreimal, immer antibiotisch weggedrückt. Auch die Ohren haben zeitweise reagiert, jedoch habe niemals das Bild einer akuten Otitis media bestanden. Die Löcher für Ohrringe eiterten beim Tragen von Modeschmuck schon nach einem Tag. Auf dem rechten Auge hatte Samira eine Sehkraft von nur 70 %, während ihr linkes 120 % Sehkraft aufwies.

Samira war ein sehr ruhiges Kind, sehr in sich zurückgezogen. Auch in der Schule sei sie immer sehr still. Sie wächst ohne Vater auf und hat ihn seit Jahren nicht mehr gesehen. Ihre Schilddrüsenfunktion war grenzwertig, eine leichte Unterfunktion. Sie nahm deswegen seit zwei Jahren L-Thyroxin ein. Hin und wieder gab es auch einen Lippenherpes, zeitweilig auch Bläschen an Daumen und Ringfinger. Schon als Kind fiel der Mutter vermehrter Hand- und Fußschweiß auf. Ab und zu waren auch weiße Flecken auf den Fingernägeln zu sehen.

Bei den jetzigen choreatischen Bewegungen gab es immer wieder aufsteigende „fliegende" Hitze und beim letzten Vollmond konnte das Mädchen kaum noch gehen.

Als Säugling litt Samira unter „schlimmen Blähungskoliken". Sie hatte vier Monate lang nur geschrien. „Es war entsetzlich.", so die Mutter. Außerdem imponierte ihr Po sehr häufig durch Röte und offene wunde Stellen, welche mit einer Zinkoxidsalbe versorgt wurden. Und „als Säugling war sie öfter krank". Auch Mundsoor hatte sie „schon mal gehabt". Bei der Geburt wurde ein Polyp in der Scheide festgestellt, welcher immer noch vorhanden sei.

Samira ist sehr sonnenempfindlich. Sie hat eine ausgeprägt weiße und empfindliche Haut. Das Meer tat ihr bislang immer sehr gut; im Gebirge fühlte sie sich auch wohl. Früher war ihr Süßigkeitsdrang kaum zu bändigen. Ansonsten ist sie beim Essen recht eigenwillig. Fleisch mag sie allerdings sehr gerne.

Vor etwa einem Vierteljahr war Samiras Menarche (Zeitpunkt der ersten Regelblutung). Die Menses gab es seither dreimal in regelmäßigem Abstand von etwa vier Wochen, ohne weitere Auffälligkeiten. Nur der Ausfluß, welcher schon seit längerem bestand (auch schon vor der Menarche), sei noch erwähnenswert. Er habe eine weißliche Farbe, sei anfangs flüssiger, später dann zähflüssiger und rieche unangenehm.

An Impfungen habe es bereits Masern-Mumps, DPT, Polio, FSME und Grippe gegeben. Und eben jene MMR-Impfung vor drei Monaten.

Während der Schwangerschaft mit Samira litt die Mutter an einer dreimonatigen Übelkeit. Sie war empfindlich auf jegliche Gerüche. Außerdem konnte sie schlecht schlafen und hatte gewisse Ängste, da sie eine relativ späte Erstgebärende war. Aus diesem Grunde ließ sie sich zu einer Amniozentese überreden. Schließlich ist noch ein „unausstehlicher Juckreiz im Schambereich" während fast der gesamten Schwangerschaft zu nennen. Der damals werdende Vater wollte das Kind nicht haben und bestand auf einer Abtreibung. Die Mutter empfand dies als „beständige Bedrohung"; es bereitete ihr viele Unannehmlichkeiten. Erst viel später, während unserer Behandlung, konnte sie sich wieder daran erinnern, daß sie auch während ihrer Schwangerschaft oder kurz vor der Empfängnis noch eine Gelbfieberimpfung und eine Malariaprophylaxe wegen einer Keniareise erhalten habe.

Familiär gibt es noch seitens der Mutter Morbus Ménière (anfallsweiser Drehschwindel mit Übelkeit und Erbrechen, fluktuierender Innenohrschwerhörigkeit und subjektiven Ohrgeräuschen), Sinusitis (Nebenhöhlenentzündung), Ovarialzysten (Eierstockzysten), Neigung zu Bronchitis, Hitzewallungen, depressive Verstimmungen, Dysmenorrhoe (Mensesbeschwerden), Anämie, Fluor vaginalis, des öfteren Trichomonaden und genitale Pilzinfektionen sowie Ohrringunverträglichkeit bei bestimmtem Schmuck zu nennen. Vom Vater sind nur eine Meningitis (Hirnhautentzündung), ein Bandscheibenprolaps (Bandscheibenvorfall) bekannt. Des weiteren kommen familiär Steißgeburt, Migräne, Kropfoperationen, Lungenemphysem, Rheuma, Herzinfarkt, Prostataoperationen, Homosexualität und starke Wetterfühligkeit vor.

Dies ist also die vollständige Geschichte des Mädchens Samira. Der Heilungsverlauf ist sehr komplex mit einigem anfänglichen Auf und Ab, da man zwischenzeitlich auch wieder zu anderen Therapieverfahren (Atlastherapie, Farbtherapie und Überprüfung mittels Kirlianfotographie, Bioresonanz, mittels Kinesiologie ausgetestete Impfnosoden, Geistheiler etc.) Zuflucht genommen hatte, um sich ein wenig zu orientieren, welche jedoch allesamt einen recht negativen Einfluß auf die Motorik des Mädchens und unsere homöopathischen antimiasmatischen Anstrengungen hatten. Man war eben – und das ist ja in einem solchen Falle mehr als verständlich – sehr unsicher und wollte keine Möglichkeit verpassen, Samira Hilfe angedeihen zu lassen. Aus diesem Grunde will ich hier nicht den kompletten Verlauf der chronischen Kur wiedergeben und eben nur die wesentlichen homöopathischen Antimiasmatika nennen, die das Mädchen wieder zu einem unauffälligen Kind gemacht haben. Dies sind im wesentlichen Sulfur LM18, zwischenzeitlich Ignatia LM6 als akutes Zwischenmittel, Medorrhinum LM18, kurzzeitig auch Agaricus LM18, welches allerdings keine Verbesserungen brachte, Natrium muriaticum LM18 und LM24, Lachesis LM18 und LM24, wiederum Sulfur, diesmal allerdings in der LM24, und nochmals Medorrhinum LM18 und schließlich Silicea LM18. Die Gesamtbehandlung zog sich über ca. zweidreiviertel Jahre hin und kann als sehr erfolgreich angesehen werden.

Samira kann heute wieder völlig unauffällig gehen, Radl fahren, schwimmen, schreiben, zeichnen, Klavier spielen und vieles mehr. Sogar das Stehen auf einem Bein bei geschlossenen Augen fällt ihr nicht schwer. Auch die Feinmotorik ist nicht mehr gestört. All ihre Gliedmaßen hat sie nun wieder vollständig unter Kontrolle. Samira ist bei ihren Mitschülern sehr beliebt und nimmt aktiv am Leben teil. Sie wirkt deutlich aufgeschlossener als früher und hat viel mehr Selbstbewußtsein. Sie hat in den letzten Monaten viele Kontakte geschlossen; „das kannte ich früher nicht von ihr", so die Mutter. Samira hat auch wieder zugenommen und „sieht richtig gesund aus". Und schließlich meldeten sich die alt bekannten Kopfschmerzen langsam wieder zurück; ein sicheres Zeichen, daß wir bei dem Rückspulungsprozeß etwa an dem Stand angelangt waren, welcher kurz vor besagter MMR-Impfung und kurz vor dem Beginn der Chorea lag. Denn seit den Bewegungsstörungen hatte es ja keinerlei Kopfschmerzen mehr gegeben! – Selbstverständlich haben wir die Therapie entsprechend fortgeführt, so daß mit der Zeit auch die Neigung zur Migräne ad acta gelegt werden konnte.

3.8 Vitamin-D-Schaden – „Birnenschädel"

Der Fall von Julian, einem sechs Monate alten kleinen Säugling, ist relativ schnell erzählt. Seine Mutter kam mit ihm hauptsächlich wegen seiner „Schreianfälle" und seines schlechten Schlafes in die homöopathische Praxis. Das primär Behandlungsbedürftige aus meiner Sicht jedoch war eine unverkennbar ausgeprägte Schädeldeformation.

Julians Fontanelle war schon zum Ende des fünften Lebensmonat kompett geschlossen! Dies habe sich bereits ab dem dritten Monat langsam abgezeichnet. Seither sah sein Kopf recht unförmig aus: oben im Bereich der Stirne relativ schmal und sich verjüngend und unten am Gesichtsschädel auffallend breit und groß. Dies erinnerte unwillkürlich an die vor Jahren populär gewordene Karikatur des Kopfes eines bekannten Politikers in Form einer Birne. – „Selbstverständlich" hat der Kleine regelmäßig Vitamin D erhalten, welches wir sofort absetzten.*

* siehe Band 1, Kapitel 5.3.3 *Vitamin-D-Prophylaxe und Fluor*

Die Haut von Julian war relativ empfindlich. An verschiedenen Stellen imponierten großflächige neurodermitisartige Stellen, wie z. B. am Rücken, Bauch und im Gesicht, welche seine Mutter regelmäßig mit einer Fettcreme einschmierte. Seine Füßchen waren des öfteren klamm und kalt. Im Kopfbereich gab es einen starken Milchschorf von dicken gelblichen Krusten.

Bis zum vierten Lebensmonat ist Julian voll gestillt worden. Dabei habe er zwischendurch immer wieder geschrien und Luft geschluckt. Einmal gab es auch für eine ganze Weile eine leichte Erkältung mit verstopfter Nase. Da bekam er beim Stillen überhaupt keine Luft mehr und mußte immer wieder erzürnt absetzen. Somit war das Stillen zu dieser Zeit stark beeinträchtigt und „sehr stressig". Wenn der kleine Junge Hunger hat, „muß es immer ganz schnell gehen. Wehe, man legt ihn nochmals weg! Dann gibt es Schreianfälle ohnegleichen, daß er keine Luft mehr bekommt." Dies war schon im Krankenhaus kurz nach der Entbindung so. Julian ist überhaupt ein sehr zorniges Kind und kann „sehr gut schreien". Wenn er wach wird, quengelt er sofort, „da muß man sofort kommen".

Julian hat noch nie durchgeschlafen. „Er kommt zwei- bis dreimal die Nacht und hat überhaupt keinen richtigen Rhythmus." Außerdem schläft er sehr schlecht ein; man muß immer wieder zu ihm hin. Auf dem Arm klappt es am besten. Tagsüber schläft er, zusammengenommen, nur etwa eine Stunde, also bei weitem viel zu wenig. Und auf dem Bauch liegen wollte er noch nie; früher habe er deswegen lautstark geschrien. Beim Einschlafen rolle der Kleine mit dem Kopf. Wenn er dann endlich mal eingeschlafen sei, liege er häufig mit einem in den Nacken überstrecktem Kopf da.

Am späten Nachmittag sei Julian „meist unausstehlich". Jedoch Blähungen habe er so gut wie keine gehabt. Nach seinem Spätnachmittagsschlaf von einer halben Stunde sei er immer recht nörgelig bis hin zum späten Abend (etwa 20 oder 21 Uhr). Zur Zeit scheine er auch ein wenig zu zahnen; allerdings ohne auffälligere Symptome, abgesehen von dem etwas grünlichem Stuhl und dem leicht wunden Po.

Julian mußte wegen seiner Hüften anfangs breiter gewickelt werden. Besonders die rechte Hüfte war nicht ganz korrekt ausgebildet. Darüber hinaus fielen nach der Geburt auch Sichelfüßchen auf, welche sich durch Massieren „wieder gegeben haben". Der Nabel habe lange genässelt und sei deshalb zweimal verödet worden. Julian ist nicht geimpft und soll es auch nicht werden.

Die Familienanamnese ergab noch folgende relevanten Zusammenhänge: Der Schwangerschaft von Julian ging eine Fehlgeburt voraus. Ansonsten habe die Mutter immer wieder mit „Hüftgelenksproblemen zu kämpfen". Früher gab es auch zeitweilig eine Flechte im Gesicht. Des weiteren sind

Blasenentzündungen, eine leichte Nierenbeckenentzündung und vaginaler Ausfluß bei ihr zu nennen. Vom Vater gibt es recht wenig zu berichten, nur hin und wieder stärkere Rückenschmerzen. Ansonsten kommen familiär schwere Depressionen bis hin zu Selbstmordversuchen, Gicht, M. Parkinson, Diphtherie, allergisches Asthma, erfolgreich verübte Selbstmorde, Alkoholismus und Bluthochdruck vor.

Der Junge erhielt Lycopodium LM18, 1 Tropfen auf ein Glas Wasser, alle 3 Tage nur einen Teelöffel voll; zuvor das Fläschchen 10mal schütteln. Ein paar Wochen später meldete die Mutter, daß es ihm „blendend" gehe. Die

Repertorisation: Vitamin-D-Schaden - "Birnenschädel"

SAMUEL-Serie V7.0

Nr.	Symptome
1	gemüt - schreien
2	gemüt - schreien - erwachen, beim
3	gemüt - zorn, ärger
4	gemüt - diktatorisch, herrisch, dogmatisch, despotisch
5	gemüt - ungeduld
6	kopf - bewegungen - rollt den kopf
7	kopf - hautausschlag - krusten und schorfe
8	kopf - gezogen nach hinten, kopf wird
9	schlaf - erwachen - häufig / gestört
10	allgemeines - sykotische konstitution <familiär>
11	modalitäten - nachmittags, schlechter
12	modalitäten - nachmittags - 16-20 uhr
13	extremit. - kälte - fuß
14	extremit. - schweiß - fuß
15	schnupfen - schniefen - neugeborene
16	abdomen - nabel, absonderung

Methode: Wertigkeit

Nr.	Arzneimittel	Neg	Wert	1	2	3	4	5	6	7	8	9	10	11	12	13	14	15	16	17	18	19	20	21	22	23	24	25
1	**lyc**	0	38	3	2	3	2	2	2	2	2	2	2	3	3	3	3	3	1									
2	sulf	4	27	2	1	3	.	3	1	3	.	3	2	2	1	3	3	.	.									
3	sep	6	25	1	1	3	.	3	.	2	.	3	3	3	.	3	3	.	.									
4	apis	4	23	3	1	2	1	2	2	.	2	2	2	2	.	3	1	.	.									
5	calc	6	22	2	.	2	.	2	.	2	.	3	2	1	.	3	3	.	2									
6	merc	4	22	1	.	1	2	1	2	3	.	2	1	2	.	3	3	1	.									
7	sil	5	22	1	.	1	.	2	2	2	1	2	2	3	.	3	3	.	.									
8	nat-m	7	21	.	.	3	.	2	.	3	2	2	.	2	.	3	2	.	2									
9	bell	7	20	2	.	2	.	1	3	.	2	2	.	3	.	3	2	.	.									
10	kali-c	6	20	3	.	3	.	2	.	1	.	2	1	1	.	3	2	.	2									
11	nit-ac	6	20	1	.	3	.	1	.	2	1	2	3	2	.	3	2	.	.									
12	zinc	6	20	2	3	2	.	1	1	.	1	2	.	3	.	2	3	.	.									
13	ars	7	19	1	.	3	.	2	1	3	.	2	.	2	.	3	2	.	.									
14	cham	5	19	2	2	3	1	3	.	.	2	1	1	1	.	2	1	.	.									
15	puls	7	19	1	.	1	.	2	.	.	.	3	1	3	.	3	3	2	.									

oberen Zähne kämen gerade durch, weshalb er fast stündlich die Windel voll hätte. „Und die Haut ist richtig toll geworden!" Julian schlafe nun „super" und entwickele sich gut.

Nach etwa vier Monaten Einnahmezeit sah ich den Jungen zwecks Verlaufsdurchsprache der chronischen Kur wieder. Wie hatte er sich verändert! Seine Kopfform war vollständig unauffällig geworden! Keine Spur mehr von einer Birnenform! So richtig wohl proportioniert! Vermutlich sind seine vorzeitig kalzifizierten Schädelnähte unter Lycopodium wieder weicher geworden, so daß eine Deformationsrückbildung, hin zur Normalität, möglich wurde. Wie segensreich ist doch diese sanfte Heilkunde! Darüber hinaus stand er bereits und machte die ersten Gehversuche an der Hand! Die Haut war weiterhin o.B., und die Schreiattacken hatten auch deutlich nachgelassen. Allein seine Schlaflage habe sich verändert: er schlafe jetzt ausschließlich in der Knieellenbogenlage, mit angezogenen Beinen, so daß der Po hoch in die Luft weise. Darüber hinaus sei er nun recht wehleidig. Auch bei fremden Geräuschen weine er sofort. Und mit der Zahnung trete immer wieder eine Windeldermatitis auf, die recht juckend und unangenehm für ihn sei. – Wir wechselten nun zu Medorrhinum LM18, welches ihm weiterhin eine schöne Entwicklung bescherte.

3.9 Paukenröhrchen

Der siebenjährige Stefan hat schon seit jeher große Probleme mit den Ohren. Mit jeder Erkältung tritt immer wieder ein ausgeprägter Erguß hinter dem Trommelfell auf, so daß der Junge sehr schwer hören kann. Vor drei Jahren wurden ihm deshalb sog. Paukenröhrchen zur Drainage operativ eingesetzt. „Er hat dann Buchstaben nachlernen können", so die besorgte Mutter. Nach drei Monaten habe man die Röhrchen wieder entfernt und den Erguß abgesaugt. Aber nach dem nächsten Schnupfen sei „das Ohr wieder vollgelaufen" und damit sei alles wieder beim alten gewesen. Nun dränge der Arzt zu einer erneuten Operation und die Mutter ist sich nicht sicher, was sie tun soll. – Wir vereinbarten deshalb einen Termin für die chronische Anamnese und erhoben stante pede eine subakute Anamnese, um eventuell vorab schon ein bißchen helfen zu können.

Früher habe es einige Mittelohrentzündungen gegeben. Das erste Mal mit einem halben Jahr. Diese Otitis media wurde auch sogleich mit einem entsprechenden Antibiotikum behandelt. In der Folge gab es dann mindestens ein- bis zweimal im Jahr eine solche Entzündung. Anfangs wurden diese noch regelmäßig antibiotisch versorgt, während man später Pulsatilla und Otovowen (Komplexmittel aus Aconitum, Capsicum, Chamomilla, Echinacea, et al. in Tiefpotenzen) eingesetzt habe. Seither habe es nicht mehr jeden Winter Otitiden gegeben; wohl sei Stefan aber regelmäßig erkältet gewesen. Im Alter von etwa drei Jahren wurde dann erstmals ein Paukenerguß diagnostiziert. Dann kam besagte Operation mit den Röhrchen.

Man habe es auch schon mit Heilmagnetismus, Komplexmittelhomöopathie (enthaltend Calcium carbonicum D12, Sulfur D12, Phosphorus D12, Baryum carbonicum D6, et al.) und Ohrkerzen versucht, jedoch ohne nachhaltigen Erfolg. Beim nächstbesten Schnupfen war der Erguß wieder vorprogrammiert. Später war auf einer Seite das Trommelfell eingezogen, wie „festgepappt". So kam es zu einer erneuten Operation. Diesmal sollten die Paukenröhrchen ein halbes Jahr drin bleiben. Das war vor etwa vier Monaten. Und nun – beim nächsten Termin in etwa zwei Monaten – sollten diese durch neue Röhrchen ersetzt werden.

Die Erkältungen von Stefan laufen immer nach demselben Muster ab und seien im Prinzip kaum noch merkbar. Zunächst sei die Nase verstopft, aber „es kommt nichts runter". Fieber habe der Bub keines. Später komme es dann zu jenem Erguß.

Stefan ist sehr empfindlich gegen kalten Wind. Er friert überhaupt sehr leicht. Als Säugling habe er des öfteren nachts geschwitzt, besonders am Kopf, so daß seine Haare feucht, teilweise sogar richtig naß waren. Und mit einem halben Jahr gab es den ersten Schnupfen, vergesellschaftet mit einer eitrigen Bindehautentzündung, so daß er morgens mit ganz gelb-verklebten Wimpern aufgewacht sei. Verklebte Augen seien die ersten Jahre bei Schnupfen häufiger vorgekommen. Seit ca. dem 5. Lebenjahr habe Stefan dann kaum noch nennenswerte Erkältungen gehabt.

Dies war also die schnelle „subakute Anamnese", die immerhin schon eine halbe Stunde dauerte. Nach Durchsicht der Zusammenhänge samt zugehöriger Arzneimittelmatrix entschied ich mich für Calcium carbonicum LM6, 3mal täglich 1 Tropfen auf einen Teelöffel voll Wasser. Und zwar Calcium deshalb, weil es deutlich die Nase vorne hatte und auch gegenüber Silicea besser abschnitt, wenn man die Witterungsmodalitäten 4 bis 6 als synonym betrachtet.

Einen knappen Monat später gab es dann einen akuten Schnupfen zwischenzubehandeln. Dieser bestand bereits seit vier Tagen und war von gelblich mildem Sekret. Teilweise sogar ein bißchen wäßrig. Auf jeden Fall lief die Nase, was schon lange nicht mehr vorgekommen war. Weiterhin war zu vernehmen, daß Stefan bereits drei Tage nach der ersten Calciumgabe wieder besser hörte! Dies habe er schon zweimal von sich aus gesagt. Zur

Repertorisation: Paukenröhrchen (subakut)

SAMUEL-Serie V7.0

Nr.	Symptome
1	kopf - kopfschweiß - schlaf, während
2	empfindungen - lebenswärme, mangel an (kälteempfindlich, dauerndes frieren)
3	modalitäten - kälte - neigung zu erkältung
4	modalitäten - kälte - wetter - trocken - kaltes w. verschlechtert
5	modalitäten - wetter - wind - kalter w. macht beschwerden
6	modalitäten - gehen - wind, gehen im wind verschlechtert
7	augen - lider - verklebt
8	augen - lider - verklebt - morgens
9	ohren - entzündung - mittelohr
10	ohren - inneres ohr - mittelohreiterung
11	ohren - inneres ohr - tubenkatarrh
12	schnupfen - verstopfung der nase
13	schnupfen - schnupfen - absonderung, ohne (stockschnupfen)

Methode: Wertigkeit

				Symptome:									1	.	.	.	.	.	.	.	.	.	2	.	.	.	.	.
Nr.	Arzneimittel	Neg	Wert	1	2	3	4	5	6	7	8	9	0	1	2	3	4	5	6	7	8	9	0	1	2	3	4	5
1	**calc**	2	30	3	3	2	.	.	2	3	3	3	2	3	3	3												
2	sil	1	29	2	3	3	2	2	.	2	1	3	3	3	3	2												
3	caust	2	26	.	3	1	3	2	.	3	2	2	2	2	3	3												
4	nux-v	4	24	.	3	3	3	3	3	2	1	.	.	.	3	3												
5	hep	4	23	.	3	3	3	3	.	.	2	3	3	.	2	1												
6	lyc	3	22	2	2	3	.	.	2	3	1	3	1	.	3	2												
7	sep	3	22	2	2	3	1	2	3	3	2	.	.	.	2	2												
8	cham	3	21	2	.	3	1	2	2	3	2	3	.	.	2	1												
9	puls	4	21	.	.	2	.	.	2	2	2	3	2	3	3	2												
10	kali-bi	5	20	.	3	2	.	2	.	.	2	3	3	2	3	.												
11	merc	4	20	2	2	3	.	.	.	.	2	3	3	2	2	1												
12	carb-v	2	19	.	2	2	1	1	1	1	2	2	2	.	3	2												
13	kali-c	5	19	.	3	3	3	.	.	2	2	2	.	.	2	2												
14	phos	5	19	.	3	2	.	.	2	3	1	.	.	2	3	3												
15	graph	6	18	.	3	2	.	.	2	3	3	.	.	.	3	2												

Zeit habe er weniger Appetit und trinke auch weniger. Er sei aufbrausend und weine bei jeder Kleinigkeit. Der Arzt habe ein gerötetes Trommelfell festgestellt, welches allerdings nicht schmerzhaft sei. Im übrigen hätten sich die Paukenröhrchen ganz von alleine gelöst und seien schon seit einiger Zeit nicht mehr vorhanden. – Wir gaben nun Pulsatilla D6, 3 Globuli nach Bedarf, womit diese Akutgeschichte rasch vorüber war.

Knapp zwei Wochen später konnten wir endlich die chronische Anamnese durchführen. Pulsatilla habe damals sehr gut getan. Die Kontrolle beim Ohrenarzt brachte sogar das Ergebnis, daß das linke Trommelfell nun wieder schwang! Und rechts sei die Rötung weg. Stefan hörte zur Zeit wieder sehr gut. Von neuen Paukenröhrchen war deshalb keine Rede mehr. Dies sei auch der erste Schnupfen gewesen, der ohne Paukenerguß endete! Ein Erfolg, der die Mutter ganz glücklich machte.

Die weitere Anamnese brachte noch folgende Symptome und Zusammenhänge, die hier in aller Kürze genannt werden sollen: Bald nach der Geburt Hydrocele links (Wasserbruch des Hodens). Wenig Blähungen. Zeitweise ein Pilz im Windelbereich; der Hintern war „öfter mal rot, wund und nässend". Einmal Mundsoor. Milchschorf. Neigung zu Erkältungen, wobei jeder Schnupfen auf die Ohren schlug. Lymphknotenschwellungen. Mit etwa fünf Jahren Windpocken und kurz danach Scharlach (ohne nennenswerten Hautausschlag), der antibiotisch behandelt wurde. Viele Impfungen; „die üblichen", so die Mutter, und immer leichtes Fieber danach. Schnelles Frieren. Anfällig für Zugluft und kalten Wind. Recht unruhiger Schlaf. Deckt sich nachts ab. „Süchtig nach Süßem und Eis." „Er mag auch Saures sehr gerne." „Getränke müssen kalt sein." Kopfschmerzen bei Müdigkeit und Anstrengung, besonders auch nach anstrengender Schule. Eisenmangel. Zeitweilig Unterzucker; schwarz vor Augen. Fingernägel relativ flach und breit. Sehr trockene, spröde Lippen. Die Zahnung war deutlich verlangsamt. Früher wurden mal Herzgeräusche festgestellt und heute gibt es zeitweise Extrasystolen. Öfter Bauchschmerzen. Anfangs Hüftgelenksdysplasie; mußte deshalb eine Spreizhose tragen. Leichte Skoliose. Sehr große Ungeduld, wütend, wirft Sachen weg. Relativ geringer Selbstwert.

Schwangerschaft: Kurz vor der Schwangerschaft Psychose der Mutter; deshalb schwere Medikamente bis circa drei Monate vor der Empfängnis. Wenig Fluor vaginalis. Bluthochdruck. Wassereinlagerungen (Hände, Knöchel). Große Gewichtszunahme. Nächtliche Wadenkrämpfe. Stefan wuchs im letzten Drittel der Schwangerschaft weniger, „fast gar nicht mehr."

Familienanamnese: Psychose, Depressionen, Schilddrüsenunterfunktion, Blasenentzündungen, Dysmenorrhoe, Ohrringunverträglichkeit bei unechtem Schmuck, Venenleiden, Bluthochdruck, Migräne, Lungenentzündung, Diabetes mellitus, Nierenversagen, Lungentuberkulose, Rheuma, Gicht, Diphtherie und Herzmuskelentzündung.

Die chronische Repertorisation bestätigte also unser anfängliches Vorgehen und somit erhöhten wir die Potenz von der LM6 auf die chronische LM18. Von Calcium carbonicum LM18 sollte Stefan nur noch alle 3 Tage abends einen einzigen Tropfen auf ein Glas Wasser geben, kräftig umrühren und davon nur einen Löffel voll einnehmen.

Die Durchsprache nach etwa viermonatiger Einnahmezeit war auf der ganzen Linie sehr erfreulich. Die Ohren hatten sich enorm verbessert. Der

Repertorisation: Paukenröhrchen (chronisch)

SAMUEL-Serie V7.0

Nr.	Symptome	
1	gemüt - ungeduld	
2	**kopf - kopfschweiß - nachts/während schlaf**	
3	**kopfschm./a - schulmädchen, bei**	
4	**allgemeines - sykotische konstitution**	‹familiär›
5	**allgemeines - reaktionsmangel**	
6	allgemeines - anämie	
7	**empfindungen - lebenswärme, mangel an (kälteempfindlich, dauerndes frieren)**	
8	**modalitäten - kälte - erkältungen, neigung zu**	
9	**modalitäten - impfung, nach**	
10	fieber/o - innerliche hitze	
11	gesicht - lippen - trocken	
12	hautausschl./a - unterdrückt	
13	brust - herz - geräusche	
14	**brust - lungen - tuberkulose**	‹familiär›
15	**augen - lider - verklebt - morgens**	
16	**ohren - entzündung - mittelohr**	
17	**ohren - inneres ohr - mittelohreiterung**	
18	**ohren - inneres ohr - tubenkatarrh**	
19	**zähne - zahnung - langsam**	
20	magen - verlangen nach - süßigkeiten	
21	magen - verlangen nach - eis/eiscreme	
22	magen - verlangen nach - saurem	
23	magen - verlangen nach - kalten getränken	
24	anus - haut - hautausschläge um den anus	
25	genital/m - samenstränge - hydrocele	

Methode: Wertigkeit

			Symptome:									1	.	.	.	.	.	.	.	.	.	2	.	.	.	.	.
Nr.	Arzneimittel	Neg	Wert	1	2	3	4	5	6	7	8	9	0	1	2	3	4	5	6	7	8	9	0	1	2	3	4	5
1	**calc**	1	56	2	3	2	2	3	3	3	2	.	2	2	1	2	3	3	3	2	3	3	2	2	2	2	2	2
2	sulf	6	47	3	.	.	2	3	3	2	2	3	3	3	3	.	3	3	3	1	.	.	3	.	2	1	2	2
3	sil	8	40	2	2	.	2	.	1	3	3	3	2	2	1	.	3	1	3	3	3	3	.	.	.	.	.	3
4	merc	6	39	1	2	.	1	2	3	2	3	.	3	2	1	2	2	2	3	3	2	.	1	.	.	3	1	.
5	puls	8	37	2	.	2	1	.	3	.	2	.	2	3	2	1	3	2	3	2	3	.	.	.	2	1	.	3
6	lyc	7	36	2	2	.	2	2	1	2	3	.	2	2	2	2	3	1	3	1	.	.	3	.	.	2	1	.
7	nat-m	6	36	2	1	2	.	1	3	2	3	.	.	2	.	2	2	2	2	1	2	.	1	.	2	1	3	2
8	ars	7	35	2	.	.	.	2	3	3	1	2	3	2	2	2	2	2	.	.	.	.	1	1	2	3	1	1
9	sep	9	34	3	2	.	3	2	2	2	3	.	2	2	2	.	2	2	.	.	.	.	2	.	2	2	1	.
10	kali-c	9	33	2	.	.	1	2	3	3	3	.	2	2	1	2	3	2	2	.	.	.	2	.	2	.	1	.
11	med	11	33	2	.	.	3	3	3	2	3	3	2	.	.	.	2	3	.	.	.	.	2	2	2	.	1	.
12	phos	10	33	.	.	.	.	2	3	3	2	.	3	2	1	2	3	1	.	.	2	.	.	3	2	3	.	1
13	psor	10	32	2	.	.	.	3	1	3	3	2	.	2	3	2	3	2	2	.	.	.	.	.	1	1	.	2
14	hep	11	31	2	.	.	1	.	.	3	3	1	.	.	2	1	3	2	3	3	.	.	.	.	3	.	2	2
15	rhus-t	11	30	2	1	.	.	.	2	3	2	.	3	3	2	3	.	3	1	.	.	.	2	.	1	2	.	.

Erguß war verschwunden und der Hörtest beim Arzt sei „um ein Vielfaches besser ausgefallen", ja er sei nun „fast normal"! „Das Trommelfell schwingt allerdings noch nicht ganz richtig; rechts gibt es noch ein Defizit von 15 %." Unter dem Mittel sei Stefan recht aggressiv gewesen. Teilweise sei er bei kleinen Anlässen sehr wütend und explosiv geworden. Zwischendurch habe es aber auch Phasen gegeben, wo er sehr ordentlich war. Sein Süßigkeitsdrang habe stark nachgelassen; jedenfalls habe er nicht mehr heimlich die Schublade ausgeräubert. Stefan sei sehr wißbegierig und lese seit Ende des ersten Schuljahres sehr viel. Manchmal werde er nachts von Angstträumen geplagt. Erkältungen habe es seither nicht mehr gegeben! Vor zwei bis drei Wochen habe sich mit einem Mal viel Schleim gelöst, jedoch ohne Schnupfen oder Erkältung. Stefan habe da viel schneuzen können. „Es war wohl was Altes, was sich nun gelöst hat", vermutete die Mutter. Das Temperaturempfinden sei auch besser geworden; der Bub friere auffallend weniger und habe keine kalten Hände und Füße mehr. Kopfschmerzen träten nur noch sporadisch auf, und der Kopfschweiß sei merklich zurückgegangen. Abends habe Stefan öfter mal Bauchschmerzen, wobei Massieren guttue. Sein Selbstwert habe sich sehr zum Positiven verändert; er habe keine Ängste mehr, selbständig und alleine etwas zu unternehmen. Neulich habe er sogar alleine einen Skikurs mitgemacht, was vorher undenkbar gewesen sei. Daheim laufe Stefan oft barfuß oder auf Socken und habe trotzdem warme Füße. Nachts decke er sich immer noch ab; auch da bleibe er am ganzen Körper warm.

Wir wechselten nun zu Sulfur LM18, welcher ihm auch psychisch sehr guttat. Stefan war „nicht mehr so geladen" wie unter Calcium. Und schulisch hat der Junge einen Riesensprung gemacht. Da er nun ständig unterfordert war, ist er im Verlaufe des Schuljahres sogar in die nächsthöhere Klasse gesprungen! – Allerdings hat sich in der Folge eines Schnupfens auf einem Ohr wieder ein Erguß gebildet. Trotzdem schien seine Hörfähigkeit dadurch nicht beeinträchtigt und er hatte auch keinerlei Schmerzen. Unter Sulfur ist Stefan „richtig kuschelig" geworden, ganz besonders nach der Mitteleinnahme. „Er zeigt auch deutlich mehr Gefühle." Ein leichtes Verlangen nach Süßigkeiten sei wieder zurückgekommen, aber nicht so exzessiv, wie es früher der Fall gewesen sei. Der Junge schlafe jetzt länger. Auch die Angstträume seien vollständig verschwunden. Er sei viel selbstbewußter geworden und weniger zurückhaltend gegenüber Fremden. Er widerspreche sogar anderen Müttern, wenn er dort bei einem Freund sei.

Und dann erwähnte die Mutter – zum ersten Mal überhaupt – Stefans Kopfempfindlichkeit. Der Bub sei schon „immer kopfempfindlich" gewesen und habe schnell mit einer Erkältung reagiert. Aus diesem Grunde habe er sehr gerne ein Stirnband getragen, das er bis heute beibehalten habe. – Dies ist ein Leitsymptom für Silicea, was ja von Anfang an sehr stark mit Calcium gewetteifert hat und immer mit in die nähere Auswahl gekommen ist. Und da der Junge auch früher sehr zurückhaltend und schüchtern war und Silicea auch sonst für den Fall gut paßte (siehe beide Auswertungen), erhielt er nun Silicea LM18 in ähnlicher Dosierung, welches nun mit der Ohrgeschichte endgültig aufräumte. Seither haben wir kein weiteres Mittel mehr gegeben. Es könnte jedoch der Fall sein, daß Stefan aufgrund der erblichen Belastung durchaus noch einmal Medorrhinum bräuchte, doch sicherlich erst dann, wenn deutliche Symptome seinerseits in diese Richtung weisen.

3.10 Kopfverletzung durch Hirschgeweih

Die Mutter des zweijährigen kleinen Jonas ruft in der Telefonsprechstunde an, der Kleine sei von einem Hirsch angegriffen worden und habe sich unter einem Auge verletzt. Das Kind sei nicht geimpft, und die Mutter machte sich nun große Sorgen wegen eines drohenden Tetanus oder gar einer Tollwut und wollte wissen, was man homöopathisch machen könne.

Das Ganze sei folgendermaßen passiert: Jonas' Tante sei mit dem kleinen Bub an einem Wildgehege gewesen und habe die dortigen Tiere mit Gras und Heu gefüttert. Der Junge hatte einen Riesenspaß dabei und steckte einem ausgewachsenen Hirsch mit einem riesigen Geweih (Zwölfender) selber eifrig Heu durch den trennenden Maschendrahtzaun zu. Mit einem Mal sei der Hirsch leicht zurückgewichen, habe den Kopf nach unten genommen und Jonas „ganz komisch gemustert und angeschaut". Und ehe sich Jonas' Tante versah, rammte das Tier sein abgesenktes schweres Geweih mit aller Gewalt gegen den Zaun, durch die Maschen hindurch, Richtung Kind und junge Frau. Diese konnte ihren kleinen Neffen gerade noch zurückreißen, aber beide verloren das Gleichgewicht und fielen von dem immensen Impuls auf den Boden. Glücklicherweise wurde Jonas nur von einer Geweihspitze leicht getroffen, allerdings unter seinem linken Auge, ein kleiner Riß wie von einer Messerspitze. Die Wunde habe sofort geblutet, und die beiden seien dann postwendend nach Hause gefahren, um sie gründlich zu reinigen und wundärztlich zu versorgen. Da aber das Geweih des Hirsches vom Waldboden recht schmutzig war und es sich darüber hinaus um ein recht großes Wildgehege handelte, machte sich die Mutter doch einige Sorgen hinsichtlich bösartiger Infektionen, wie Tetanus oder Tollwut. Aber in die Klinik wollte sie nicht; da wisse sie schon, was sie erwarte, denn Impfungen sollte ihr Sprößling auf keinen Fall erhalten. Und nun hatte Jonas auch noch Schmerzen im Nacken und in seinen Beinen, was bei der Mutter eine gewisse Panik auslöste, da sie schon die ersten Tetanussymptome zu sehen glaubte.

So erhielt der Bub zunächt das Hauptstichverletzungsmittel Ledum C30, 1 Globulus im Munde zergehen lassen. Darüber hinaus sollte Jonas Arnica LM6 einnehmen (1 Tropfen in einem Löffel voll Wasser), zum einen, um den bestehenden Verletzungsschock schnellstmöglich abzubauen, und zum anderen, da Arnica bei Verletzungen von Muskelgewebe das Mittel par exellence ist. Mit dem Bergwohlverleih war dann noch für ein paar Tage fortzufahren (zweimal täglich 1 Tropfen), denn wir gingen davon aus, daß die Schmerzen im Nacken und an den Beinen von den Prellungen des Sturzes herrührten, und da war Arnica wiederum das Hauptmittel. Diese Empfehlungen erwiesen sich als absolut richtig, denn schon nach ein paar Tagen gehörte das Ganze der Vergangenheit an.

Gestatten wir uns an dieser Stelle noch ein paar Anmerkungen zu den Tetanus- und Tollwutimpfungen! Hinsichtlich Einzelheiten bzgl. der Tetanusimpfung sei auf mein Buch „Sind Impfungen sinnvoll? – Ein Ratgeber aus der homöopathischen Praxis" verwiesen. Nur soviel sei hier noch einmal wiederholt: *Der Tetanus verleiht keine natürliche Immunität!* Man kann also auch nach einem durchgemachten Tetanus erneut von dieser fürchterlichen Erkrankung heimgesucht werden. Wie soll sich nun nach ein paar Impfungen Immunität einstellen, wenn diese nicht einmal die Natur vorgesehen hat? – Ein Ding der Unmöglichkeit, denn die Impfungen versuchen ja, die Natur nachzuahmen, allerdings auf einem sehr niedrigen und völlig unzureichendem Niveau.

Und zu Tollwut ist folgendes zu sagen: Beim Menschen ist die Tollwutimpfung nach wie vor sehr umstritten, und dies sogar in Medizinerkreisen der regulären Schule. So besagt ein Bericht der WHO aus dem Jahre 1973, daß „sich die Beweise häufen, daß die parenterale Impfung gegen Tollwut beim Menschen ‚unter gewissen Umständen' zum Tode führt". Das heißt im Klartext: *Die Menschen sterben nicht am Hundebiß, sondern an der Injektion des Arztes!* Dr. Charles W. Dulles in Philadelphia, der sehr große Erfahrung in der Behandlung von Personen hat, welche von tollwütigen Hunden gebissen wurden, bestätigt dies, indem es sagt: „In 30 Jahren habe ich keinen einzigen Tollwutfall erlebt, und ich habe wahrscheinlich mehr Fälle sog. Hydrophobie gesehen als jeder andere Mediziner." Nur ein winziger Prozentsatz der Menschen, die von einem tollwütigen Hund gebissen werden, stecken sich wirklich an (sehr viel weniger als 1%). *Oft erweist sich, daß der Impfstoff und nicht der Biß die Infektion verursacht hat, z.B. wenn sich dann später herausstellt, daß das Tier kerngesund war.* Darüber hinaus verursacht der Biß eines tollwütigen Tieres vermutlich nie den Ausbruch der Erkrankung, wenn man die Grundregeln der Hygiene befolgt und die Wunde sogleich ausdrückt und unter fließendem Wasser gewissenhaft reinigt. Außerdem sind manche Fachärzte der Meinung, die Tollwut als umschriebene Krankheit komme nur bei Tieren vor (Stichwort: artspezifische Mikroben); das, was beim Menschen oft als Tollwut diagnostiziert werde, sei in Wahrheit Tetanus. Das sei auch der Grund, weshalb in Deutschland nach Hundebissen Tetanus geimpft werde. Schließlich stellt der bekannte Medizin- und Pharmakritiker Hans Ruesch zusammenfassend fest: „Unter den vielen Ärzten, die ich in Europa und Amerika befragt habe, war kein einziger, der jemals einen an Tollwut erkrankten Menschen gesehen hat!"

Wie dem auch sei, fest steht, daß Impfungen, ob gegen Tollwut oder gegen Tetanus, nicht schützen und mehr Unheil anrichten können als die Krankheit selber. Seit Pasteur seinen Impfstoff entwickelt hat, haben sich die „Tollwutsterbefälle" unter Menschen vermehrt.

4. Die junge Familie

Im folgenden soll es um die junge Familie gehen, also nicht mehr primär um den Säugling oder das Kleinkind, sondern hauptsächlich um ihre jungen Mütter und Väter. An den Anfang habe ich allerdings noch einmal einen interessanten Vergleich hinsichtlich des Verlaufs der Akutbehandlung zweier Geschwister gestellt, die beide zeitgleich mit derselben Krankheit das Bett hüten mußten, jedoch ganz unterschiedlich behandelt wurden.

4.1 Vergleich des Verlaufs zweier akuter spastischer Bronchitiden

Dieser Fall handelt von den beiden Brüdern Daniel und Moritz. Insbesondere von Daniel, denn er befand sich seit etwa fünf Wochen in homöopathisch chronischer Behandlung wegen immer wieder auftretender Erkältungskrankheiten, Mittelohrentzündungen und spastischer Bronchitiden. Begonnen hatte alles vor etwa einem halben Jahr, als Daniel selbst erst ein halbes Jahr alt war.

Sein etwa um zwei Jahre älterer Bruder Moritz war da nicht viel besser dran, denn auch er hatte eine ausgeprägte Neigung zu spastischer Bronchitis. Darüber hinaus gab es bei ihm auch häufig Mittelohrentzündungen und lang anhaltende Paukenergüsse und seit neuestem hin und wieder auch Pseudokrupp. Seine Bronchitiden waren immer sehr hartnäckig, und der zurückbleibende Husten hielt dann oft noch wochen- bis monatelang an. Moritz war zu diesem Zeitpunkt noch nicht in homöopathischer Behandlung, weder chronisch noch akut. Man wollte erst einmal abwarten, wie und ob sein Bruder mit der Homöopathie Fortschritte machte.

Die Mittelohrentzündungen von Daniel waren in der Regel eitrig und liefen seit einiger Zeit ohne nennenswertes Fieber ab. Es gab höchstens mal 38,2 °C. Seit der chronischen homöopathischen Behandlung nahm der Junge nun regelmäßig Sulfur LM18 ein, 1 Tropfen auf ein Glas Wasser, alle 3 Tage.

Nach nur etwa drei Wochen Sulfureinnahme trat wieder eine „leicht spastische Bronchitis“ auf. Diese bestand bereits seit etwa anderthalb Wochen und war „nicht weiter schlimm“, so die Mutter. Doch nun gebe es ein rotes Ohr samt Ohrenschmerzen. Die Temperatur sei auf 39 °C geklettert – das habe es schon lange nicht mehr gegeben! –, und aus der Nase fließe ein milder „gelber Rotz“. Man habe schon mit Kochsalzlösung inhaliert. Trotzdem sei diese Bronchitis recht untypisch für Daniel, denn „er war bis heute super drauf“ und pfiff auch nicht von der Lunge her, wie dies sonst immer der Fall gewesen sei. Doch nun sei sein Gemütszustand wechselhaft; er sei quengelig und weinerlich. Zwischenzeitlich sei auch wieder „alles in Butter“ bis zu dem Zeitpunkt, wo „etwas quer läuft“. – Wir vereinbarten, für die Zeit der akuten Erkrankung mit Sulfur auszusetzen und Pulsatilla D6, 1 Globulus nach Bedarf einzunehmen.

Vier Tage später meldete sich die Mutter erneut. Pulsatilla wirke „fantastisch“. Daniel gehe es sehr gut und die Ohren seien wieder völlig „o.k.“. Der Arzt habe nur noch eine minimale Spastik der Bronchien feststellen können und sei sehr zufrieden. – Daraufhin sollte der Bub Pulsatilla nur noch einen Tag in reduzierter Dosis weiter erhalten und die chronische Kur mit Sulfur drei Tage später wiederaufnehmen.

Bei dieser Gelegenheit erzählte mir die Mutter, daß auch ihr Sohn Moritz zeitgleich mit seinem Brüderchen Daniel erkrankt sei und dasselbe Krankheitsbild aufweise. Man habe aber bei ihm in altbekannter Manier mit Antibiotika therapiert. Und nun sei er immer noch sehr schlapp und angegriffen. Seine Ohren seien immer noch rot und eitrig und er habe auch „noch deutlich Schleim auf den Bronchien“. Insgesamt dauere alles bei ihm viel viel länger; er schleppe sich richtig herum.

Armer Junge, denn auch zu diesem Zeitpunkt hätte es die Mutter noch mit der segensreichen Homöopathie versuchen können! Doch leider war sie der irrigen Lehrmeinung verfallen – sie selber war Krankenschwester –, den bereits eingeschlagenen orthodoxen Weg weitergehen zu müssen, denn schulmedizinisch ist man der Ansicht, daß, wenn einmal mit einer Antibioselenkung begonnen wurde, diese unbedingt zu Ende zu führen ist, da es sonst zu sehr heftigen Rezidiven kommen kann. Doch spätestens seit dem Entdecken des Gesetzes der Zweiphasigkeit der Erkrankungen und dem des ontogenetisch bedingten Systems der Mikroben ist klar, daß dies falsch ist. Sobald wir beobachten, daß ein Homöopathikum greift und dem Patienten Linderung verschafft, können – bzw. besser: sollten – wir die immunsuppressive Therapie absetzen, denn sie torpediert die vagotone Heilungsphase!

Interessant sind die Verläufe der beiden Erkrankungen in zweierlei Hinsicht. Zum einen unter dem Aspekt der chronischen Behandlung und zum anderen unter dem der akuten Zwischenbehandlung. Es ist offensichtlich, daß im Falle Daniel die akute Exacerbation – denn um eine solche handelte es sich in beiden Kankheitsfällen – schon nach nur ein paar Wochen Einnahmezeit von Sulfur sehr viel gedämpfter, aber auch gezielt reaktionsfreudiger im Sinne einer echten Ausheilung (z. B. höheres Fieber) ausfiel als früher, so daß sich die Mutter erst nach etwa anderthalb Wochen dazu entschloß, überhaupt etwas zu tun. Und dann die Akutbehandlung mit Pulsatilla, die keineswegs unterdrückend wirkte, sondern den Ausscheidungsprozeß beschleunigte und somit dem Bub eine schnelle Heilungsentwicklung bescherte. Diese beiden Fälle sind insofern sehr gut vergleichbar, als daß sie dieselben Bedingungen aufweisen: Sie stammen beide aus derselben Familie mit demselben miasmatischen Hintergrund, und darüber hinaus bestanden zum Zeitpunkt des Vergleichs dieselben akuten Krankheitsbilder.

4.2 Epilepsie nach Unterdrückung

Ein junger Vater von zwei Kindern wird von seiner Schwester geschickt. Er leidet seit etwa acht Jahren dann und wann an epileptischen Krampfanfällen, die den ganzen Körper betreffen, also generalisiert sind, und in letzter Zeit mit zunehmender Tendenz auftreten. Insgesamt gab es bislang sieben Grand Mals. Die letzten zwei haben etwa für zwei Minuten angehalten. Und einen im letzten Jahr hat er „wochenlang später noch gespürt", so heftig sei dieser gewesen.

Während seines Zivildienstes habe er aufgrund von Farbarbeiten in einer Jugendherberge vor etwa neun Jahren am ganzen Körper einen allergischen Ausschlag bekommen, lauter rote, stark juckende Flecken. Er habe dann in eine Klinik gemußt und dort Corison erhalten nebst anderen suppressiven Medikamenten. Die Therapie belief sich auf etwa acht bis neun Monate, erst danach sei wirklich alles weg gewesen.

Die Mandeln des jungen Mannes seien im Alter von etwa 7 Jahren herausgenommen worden, weil er geschnarcht habe. Sie waren weder häufig vereitert noch hochgradig entzündet. Doch seit circa sieben Jahren hüstele er nun vor sich hin und sei sehr erkältungsanfällig. „Fast jeden Monat gibt es einen erneuten Infekt; ich bin oft heiser und habe eine Bronchitis. Dies war zu Schulzeiten (also bis etwa vor zehn Jahren) nicht so!" Darüber hinaus schwitze er schon seit Jahren sehr leicht und viel. Auch hier in der Praxis war dies deutlich zu sehen.

Die letzten vier Anfälle traten besonders im Zuge von Aufregung auf, z. B. bei der Hochzeit seiner Schwester oder bei seiner Magisterarbeit. „Ich bin ein nervöser Typ", sagt er von sich. Bei Prüfungen sei er immer sehr gereizt und geräuschempfindlich. Vor einem Krampfanfall habe er stets ein seltsames Schwindelgefühl, verbunden mit Ohnmacht.

Der junge Mann ist als regelrechter Frischluftfanatiker privat und in der

Arbeit bekannt. Auch beim Schlafen müsse immer das Fenster offen bleiben, egal wie kalt es draußen sei. Doch er leide an ausgeprägten Einschlafproblemen. Obwohl er müde sei, könne er vor Gedanken keine Ruhe finden. Das Abschalten gelinge ihm nicht. Außerdem träume er öfter von Toten und werde auch von anderen Alpträumen geplagt. Seine Füße strecke er immer unter der Bettdecke hervor, so warm seien sie.

Als Kind habe er sehr gerne Süßes gegessen. Heute bevorzuge er eher Salziges – er esse öfter mal ein Brot mit Butter und Salz –, Saures und stark Gewürztes. Das Essen von Fleisch habe er sich wegen der Tiere gänzlich abgewöhnt. Als Kleinkind habe eine Kuhmilchallergie bestanden. Nahezu alle Zähne seien plombiert, und mit 12 Jahren sei er am Blinddarm operiert worden. Außerdem gab es Verspannungen im Schulter- und Nackenbereich, besonders nach längerem Radlfahren. Und früher im Kindesalter habe er sich einmal ungefähr acht Warzen wegmachen lassen. Der junge Mann meinte, beobachten zu können, daß seine Wundheilung verzögert sei; es dauere immer recht lange, bis alles wieder richtig verheilt sei. An Impfungen habe er Pocken, Polio und DPT erhalten; mehrere Male, ohne nennenswerte Auffälligkeiten.

Konkrete Ängste gebe es keine. Nur früher habe ein Mangel an Selbstbewußtsein bestanden. Teilweise suche er heute noch im Gespräch nach den richtigen Worten, was ihm generell recht schwer falle. In der Schule galt er immer als langsam hinsichtlich Lesen und Schreiben. Er mache sich auch öfter Selbstvorwürfe und grübele „schon mal zwei Wochen vor sich hin".

Von seiner Mutter sind eine offene Miliartuberkulose, zwei Fehlgeburten, Pilzinfektionen im Genitalbereich und ein Myom zu nennen. Sein Vater leidet an Übergewicht und Bluthochdruck. Des weiteren gibt es familiär einen Herzinfarkt, einen Freitod, Stirn- und Nebenhöhlenentzündungen, Lungen- und Rippenfellentzündungen, Diabetes mellitus, Morbus Crohn und weitere Fehlgeburten.

Ein typischer Fall von Unterdrückung! Der allergische Hautausschlag wurde schulmedizinisch unter dem Aufgebot schwerer Geschütze nahezu neun Monate lang bekämpft, bis endlich Ruhe war. Jedoch sah sich nun die Lebenskraft gezwungen, ein neues Ventil zu suchen, und es kam zu der Erkältungsneigung und den hin und wieder auftretenden Krampfanfällen! Das ruft – homöopathisch betrachtet – den potenzierten Schwefel auf den Plan. Der junge Vater hatte also Sulfur LM18, 5 Tropfen auf ein Glas Wasser, alle 3 Tage, einschleichend beginnen, einzunehmen.

Der weitere Verlauf ist schnell erzählt. Gute zwei Monate nach Therapiebeginn rief der Patient an und berichtete, er habe schon nach etwa drei Wochen Einnahme von Sulfur das Gefühl gehabt, wieder einen Anfall zu

Repertorisation: Epilepsie nach Unterdrückung

SAMUEL-Serie V7.0

Nr. Symptome

1 gemüt - ruhelosigkeit, nervosität
2 gemüt - angst - gewissensangst (als ob man ein verbrechen begangen hätte)
3 gemüt - gedächtnisschwäche/vergeßlich - worte, für
4 schlaf - schlaflosigkeit - gedanken, überwach durch
5 schlaf - träume - toten, von den
6 allgemeines - konvulsionen - epileptisch
7 allgemeines - wunden - heilen langsam
8 modalitäten - kälte - neigung zu erkältung
9 modalitäten - luft - verlangen nach frischer
10 schweiß/e - reichlich
11 haut - warzen
12 hautausschl./a - unterdrückt
13 brust - lungen - tuberkulose ◄Mutter►
14 rücken - empfindungen - spannung - cervicalregion
15 extremit. - hitze - fuß - brennend - entblößt sie
16 zähne - schlechte zähne - caries, hohle zähne
17 magen - verlangen nach - salzigen sachen
18 magen - verlangen nach - saurem
19 magen - verlangen nach - scharfen/stark gewürzten sachen
20 genital/m - eichel - phimose

Methode: Wertigkeit

				Symptome:									1	.	.	.	.	.	.	.	.	.	2	.	.	.	.	.
Nr.	Arzneimittel	Neg	Wert	1	2	3	4	5	6	7	8	9	0	1	2	3	4	5	6	7	8	9	0	1	2	3	4	5
1	**sulf**	0	48	3	2	2	2	2	3	3	2	3	2	3	3	3	2	3	2	1	2	3	2					
2	calc	5	33	3	.	.	3	2	2	2	2	.	3	3	1	3	1	.	2	2	2	.	2					
3	puls	4	33	3	1	1	3	.	2	1	2	3	2	.	2	3	2	3	2	.	2	1	.					
4	lyc	5	32	3	.	2	2	1	2	1	3	3	3	1	2	3	2	.	2	.	.	.	2					
5	ars	6	30	3	3	.	3	3	2	.	1	2	3	2	2	2	.	.	1	.	2	1	.					
6	carb-v	5	30	2	2	1	.	.	1	2	2	3	3	1	2	2	2	.	2	3	2	.	.					
7	nat-m	5	30	2	2	2	2	.	2	.	3	2	3	1	.	2	2	.	1	3	2	.	1					
8	hep	9	28	.	.	.	3	.	.	3	3	.	3	2	2	3	.	.	2	.	3	2	2					
9	sep	5	28	3	.	.	2	.	1	1	3	1	3	2	2	2	1	.	3	.	2	1	1					
10	sil	7	28	3	2	.	2	1	3	3	3	.	3	1	1	3	1	.	2	.	.	.	.					
11	kali-c	5	27	2	.	2	2	2	1	1	3	1	3	1	1	3	1	.	2	.	2	.	.					
12	phos	5	27	1	1	.	.	2	2	1	2	1	2	1	1	3	.	.	2	3	2	3	.					
13	nit-ac	7	26	2	1	.	.	.	1	3	3	.	2	3	1	2	1	.	2	2	.	.	3					
14	ph-ac	7	25	2	.	3	.	1	2	1	2	1	3	2	3	2	.	.	2	.	.	1	.					
15	psor	9	25	2	3	.	2	.	2	.	3	.	3	2	3	3	1	.	.	.	1	.	.					

bekommen. Er habe sich dann für zehn Minuten hingesetzt und abgewartet, aber es passierte nichts. Ihm sei es dann wieder gut gegangen. Danach habe er sich erst einmal ins Bett gelegt und geschlafen. Später, mit dem Beginn von 3 Tropfen, sei ein beständiges Schwindelgefühl aufgetreten, welches sich mit 4 Tropfen dann wieder verlor. Und mit 5 Tropfen habe es keine größeren Probleme gegeben. „Seltsamerweise habe ich mich auch nie wieder erkältet. Weder im Zug noch beim Kaltwerden nach Schwitzen." – Der

Patient schien erstaunt, war aber froh; für den Therapeuten war dies klar – es mußte so kommen! – Er habe nun mit seiner ersten Arbeitsstelle begonnen und es mache ihm sehr viel Spaß. Es war ihm sehr wichtig, in der Probezeit keinen Anfall zu bekommen, denn er hatte keinem von seinem Leiden erzählt, weil er Angst hatte, seine Stelle wieder zu verlieren. Ich konnte den jungen Mann in dieser Hinsicht beruhigen, denn es sah bereits zu diesem Zeitpunkt wirklich so aus, daß sich das mit den Anfällen bereits erledigt hatte. Der Beinaheanfall war wohl als Rückspulung zu werten und das Ausbleiben der Infektanfälligkeit zeigte auch deutlich in diese Richtung.

Jedenfalls habe ich seither nie wieder etwas von dem jungen Mann gehört, und es sind bereits einige Jahre vergangen. Aber von seiner Schwester, die noch mit ihren Kindern bei mir in der homöopathischen Behandlung ist, weiß ich, daß es ihm gut geht und es keinerlei Anfälle oder nennenswerte Infekte mehr gegeben hat.

4.3 Chronische Bronchitis – verschleppte Lungenentzündung

Der nachfolgende Fall zeigt einmal mehr, wie schnell, sanft und anhaltend das homöopathisch gut gewählte Simile wirkt, auch dann, wenn schon monatelang, ohne den geringsten Erfolg, herumlaboriert wurde, mit technisch hochentwickelten Geräten und diversen „Geschützen" (Röntgen, Computertomographie, Antibiotika, Immunsuppressiva etc.). Es handelt sich hier um einen subakuten Prozeß, der seit fünf Monaten ununterbrochen bestand und die Patientin sehr stark beeinträchtigte.

Mitte April 1991 kam Frau A. P., 45 Jahre alt, Amerikanerin und Mutter eines Kindes, zu mir in die Sprechstunde. Sie war Soldatin und unlängst aus der Golfregion zurückgekehrt, allerdings nicht ganz freiwillig, sondern aus gesundheitlichen Gründen. Sie hatte „Lungenprobleme" und litt an einem starken Husten, wobei ihr Thorax sehr schmerzte. Während des Golfkrieges stand sie ständig unter ärztlicher Kontrolle und fuhr in Saudiarabien, Kuwait und Irak von Feldlazarett zu Feldlazarett – ohne jeden Erfolg. In ihrem Lager war sie mittlerweile bekannt wie ein bunter Hund aufgrund ihres lauten, anhaltenden Hustens!

Nach Überweisung in das Militärhospital in Wiesbaden gab es für sie nur noch die recht unbefriedigende Perspektive, das Zigarettenrauchen einzustellen und sich nach vier Wochen stationär ins Krankenhaus zur Beobachtung zu begeben.

Die chronologische Anamnese liest sich folgendermaßen: Vor der Benachrichtigung, sich auf den Golfkrieg vorzubereiten und sich Mitte November '90 bei ihrer Einheit zu melden, bestand eine Bronchitis mit Schluckbeschwerden, Kratzen im Hals, Schnupfen und Husten mit Auswurf. Für circa drei Tage war die Patientin bettlägerig mit Fieber um die 39 °C. Mit der Zeit wich der Schnupfen, das verstopfte Gefühl im Kopf verschwand, nur der Husten blieb.

Mitte Dezember wurde Frau A. P. samt ihrer Einheit nach Saudiarabien verlegt. Der Husten ging weiter. Der dortige Arzt diagnostizierte eine Bronchitis und verordnete Antibiotika; der Husten war jedoch resistent. In der Nacht hatte sie allerdings Ruhe; nur beim Hinlegen bekam sie regelmäßig Hustenattacken, „als ob die Lunge kollabierte". Morgens beim Aufwachen litt sie an Erstickungsgefühl und war voller Schleim.

Ein anderer Arzt, den sie konsultierte, bescheinigte ihr keine Bronchitis, sondern „post nasal drip", wie die Amerikaner dies nennen (Retronasalkatarrh). Das von ihm verordnete Antibiotikum hat jedoch auch nichts bewirkt.

Es folgten Truppenverlegungen – Wüste, Staub, Sand, Hitze und extreme Witterungsschwankungen zwischen Tag und Nacht – und viel Husten. Keine Aussicht auf Besserung!

Anfang Januar '91 bekam Frau P. nochmals Antibiotika, wieder ohne jegliche Wirkung. Daraufhin wurde Mitte Januar eine Röntgenaufnahme des Thorax (Brustraum) angefertigt. Diagnose: Erweiterung der unteren Bronchien – Verdacht auf Bronchiektasie. Darüber hinaus untersuchte ein HNO-Arzt Nase, Rachen und Kehlkopf – die korrespondierenden Röntgenaufnahmen waren ohne Befund. Die Patientin bekam Codein, um den Hustenreiz zu stillen, welches sie aber kaum genommen habe, da sie danach sehr müde wurde. Außerdem habe es nicht geholfen.

Der Vormarsch durch die Wüste ging weiter. Die Schmerzen in der Brust waren mittlerweile wandernd und sind es bis heute geblieben. Beim Husten seien zwischen den Rippen richtige Beulen herausgetreten. Ansonsten war der Brustkorb wie erstarrt. Ein Arzt meinte, das käme vom vielen Husten und sei eine Muskelreaktion.

Frau P. konnte vor Schmerzen kaum noch laufen. Zwischendurch hatte sie leichte Temperatur und Schweißausbrüche. Ein siebenter Arzt wurde aufgesucht. Dies sei eine „klassische verschleppte Lungenentzündung". Beim Auskultieren des Thorax höre er im rechten Lungenflügel ein deutliches Rasseln – Flüssigkeitsgeräusche. – Aber die verschriebenen Antibiotika brachten auch diesmal nichts!

Es wurde Bettruhe verordnet. – Der Krieg begann. Frau P. konnte nicht ruhen. Sie war „dabei“ und hatte ihre Aufgabe und Personalverantwortung. – Mit den „Nerven war sie nun fix und fertig und völlig am Ende“.

Eine weitere Röntgen-Thoraxaufnahme Mitte Februar ’91 brachte keinen Befund. Man bekundete, ihre Krankheit bestünde aufgrund eines Virus und „wegen der Wüste“!! (Dabei hatte alles schon in Deutschland begonnen!) Dies käme häufiger vor. Frau P. bekam nun Tabletten gegen den Schmerz in der Brust und weitere, um den Schleim zu lösen. Insgesamt drei verschiedene Präparate. – Der Husten blieb! Hinzu kam eine starke Erkältung, „so richtig von der Tiefe“. Es sei anders gewesen als der chronische Husten, eine akute Superinfektion.

Schließlich entdeckte man am 15.3.91 – nach Kriegsende – im Röntgenbild Flecken auf der Lunge. – Noch am selben Tag saß Frau A. P. im Flugzeug nach Wiesbaden; höchste Dringlichkeit! Eine Kontrolluntersuchung im dortigen Militärhospital ergab keinen Befund. Die Flecken waren weg! Hatte es sich nur um Artefakte (Kunstprodukt bei bildgebenden Diagnostikverfahren) gehandelt? – Jedenfalls brauchte die Patientin nicht stationär behandelt zu werden.

Ende März klang ihre Stimme ganz heiser, wie „versoffen“. Der Tbc-Test war negativ. Das Computertomogramm der Lunge zeigte „kleine Bläschen“; man deutete dies nicht als canceröses Geschehen. Vielmehr sprach man von einer Allergie, einer allergischen Reaktion der Lunge, …

Der Husten hatte sich mittlerweile beruhigt, jedoch persistierte noch ein Reiz, ein Gefühl „wie heißes Gas“. Jede Hustenattacke endete mit einer Expektoration (Auswurf). Die Schmerzen waren immer noch da, so, „als ob ein Eisenhandschuh sie umfaßte“. Atemnot bestand dabei zu keiner Zeit. Die Patientin könne auch gut durchschnaufen, es bestünde lediglich eine gewisse Resistenz und darauf folgend Hustenreiz.

Der ärztliche Rat bestand nun darin, fortan das Rauchen einzustellen und sich nach Ablauf von vier Wochen zur stationären Behandlung in ein Krankenhaus zu begeben. Worin diese Behandlung bestehen sollte, erfuhr sie nicht.

Frau A. P. ist verheiratet und hat einen Sohn. Ihre Ehe ist nicht glücklich, sie leidet sehr unter „der ewigen Unterdrückung durch ihren Mann“. In der Golfregion sei sie völlig „aufgeblüht“ und frei gewesen; sie habe ihn nie vermißt. Die Arbeit habe ihr Spaß gemacht, „40 Stunden durch“ seien „o.k.“ gewesen. Mit ihrer Verantwortung sei sie gut zurecht gekommen.

Allerdings war der Bescheid zur Mobilmachung im November ’90 für sie persönlich ein Schock gewesen; „als ob mir jemand in den Magen geboxt hätte“. Ängste und Emotionen schlügen ihr immer auf den Magen. Sie sei tagelang herumgelaufen, als ob ihr „der Kopf fehlte“. Sie habe nur drei Tage

Zeit gehabt, alles zu regeln und sich bei ihrer Einheit zu melden. Ein Arzt verordnete ihr Beruhigungsmittel, welche sie drei Tage lang eingenommen habe.

Sie beschreibt den Schock als Panikgefühl. „Panikangst“ sei es nicht gewesen, „ganz normale gesunde Angst“, was die Amerikaner „anxiety“ nennen. Das Unerwartete! Todesangst sei auch nicht dabeigewesen, so dramatisch war's nicht; dies ließ ich mir auf gezielte Nachfrage versichern. Es sei so viel zu bedenken und zu erledigen gewesen und sie hätte mit niemanden darüber reden können – man hätte es ihr als Feigheit ausgelegt! Nach dem Eintreffen bei ihrem Truppenteil sei dann alles vorbei gewesen.

Vor der Abreise nach Saudiarabien sei Frau P. nochmals geimpft worden. Die Impfung habe sie „gut vertragen“. Im Januar '91 habe sie auch eine weitere Impfung gegen Anthrax (Milzbrand), welche noch nicht offiziell genehmigt sei, erhalten – „ohne Probleme“. Allerdings gab es auch schon früher (1977) einmal Impfkomplikationen nach einer Pflichtimpfung gegen Schweinegrippe*. Damals war sie wie gelähmt; alles hätte ihr weh getan, sie hätte Fieber gehabt. Nach einer Nacht jedoch war der ganze Spuk vorbei.

Ansonsten sei sie kein kranker Mensch. Außer ein- bis zweimal im Jahr eine Erkältung erfreue sie sich guter Gesundheit. Seit 1987, seitdem sie in München lebe, bestehe höchstens noch eine starke Wetterfühligkeit. Frau P. wollte nun wissen, ob sie ihr Leiden überhaupt noch einmal los werden könne oder ob sie fortan damit leben müsse. Von der Schulmedizin sei für sie kaum noch Hilfe zu erwarten, sie habe zu ihr kein Vertrauen mehr. Sie wolle auch nicht ins Krankenhaus – sähe darin keinen Sinn. Im September wolle sie wieder zurück in die USA – ob denn bis dahin „etwas zu machen sei“.

Nun – es handelt sich hier um einen klassischen Fall von verschlepptem Krankheitsprozeß. Wie schon der amerikanische Arzt in der Wüste Januar '91 richtig diagnostizierte, „verschleppte Lungenentzündung“, aber hier im homöopathischen Sinne, als synonyme Kent'sche Rubrik für alle verschleppten Krankheitsprozesse! Dies ist also unser Leitsymptom – alles begann mit

* Zum Thema Schweinegrippe zitiert Hans Ruesch in *„Die Pharma-Story“* einen interessanten Artikel aus „The Progressive“ aus dem Jahre 1977, in welchem es unter anderem heißt: „Die Pharmakonzerne setzten die Produktion des Impfstoffes gegen die Schweinegrippe erst dann ein, als ihnen garantiert wurde, daß man sie gegen mögliche Schadenersatzklagen absichern würde.“ – „Das bedeutet, daß die Hersteller durchaus mit den unerwünschten Nebenwirkungen rechneten, die dann auch pünktlich eintraten: sie lähmten oder töteten eine beträchtliche Anzahl Menschen, woraufhin die amerikanische Regierung erfolgreich verklagt wurde und den Geschädigten oder ihren Familien gewaltige Summen als Schadenersatz zahlen mußte“, so Ruesch in seinem Kommentar.

Repertorisation: Chronische Bronchitis - verschleppte Lungenentzündung

SAMUEL-Serie V7.0

Nr.	Symptome
1	**allgemeines - reaktionsmangel**
2	**modalitäten - impfung, nach**
3	brust - entzündung - bronchien (bronchitis)
4	brust - entzündung - lungen
5	**brust - entzündung - lungen - verschleppte lungenentzündung**
6	brust - beklemmung
7	brust - beklemmung - husten, beim
8	brustschm./m - wandernder schmerz
9	brustschm./m - husten, beim
10	brustschm./m - lungenentzündung, nach
11	brustschm./o - unterer teil des brustkorbes
12	schnupfen - schnupfen
13	husten/z - morgens schlechter
14	husten/z - anfälle, anfallsweise
15	husten/e - heftig
16	auswurf - morgens - erwachen, nach
17	auswurf - aussehen - schaumig
18	auswurf - farbe - weiß
19	auswurf - farbe - gelb
20	auswurf - form - kugeln, wie kleine / aussehen - granuliert (kügelchen)

Methode: Wertigkeit

				Symptome:									1	.	.	.	.	.	.	.	.	.	2	.	.	.	.	.
Nr.	Arzneimittel	Neg	Wert	1	2	3	4	5	6	7	8	9	0	1	2	3	4	5	6	7	8	9	0	1	2	3	4	5
1	phos	4	42	2	.	3	3	2	3	3	.	3	3	.	3	3	1	3	.	2	3	3	2					
2	**sulf**	3	42	3	3	2	3	3	3	3	.	3	3	.	3	3	2	1	2	1	2	2	.					
3	ars	5	34	2	2	3	3	.	3	2	.	1	2	.	3	3	2	1	.	3	2	2	.					
4	puls	8	34	.	.	3	3	.	3	.	.	3	.	3	3	3	3	3	.	2	2	3	.					
5	lyc	5	33	2	.	3	3	3	2	.	.	3	3	1	2	2	1	.	1	.	3	3	1					
6	sil	5	32	.	3	3	2	3	2	2	.	2	.	.	3	2	1	2	.	1	1	3	2					
7	sep	7	31	2	.	2	3	2	3	.	.	2	.	.	2	2	3	3	.	.	3	3	1					
8	calc	7	29	3	.	2	2	.	3	.	.	2	.	.	2	3	2	2	.	1	2	3	2					
9	carb-v	8	29	3	.	2	3	.	3	.	.	3	.	.	3	1	3	3	1	.	2	2	.					
10	stann	7	29	2	.	3	.	.	2	2	.	3	.	1	1	1	3	3	.	.	2	3	3					
11	seneg	6	26	1	.	2	3	.	3	2	2	3	.	1	1	1	2	1	.	.	3	1	.					
12	hep	10	23	.	1	3	3	.	2	.	.	.	.	.	3	1	3	3	.	1	.	3	.					
13	kali-bi	8	23	.	.	2	2	.	3	2	.	1	.	.	2	3	1	1	.	.	2	2	2					
14	kali-c	9	23	2	.	2	2	.	3	.	.	1	.	1	2	3	2	3	.	.	.	2	.					
15	lach	6	23	2	.	2	2	.	2	.	.	1	2	1	2	1	2	3	.	1	.	1	1					

der Bronchitis im November ’90, welche nicht richtig auskuriert wurde! Sulfur ist hier das „Mittel mit Stern“; es gibt aber auch noch andere dreiwertige Mittel wie beispielsweise Lycopodium und Silicea. Eine weitere wichtige Säule zur korrekten homöopathischen Mittelfindung ist die fortdauernde Therapieresistenz gegenüber den Applikationen bei allen eingeleiteten „Pseudotherapien“. Ob Antibiotika, Antihistaminika oder sonstige Immunsuppressiva – nichts half, oder, besser gesagt, nichts sprach auch nur im entferntesten an. In die Kent'sche Sprache übertragen heißt das für den Homöopathen: „Reaktionsmangel". Auch hier ist Sulfur dreiwertig dabei!

Betrachtet man die Auswertung aller Mittel bzgl. dieser beiden Leitsymptome, so steht Sulfur als einziges Mittel an der Spitze. Die überschießende Impfreaktion mit den Lähmungserscheinungen 1977 ist selbstverständlich auch im Auge zu behalten und als §153-Symptom zu bewerten, des weiteren die neuerlichen Impfungen vor der Abreise nach Saudiarabien und während ihres Aufenthaltes dort. Auch hier ist der Schwefel dreiwertig dabei und deckt diesen Prozeß mit ab. – Alle anderen Symptome treten in den Hintergrund, sind nur von zweitrangigem Wert und haben keine §153-Qualität.

„Sulfur LM18, 2mal täglich 5 Tropfen auf die Zunge" wurde verordnet mit der Maßgabe, sich im Falle von Unklarheiten nach 10 Tagen telefonisch zu melden. Der Anruf blieb aus. Ein obligatorischer Anruf meinerseits nach ca. 14 Tagen ergab, daß der Husten schon völlig weg war und die Thoraxschmerzen sich um ca. 80 % gebessert hatten. Frau P. sei sehr glücklich darüber. Wir vereinbarten erneute Rücksprache nach Aufbrauchen des Fläschchens – aber nur im Falle von Restbeschwerden. Auch diesmal blieb der Anruf von Frau P. aus. Ihr ging es wieder gut. – Restitutio ad integrum – schnell, sanft, dauerhaft und ohne jegliche Nebenwirkungen!

4.4 Arthrose des Schultergelenkes

Diese Geschichte handelt von unserem Hund Profi, einem „reinrassigen Mischling" von etwa achteinhalb Jahren. Reinrassig deswegen, weil seine beiden Eltern schon Mischlinge waren. Und Profi wurde er von seinem Züchter genannt, weil er von Anfang an aussah wie ein kleiner Professor, mit seinem kleinen Bart und den lustigen, buschigen Haaren über den Augen.

Wir haben Profi erst mit achteinhalb Jahren übernommen, hatten ihn also zum damaligen Zeitpunkt erst ein paar Wochen. Er sollte eigentlich eingeschläfert werden, da in seiner ursprünglichen Familie ein Kind asthmatisch auf Tierhaare reagierte, ganz besonders auf Hunde-, Katzen- und Pferdehaare. Und nun war die Frage: „Was tun?" Weggeben geht fast nicht, denn wer nimmt schon einen so alten Hund? Und dazu noch einen, der seit über einem Jahr stark humpelte und an einer Schulterarthrose litt! Bleibt nur „Einschläfern", was in unseren Augen eine moderne Umschreibung für den legalisierten Mord an einem wehrlosen Tier durch den Veterinär ist, welcher eigentlich das Leben der Tiere bewahren und schützen sollte. Da wir Profi seit seinem zweiten Lebensjahr des öfteren für ein paar Wochen in Pflege hatten, er uns also ans Herz gewachsen war und andererseits auch er sehr an uns hing, konnten wir nicht umhin, ihn vor diesem Schicksal zu bewahren und in unsere bereits recht große Familie zu integrieren.

Heutzutage ist es ja wirklich sehr schwer, ein Tier zu halten bzw. im Falle eines längeren Urlaubs ein Tier irgendwo sicher unterzubringen! Bei der allgemein verbreiteten Allergieneigung, schon im frühesten Kindesalter, findet man ja kaum noch Leute, die frei von derartigen Reaktionen sind. Und so mußten auch wir die bittere Erfahrung machen, daß dies in unserer eigenen Familie nicht viel anders ist; ich meine bei den Kindern meiner Geschwister, wo es auch einige gibt, die – schon seit ihrem dritten Lebensjahr, wie kann es auch anders sein, aufgrund der Impferei – im Handumdrehen mit schweren allergisch-asthmatischen Beschwerden reagieren, so daß wir mit unserem Profi so ziemlich alleine dastehen.

Profi ist auf einem kleinen Dorf aufgewachsen und hatte von jeher viel Freiheit und viel mit Pferden zu tun. Früher gefiel es ihm außerordentlich, beim Ausreiten mit dabei zu sein; auch beim Galopp hielt er immer recht gut mit. Doch seit einem Jahr war das Reiten für ihn eine Qual, so daß er weit hintendran war oder daß man ihn gar nicht mehr mitnehmen konnte. Er hatte arge Schmerzen in seiner linken Schulter, die nicht besser zu werden schienen. Die Vorbesitzer hatten aber keinerlei Anstregungen unternommen, ihm Linderung zu verschaffen.

So suchten wir eine homöopathische Veterinärmedizinerin auf, die eine ausführliche Anamnese erhob und ihm schließlich Nux vomica verschrieb, womit wir nun gar nicht einverstanden waren. Trotzdem versuchten wir unser Glück und gaben unserem vierbeinigen Patienten die Tropfen, jedoch ohne Erfolg. Die Tierärztin meinte, „er wäre ein Nux-vomica-Typ“, deshalb dieses Mittel, da sei sie sich, zusammen mit ihrer Kollegin, ganz sicher. Nur – Nux vomica ist alles andere als ein antimiasmatisches Arzneimittel und hat nicht den größten Bezug zu Rheumatismus oder gar Arthrose! Mit einem Vorgehen nach Typ kommt man eben nicht weit, denn der Typus ist ja bekanntlich nicht pathologisch, geschweige denn behandlungsbedürftig!

So versuchten wir uns nun selbst an diesem Fall. Was wir allerdings bisher gelernt hatten, war, worauf ein Tierarzt bei der Anamnese Wert legt, denn dies kannten wir ja nur vom Menschen her. Dies, zusammengenommen mit dem Blick für die miasmatischen Zusammenhänge und Symptome, brachte dann folgendes Ergebnis an Gesamtsymptomatik: Begonnen hatten Profis rheumatische Beschwerden vor etwa einem Jahr, schubweise. Besonders schlimm wurde es immer bei nassem und kaltem Wetter; da humpelte er immer deutlich mehr und brach mit seiner Schulter regelrecht ein. Auch seine Mutter litt in späteren Jahren an Rheuma, wurde uns gesagt.

Schon als kleiner Welpe hatte Profi eine Abneigung, von Fremden angefaßt oder gar angesehen zu werden. Er fing sofort an zu knurren. Erst wenn er mit jemand „etwas warm geworden war", ging es gut. Auch heute noch stolziert er an „Verehrern" vorbei, ohne sie eines einzigen Blickes zu würdigen, geradezu so, als ob sie für ihn Luft wären. Sollte dann doch noch jemand die „Dreistigkeit" besitzen, ihn streicheln zu wollen, so kann er unwirsch knurren oder sonstwie seinem Unmut Ausdruck verleihen. Des weiteren legt er ein sehr männliches Gehabe an den Tag, ganz besonders dann, wenn es an der Haustüre klingelt oder jemand am Garten vorbeikommt. Da schießt er regelrecht hervor und bellt ohne Ende. Auch ein „Aus" kann ihn kaum davon abhalten, auch dann nicht recht, wenn er die Leute schon des öfteren gesehen hat und sie ihm demnach bekannt sein müßten. Profi kann auch sehr eifersüchtig sein, besonders auf unseren kleinen Nicki, als dieser auf die Welt kam. Und früher, als unsere Sarah geboren wurde, verhielt er sich ähnlich und wollte meiner Frau überhaupt nicht mehr von der Seite weichen, als wir ihn damals in Pflege hatte. Nach ein paar Wochen war dann wieder alles o.k. und er ließ dann auch keinen Fremden mehr an unsere Babys und verteidigte sie sofort, so gut paßte er auf.

Katzen sind für Profi ein rotes Tuch; er muß sie sofort jagen. Da vergißt er sogar sein Humpeln und ist flink wie eh und je. Aber wehe eine bleibt mal stehen; dann bleibt auch er respektvoll in sicherer Entfernung stehen und beobachtet nur noch. – An der Leine kann unser kleiner Vierbeiner recht „giftig" gegenüber anderen Hunden sein; ohne Leine ist alles vollkommen unauffällig. Profi ist sehr anhänglich und sucht immer Körperkontakt; er mag auch gerne gekrault werden oder legt sich gerne mit dem Kopf auf unsere Füße. Aus seinem Penis gab es hin und wieder eine leichte Absonderung, die auf dem Steinfußboden in der Diele als Feuchtigkeitsfleck sichtbar wurde; die Farbe war leider nicht auszumachen auf den roten Steinen. Wir dachten zunächst an eine Harninkontinenz, aber die Veterinärmedizinerin belehrte uns eines Besseren und meinte, dies sei normal bei Rüden. Darüber hinaus wird Profi von recht vielen Zecken heimgesucht, weshalb er früher immer ein Zeckenhalsband trug, was wir allerdings nicht fortgeführt haben.

Was wir von den Vorbesitzern noch herausbekommen haben, war, daß der Hund schon mehrere Tollwutimpfungen erhalten hatte und einmal pro Jahr eine Wurmkur durchgeführt wurde. Beides haben wir aus Liebe zu Profi nie wieder praktiziert.

Aufgrund der Repertorisation – ohne Symptom Nr. 12, denn eine Harnröhrenabsonderung war ja angeblich normal und nicht pathologisch – und den einschlägigen Erfahrungen beim Menschen erhielt Profi zunächst Silicea LM18, 1 Tropfen auf ein Glas voll Wasser, davon etwa 1 ml mit Hilfe

Repertorisation: Arthrose des Schultergelenkes

SAMUEL-Serie V7.0

Nr. Symptome

1 gemüt - angefaßt werden, will nicht
2 gemüt - angesehen werden, will nicht
3 modalitäten - kälte - wetter, naßkaltes verschlechtert
4 modalitäten - bewegung - verschlechtert
5 modalitäten - bewegung - leidenden teile, bewegung der l. t. verschlechtert
6 gliederschm./m - rheumatismus
7 gliederschm./m - bewegung verschlechtert
8 gliederschm./m - bewegung - beginn, im b. der b. schlechter
9 gliederschm./m - nassem wetter, bei
10 gliederschm./o - schulter
11 gliederschm./o - schulter - rheumatisch
12 harnröhre - absonderung - dünn schleimig

-- modalitäten - impfung, nach
-- allgemeines - sykotische konstitution

Methode: Treffer

				Symptome:									1	.	.	.	.	.	.	.	.	.	2	.	.	.	.
Nr.	Arzneimittel	Neg	Wert	1	2	3	4	5	6	7	8	9	0	1	2	3	4	5	6	7	8	9	0	1	2	3	4
1	bry	2	21	2	.	1	3	3	3	3	.	1	2	2	1	.	*1*										
2	colch	3	24	1	.	3	3	3	3	3	.	3	2	3	.	.	.										
3	sulf	3	21	.	1	2	3	2	3	.	.	1	3	3	3	*3*	*2*										
4	merc	3	19	1	.	2	3	2	2	.	.	3	2	2	2	.	*1*										
5	**sil**	3	19	2	.	3	3	2	2	2	2	2	1	.	.	*3*	*2*										
6	phyt	3	18	.	.	2	2	1	3	2	.	2	2	2	2	.	*2*										
7	chin	3	16	2	2	1	3	2	2	1	.	.	1	2	.	.	.										
8	agar	3	15	2	.	2	2	1	2	.	1	.	2	1	2	.	*2*										
9	nux-v	3	14	1	1	1	3	1	2	2	.	.	2	1	.	.	.										
10	rhus-t	4	22	.	1	3	.	3	3	.	3	3	3	3	.	.	.										
11	**med**	4	19	2	.	3	2	.	3	.	2	.	2	3	2	*3*	*3*										
12	puls	4	18	.	.	2	1	2	3	.	3	3	2	2	.	.	*1*										
13	ars	4	17	1	3	3	2	2	3	.	.	.	2	1	.	*2*	.										
14	calc	4	16	1	.	3	1	.	2	.	.	3	2	2	2	.	*2*										
15	phos	4	16	.	.	1	2	2	2	.	3	.	2	2	2	.	.										

einer Spritze (selbstverständlich ohne Kanüle) zwischen die Lefzen geträufelt, 2mal pro Woche.

Dies brachte ihm zunehmend Erleichterung bis zu dem Zeitpunkt, wo er einen anhaltenden Durchfall bekam, weshalb wir uns entschlossen, Silicea wieder abzusetzen. Durchfall beim Menschen ist ja noch o.k. und einigermaßen handlebar, aber Durchfall bei einem Hund kann zu argen Problemen in der Wohnung führen, was nicht immer ganz einfach zu handhaben ist, und schon gar nicht mit einem „Haufen voll kleiner Kinder".

Aus diesem Grunde überdachten wir nochmals den Fall und berücksichtigten nun auch das an Nummer 12 aufgeführte Symptom der Harnröhrenabsonderung. Und zwar deshalb, weil Rheuma bis hin zur Arthrose häufig sykotischen Ursprungs ist und die Sykosis auch viel mit den Genitalien zu tun hat. Darüber hinaus wurde Profi ja auch des öfteren geimpft, was die sykotische Konstitution beträchtlich verschärfen oder gar erst ins Leben rufen kann. – Der Übersichtlichkeit halber wurden letztere beiden Zusammenhänge (Folgen von Impfungen, Sykosis) nachträglich an die Auswertung mitangehängt, damit der Leser diese Gedankengänge sowie den Einfluß dieser beiden Rubriken besser nachvollziehen kann. – Die Richtigkeit dieser Überlegungen wird auch durch die Aussage einer amerikanischen homöopathischen Tierärztin bestätigt: „Für einen Homöopathen ist es beinahe unmöglich, ein Tier zu heilen, ohne zunächst die Probleme anzugehen, welche dem Tier durch Impfungen zugefügt wurden, gleichgültig, um welche Tierspezies es sich handelt." Deutlicher geht es schon gar nicht – und dies sind ja auch meine Erfahrungen beim Menschen!

Aus diesem Grunde erhielt Profi nun Medorrhinum LM18 in derselben Dosierung wie oben. Schon nach einem knappen Monat lief er völlig beschwerdefrei! Er konnte sogar meine Frau wieder beim Reiten begleiten, in alter Frische und Spritzigkeit! Und er hat seither nie wieder eine Harnröhrenabsonderung gezeigt! Also kann dies bei Rüden doch nicht so normal sein! Vielmehr ist es ein hochkarätiges Symptom der Sykosis! Was interessant an dem gesamten Heilungsverlauf unter Medorrhinum war, ist die Tatsache, daß Profi zweimal (einmal unter der LM18 und einmal später unter der LM24) einen riesigen Abszeß bekam, einmal zwischen den Krallen seiner linken Vorderpfote und das andere Mal am rechten Hinterbein, die ihn sehr schmerzten und am Laufen hinderten. Wir haben diese Abszesse mit Hepar sulfuris C30, jeweils 1 Globulus, erfolgreich behandelt, haben nicht desinfiziert und nichts weiter unternommen. Profi hat auch fleißig lecken dürfen, so wie es in der Natur gemacht wird; wir haben ihn dabei weder gestört noch dieses Lecken unterbunden. Nur beim Gassigehen haben wir einen Verband an seine Pfote angelegt, damit nicht zuviel Dreck von außen herankommt. Alles in allem sind die Eiterbeulen dann gut verheilt. Und Profi hat dies mit mehr Beweglichkeit in der Wirbelsäule und in der Schulter gedankt. – Diese Abszesse sind mit Sicherheit eine Akutausscheidung der immensen Toxinbelastung durch die vielen Impfungen und Wurmkuren gewesen, so daß damit der gesamte „Dreck" nach draußen abgeführt werden konnte. Jedenfalls hatte sich Profi zu keinem Zeitpunkt verletzt, womit die Abszesse zu erklären gewesen wären, und er hatte solcherlei Beschwerden noch nie zuvor gehabt; das haben seine Vorbesitzer ausdrücklich bestätigt!

Seither hat unser Hund nie wieder einen Tierarzt gesehen. Er wurde auch nie wieder geimpft, noch erhielt er eine Wurmkur. Wir haben etwa ein Jahr später auch seine Ernährung umgestellt auf rohes Fleisch, so wie es von der Natur her vorgesehen ist (artgerechte Ernährung), worauf Profis Fell ziemlich schlagartig noch schöner geworden ist, als es ohnehin schon war. Etwa ein halbes Jahr später hat Profi dann noch einmal Sulfur LM18 erhalten, wegen Verdachts auf Würmer, und da der Sulfur – siehe obige Auswertung – auch sehr gut zu unserem Beschwerdefall paßte. Profi hatte nämlich hin und wieder versucht, sein Hinterteil im Sitzen über den Teppich zu schubbern, um dem Juckreiz Herr zu werden. Würmer waren allerdings nie zu sehen und eine Stuhlprobe haben wir nicht untersuchen lassen. Der Sulfur tat ihm auf jeden Fall sehr gut, und Würmer hat es seither nie wieder gegeben. Profi ist mittlerweile über zwölfeinhalb Jahre alt und erfreut sich bester Gesundheit.

Dieses Beispiel zeigt in aller Deutlichkeit, daß die Miasmen auch bei Tieren vorzufinden sind und daß man Tiere nicht vernünftig homöopathisch behandeln kann, wenn man um diese Zusammenhänge nicht weiß. Und daß die Ausscheidungskrisen lebens- und heilungsnotwendig sind und niemals unterbunden werden dürfen, da dies einer Unterdrückung und damit Verschlimmerung des gesamten Falles gleichkäme.

4.5 Maligne Dysmenorrhoe

Eine Frau mittleren Alters sucht homöopathischen Rat wegen immenser Menstruationsbeschwerden. Die Menses seien äußerst schmerzhaft, kaum auszuhalten. Dies bestünde schon seit etwa drei Jahren. Damals habe sie im Krankenhaus zu schwer gehoben, seitdem hätten sich die Schmerzen verschlimmert. Alles sei aber eigentlich schon nach Absetzen der Pille losgegangen, etwa anderthalb Jahre nach ihrer letzten Schwangerschaft vor etwa zwölf Jahren.

Vor zwei Jahren sei festgestellt worden, daß Gebärmutterschleimhaut aus dem Uterus Richtung Portio herauswachse. Nach sofortiger Verätzung sei die Schleimhaut auch wieder nachgewachsen. Erst eine anschließende Laserbehandlung brachte „Ruhe".

Darüber hinaus gebe es „kleine Schleimhautknötchen" außerhalb der Gebärmutter, welche die Ursache für die Menstruationsbeschwerden seien, so der konsultierte Gynäkologe. Das verabreichte Agnolyt hat allerdings keinerlei Wirkung gezeigt. Ein anderer Gynäkologe schob die Beschwerden auf ein Myom, das auf den Darm und die Blase drücke, und riet dringend zu einer Hysterektomie (operative Entfernung des Uterus). Schließlich wurde noch ein stark vergrößerter Uterus diagnostiziert, welcher „nach hinten abgeknickt“ und „gesunken“ sei. Von Myom hier keine Rede! Dieser Frauenarzt riet von einer Operation ab; statt dessen verschrieb er die Pille.

Die Menstruationsschmerzen machten der Patientin immer wieder sehr zu schaffen. Sie stottere zeitweilig und rede „dummes Zeug“, wie sie es formulierte. Nachts liege sie vor Schmerzen wach. Diese seien krampfend, wehenähnlich, unerträglich. Die Patientin sei in dieser Zeit zu nichts mehr fähig; sie wisse nicht, ob sie leben oder sterben solle. Sie empfinde innerlich eine Riesenwunde. Wärme und Druck – Pressen der Hände auf den Bauch – erleichtere geringfügig; auch das Anziehen der Beine. Für ein paar Tage täten ihr sogar die Oberschenkel weh. Die Blutung sei sehr stark, hellrot, mit großen Klumpen. Vor ihrer ersten Geburt – vor etwa 21 Jahren – waren die Menses recht unregelmäßig, etwa alle sechs Wochen. Erst die Pille brachte eine „normale“ Zykluszeit, welche auch nach deren späteren Absetzen blieb. Aber nun setze die Regel manchmal für einen ganzen Tag aus, um danach wiederzukommen.

Nachts liege sie öfter wach und grübele. Um die Familienmitglieder sorge sie sich recht häufig. Kommen alle zurecht? Dies sei seit dem Umzug vor zwei Monaten sehr intensiv. Früher gab es auch schon einmal eine solche Phase bei Eheproblemen. Außerdem sei sie schnell von Gewissensbissen geplagt. Dies sei schon recht ausgeprägt. „Ich mache es mir nicht leicht, möchte alles perfekt machen.“

Vor fünf Jahren habe ihr Mann sie mit einer anderen Frau betrogen. Die Patientin habe teilweise heute noch Probleme damit. Ihr Mann hätte sich zu dieser Zeit sehr geändert. Heute habe er sein Verhältnis allerdings beendet, und es gehe wieder viel besser. Sie würde ihn jedesmal wieder heiraten, ist sich aber nicht sicher, ob ihr Ehemann sie wirklich noch liebt. Das sexuelle Verlangen sei zur Zeit vermindert.

Die Patientin ist kälteempfindlich und hat eine Reizblase. „Unterleibsentzündungen“ (Blase, Nieren) habe sie auch schon einmal gehabt, welche antibiotisch behandelt wurden. Abends klage sie öfter über kalte Füße. Bei längerem Stehen werde ihr schwindelig. Manchmal sei die Blase ein wenig „undicht“ – sie verliere hin und wieder Urintröpfchen beim Husten, Niesen und Lachen. Heiße Bäder vertrage sie nicht.

Bei Wetterumschwung habe sie öfter Migräne, aber auch häufig vor, während oder gegen Ende der Menses. Während der letzten Schwangerschaft vor 13 Jahren allerdings überhaupt nicht.

In ihrer Kindheit litt sie häufig unter „Magen- und Darmkrankheiten“, hätte vieles nicht vertragen und reagierte mit Koliken und Bauchweh. An Kinderkrankheiten gab es Masern, Mumps und viele Mandelentzündungen. Die Wundheilung sei im allgemeinen gut; nur nach einer Blinddarmoperation, welche nicht notwendig gewesen sei, sei die Narbe wieder aufgeplatzt und heilte sehr schlecht. Dies habe Wochen gedauert und sei u. U. auf die verwendeten Operationsfäden zurückzuführen, wie sie vermutete. Geimpft wurde sie erst auf ihren eigenen ausdrücklichen Wunsch mit acht Jahren (Eltern waren schon damals Impfgegner). Eine erneute Impfung erfolgte erst vor drei Jahren wegen ihrer Tätigkeit im Krankenhaus (Hepatitis, Polio, Tetanus). „Alle Impfungen wurden gut vertragen."

Die Patientin habe Angst vor Tieren („leider", wie sie sagt); vor fast allen (Pferde, Hunde, Katzen). „Furchtbare Angst". Außerdem sei sie eine „Reisetante". Hungern könne sie nur sehr schlecht. Das verursache schlechte Laune. Sie friere dann und es werde ihr schwarz vor den Augen.

Aus der Familie gibt es Gallensteinleiden, Hypertonie (Bluthochdruck), verschiedene Krebskrankheiten, Diabetes, Rheuma, Migräne, Unterleibsoperationen und ein offenes Bein zu berichten.

Dies ergab die mündliche Anamnese samt detaillierter Durchsprache des Fragebogens. Es existierten selbstverständlich noch andere Symptome, welche jedoch von untergeordneter Rolle waren und keinen direkten Beitrag zur Similefindung beisteuerten.

Die Patientin erhielt drei Mittel. Das chronische Grundmittel war Causticum LM18, 5 Tropfen auf einem Teelöffel voll Wasser, alle zwei Tage morgens einzunehmen. Während ihren Menses war für vier Tage zu pausieren. – Das zweite Mittel – Cimicifuga D12, 3 Globuli nach Bedarf – zielte darauf ab, die akuten Spitzen während der Menstruationsschmerzattacken zu coupieren und so auf die herkömmlichen Schmerzmittel verzichten zu können. Cimicifuga sollte erst im Ernstfall konsumiert werden. – Das dritte Mittel hatte ein ähnliches Ziel und sollte erst im Anflug einer Migräne eingesetzt werden: Bryonia alba LM6 von der Firma Arcana (eine LM-Potenz von Arcana deswegen, da die meisten anderen Hersteller nur Bryonia cretica [= Bryonia dioica] im Programm haben, die Arzneimittelprüfungen jedoch mit Bryonia alba durchgeführt wurden). Auf diese Weise könnten alle schmerzunterdrückenden Mittel abgesetzt werden noch bevor das chronische Mittel greift.

Nach anderthalb Monaten verzeichnete die Patientin eine leichte Besserung ihres Periodenschmerzes. Der Schmerz habe nur zwei Tage gedauert, sei aber u. U. etwas stärker. Das Akutmittel habe ihn allerdings auf ein erträgliches Maß heruntergedrückt. Fünf Migräneattacken habe die Patientin seit Einnahmebeginn gehabt, welche sich aber dank der Bryonia-Tropfen

Repertorisation: Maligne Dysmenorrhoe

SAMUEL-Serie V7.0

Nr.	Symptome
1	**gemüt - angst - gewissensangst (als ob man ein verbrechen begangen hätte)**
2	**gemüt - gedanken - quälend**
3	**gemüt - furcht - hunden/tieren, vor**
4	**gemüt - kummer**
5	gemüt - reisen, will
6	schwindel - stehen, im
7	empfindungen - lebenswärme, mangel an (kälteempfindlich, dauerndes frieren)
8	**modalitäten - heben, überanstrengung der muskeln und sehnen durch h. verschlechtert**
9	modalitäten - wetter - wetterwechsel verschlechtert
10	modalitäten - fasten (zustand der nüchternheit)
11	modalitäten - menses - während der m. schlechter
12	modalitäten - baden - verschlechtert
13	**mund - sprache - stotternd**
14	**bauchschm./e - krampfender - menses - während**
15	harnblase - entleerung - unwillkürlich - husten/lachen/niesen, beim
16	genital/w - menses - schmerzhaft (dysmenorrhoe)
17	genital/w - menses - spät, zu (= zu langes intervall)
18	genital/w - menses - zeitweise aussetzend, intermittierend
19	genital/w - menses - reichlich
20	genital/w - menses - klumpig, geronnen
21	genital/w - menses - hellrot
22	genital/w - uterus - vergrößerung
23	genital/w - uterus - verlagerung, lageanomalien
24	**genitalschm./w - wehen - wundheitsschmerz, mit**
25	**genitalschm./w - wehenartiger/krampfartiger - menses - während**

Methode: Wertigkeit

				Symptome:									1	.	.	.	.	.	.	.	.	.	2	.	.	.	.	.
Nr.	Arzneimittel	Neg	Wert	1	2	3	4	5	6	7	8	9	0	1	2	3	4	5	6	7	8	9	0	1	2	3	4	5
1	**caust**	3	47	2	2	2	3	.	2	3	2	2	1	1	2	3	2	3	2	3	2	2	2	2	.	.	2	2
2	sep	5	40	.	1	.	1	.	.	2	1	1	3	3	3	1	2	3	2	3	2	2	1	1	3	3	.	2
3	sulf	5	39	2	2	.	.	.	2	2	1	2	2	3	3	2	3	1	2	3	2	2	2	1		1	.	1
4	bell	10	36	.	.	3	.	.	.	.	.	2	.	1	2	3	2	2	3	2	.	3	3	3	2	3	.	2
5	lach	6	36	.	2	.	2	1	2	2	1	1	3	1	.	2	.	1	2	2	2	2	3	.	2	3	.	2
6	nux-v	7	36	2	.	.	2	.	.	3	1	1	2	3	1	3	2	2	2	.	2	3	1	.	1	2	.	3
7	calc	9	34	.	.	.	1	.	2	3	3	2	3	1	3	.	1	.	2	.	1	3	3	1	.	3	.	2
8	phos	9	34	1	1	.	.	.	2	3	1	3	2	2	2	2	.	3	2	2	2	3	.	3	.	.	.	.
9	puls	9	34	1	.	.	3	.	2	.	.	2	1	3	1	.	2	3	2	3	3	2	3	1	.	.	.	2
10	kali-c	9	31	.	.	.	.	.	1	3	2	2	1	3	2	.	2	.	3	3	1	2	1	2	.	1	.	2
11	nat-m	11	31	2	3	.	3	.	.	2	1	.	.	2	1	.	2	3	1	3	.	3	2	.	.	3	.	.
12	rhus-t	11	31	2	2	.	.	.	1	3	3	3	.	1	3	.	.	1	2	.	.	3	3	2	.	.	.	2
13	graph	12	29	2	.	.	2	.	.	3	3	1	2	3	2	.	2	.	2	3	.	.	.	1	.	.	.	3
14	lyc	9	28	.	2	.	2	.	1	2	2	.	1	2	2	.	.	2	2	3	1	2	2	1	.	.	.	1
15	merc	8	28	2	.	.	2	1	2	2	1	1	1	1	2	3	.	.	2	2	1	2	1	.	.	2	.	.

nicht weiter haben ausbreiten können. Ansonsten fühle sie sich sehr wohl und sei voller Tatendrang.

Die nächste Menstruation, einen Monat später, begann vollständig ohne Schmerzen! Dieser setzte erst am zweiten Tag ein, was vorher nie der Fall gewesen war. Die Blutung war weniger klumpig und nicht mit der fast üblichen Migräne vergesellschaftet. Cimicifuga wirke sehr gut, besonders nach der dritten Einnahme. Die Patientin war sehr zufrieden.

Nach etwa vier Monaten bekam die Frau eine akute Grippe, welche unter Nux vomica gut ausheilte. Anschließend wurde nochmals ein zweites Fläschchen Causticum LM18 verordnet, mit 3täglichem Einnahmemodus.

Die Schmerzattacken sowie die Migräneanfälle wurden immer schwächer und seltener, so daß schrittweise auf die Akutmittel verzichtet werden konnte. Schon etwa während der Hälfte des zweiten Causticum-Fläschchens gehörten sämtliche Beschwerden der Vergangenheit an.

4.6 Hereditäres Antikörper-Mangelsyndrom

Eine 35 Jahre junge Mutter von zwei Kindern kommt wegen chronisch rezidivierender Bronchopneumonien* oder – anders ausgedrückt – wegen der Neigung zu Lungenentzündungen in die Praxis. Begonnen habe alles nach einer verschleppten Grippe vor etwa zehn Jahren. Diese habe sich über Wochen hingezogen und sei schließlich in eine Lungenentzündung übergegangen. Seitdem habe sie mindestens einmal im Jahr eine Pneumonie! Erst etwa zwei Jahre nach der Initialerkrankung sei an der Universitätsklinik die Diagnose eines „hereditären Antikörper-Mangelsyndroms“ (Erniedrigung der IgA-, IgG- und IgM-Antikörper) gestellt worden, was man nun als die primäre Ursache dieses Leidens ansah. Seither erhalte die junge Frau in regelmäßigen Abständen Antikörpersubstitutionstherapien**, doch trotzdem sei es immer wieder zu chronisch rezidivierenden Atemwegsinfektionen gekommen, welche letztendlich „jedesmal antibiotisch behandelt werden mußten“.

Das hereditäre Antikörper-Mangelsyndrom wurde hier bewußt in Anführungszeichen gesetzt, da es aus homöopathischer Sicht wirklich fraglich erscheint, denn die Patientin war bis zum Zeitpunkt ihrer ersten Pneumonie eigentlich immer recht gesund. Und vom Werdegang dieses Krankheits-

* immer wieder auftretende Lungenentzündungen, die nicht streng an die anatomische Begrenzung der Lungenlappen gebunden sind und mit einer Bronchialbeteiligung einhergehen

** Behandlung durch Verabreichen der entsprechenden fehlenden Immunglobuline

geschehens sieht es eher nach einem klassischen Verschleppungsprozeß aus, der darüber hinaus durch Antibiotika massiv unterdrückt wurde und die Komplikation einer Pneumonie heraufbeschwor. In der Folge sind dann die Bronchopneumonien immer wieder als akute Exacerbationen regelmäßig aufgetreten und ebenso häufig mittels Antibioselenkung „niedergemacht worden". Im Grunde genommen handelt es sich bei diesen Lungenentzündungen stets um die rezidivierende vagotone Heilungsphase jenes ursprünglich nicht vollständig auskurierten Krankheitsprozesses, demnach also um biologisch vollkommen normale und logische Reaktionsabläufe. Durch das ständige Bekämpfen und Niedermachen der dabei auftretenden Mikroben und der für den Heilungsvorgang notwendigen Fieberschübe wird der jeweilige Heilungsversuch jedesmal aufs neue torpediert, so daß damit das nächste Rezidiv vorprogrammiert ist, denn – einen anderen Weg zu einer echten biologischen Ausheilung gibt es nicht als den durch die Dauervagotonie! Um diesen Teufelskreis zu durchbrechen, wird die Patientin – gemäß dem Gesetz der Zweiphasigkeit der Erkrankungen – also mindestens noch einmal eine vagotone Heilungsphase durchlaufen müssen und mit einem mehr oder weniger deutlichen Atemwegsinfekt reagieren. Aus diesem Grunde ist der Begriff der Heredität, also der erblich bedingten Anlage, völlig unzutreffend. Und auch die Diagnose des Antikörper-Mangelsyndroms kann hier niemals kausalen Charakter haben; jenes umschreibt lediglich die Phänomenologie auf der untersten Ebene, und zwar auf der materialistischen Ebene, wenn man durchs Mikroskop schaut.

Die erste Lungenentzündung sei auch mit einer Pleuritis vergesellschaftet gewesen, einer Rippenfellentzündung, welche damals punktiert wurde, so die Patientin. „Und bei Belastung bekomme ich seit einiger Zeit schlecht Luft." Das sei aber früher nie der Fall gewesen. Auf Zugluft und Naßkälte reagiere die junge Frau sehr empfindlich; sie sei dann gleich wieder erkältet. Dagegen tue ihr die Luft am Meer immer sehr gut. Seit den „ewigen Lungenentzündungen" habe sie auch öfter juckende Hautausschläge in den Ellenbeugen, der Leiste, hinter den Ohren und unter den Achseln; vereinzelte kleine Stellen. Ihre Wundheilung dauere immer extem lange, und manchmal gebe es auch Eiterungen an den Fingernägeln. Die Patientin habe einen leichten und unruhigen Schlaf; sie werde dauernd wach. Vor ein paar Jahren sei sie des öfteren morgens mit verklebten und verschmierten Augen aufgewacht, ohne dabei erkältet gewesen zu sein. An Ohrringen könne sie alles Echte tragen; nur bei Modeschmuck gebe es schon nach ein paar Stunden Probleme. Dann nässe und suppe es in den Löchern und täte dazu auch noch so weh, daß sie die Stecker sofort wieder herausnehmen müßte. Auch ihre Zähne waren in keinem guten Zustand; schon bei den Milchzähnen habe es häufiger Plomben gegeben.

Die Menses der jungen Frau waren sehr unregelmäßig. „Sie setzen schon mal für einen Monat aus." Außerdem seien sie immer schmerzhaft und mit Krämpfen verbunden; die Blutung selbst recht dunkel. Hämorrhoiden gebe es seit der ersten Schwangerschaft, allerdings ohne größere Probleme. Bis auf eine anfängliche Übelkeit verliefen alle beiden Schwangerschaften recht unauffällig.

Des weiteren wurde die junge Frau in der kalten Jahreszeit von Rissen an den Fingerkuppen arg geplagt. Teilweise sehr tiefe, ja sogar blutende Risse. Früher habe sie viel an ihren Nägeln gekaut, was teilweise auch heute noch vorkomme. Ihr Stuhl sei eher dünn, aber regelmäßig. Die Patientin bekomme sehr leicht blaue Flecken, welche dann in allen Farben schillerten. Sie wisse manchmal gar nicht, woher sie diese hätte.

Vom Psychischen her könnte die junge Frau mehr Selbstvertrauen gebrauchen. Doch seit den Kindern gehe es schon ein wenig besser. Früher habe eine ausgeprägte Prüfungsangst bestanden. Ihre Stimmungen seien sehr schwankend, zum Teil himmelhoch jauchzend und dann wieder zu Tode betrübt. Des weiteren plagten sie oft Gewissensbisse und Schuldgefühle. Die Patientin ist nicht gestillt worden.

Von der Mutter sind Myome, eine Ovarialzyste mit nachfolgender Eierstockoperation sowie eitrige Ohrläppchen beim Tragen von Ohrringen bekannt. Auch ihre Menses waren sehr unregelmäßig und schmerzhaft. Außerdem leide sie unter Weichteilrheumatismus. Vom Vater konnten wir nur Diabetes mellitus und ein künstliches Hüftgelenk zusammentragen. Ansonsten gab es familiär noch Hautausschläge, Lungen- und Magenkrebs, Asthma und Tod durch Bronchopneumonie samt Pleuritis.

Die Idee dieser chronischen Erkrankung war also wieder einmal die Unterdrückung. Die Patientin erhielt – wie könnte es anders sein – Sulfur LM18, 5 Topfen auf ein Glas Wasser, alle drei Tage, einschleichend. Und sie reagierte auch prompt nach – sage und schreibe – nur drei Wochen! Ihr gehe es seit den letzten zwei Tagen „nicht so gut". Sie habe nun Fieber von 39,1 °C, fühle sich „dabei aber erstaunlicherweise gar nicht so schlecht" und dies trotz Kopf- und Gliederschmerzen! Die Atmung sei zur Zeit noch relativ gut, die „Bronchien etwas zu". Der Kopf hochrot und „total hitzig", die Hände eiskalt. Ich verordnete Belladonna D12, 3 Globuli nach Bedarf einzunehmen, und riet ihr, das Bett zu hüten und sich von ihrem Hausarzt krankschreiben zu lassen. Dann hörte ich nichts weiter von der jungen Frau. Ich ging davon aus, daß alles seinen gewohnten Weg verlief und sie nun endgültig auf dem Weg der Ausheilung war, nicht nur hinsichtlich dieses akuten Geschehens, welches sicherlich als Teil des Rückspulungsgeschehens zu werten war, sondern auch hinsichtlich ihrer Neigung, regel-

Repertorisation: Hereditäres Antikörper-Mangelsyndrom

SAMUEL-Serie V7.0

Nr.	Symptome
1	gemüt - selbstvertrauen, mangel an
2	gemüt - stimmung - abwechselnd
3	gemüt - angst - gewissensangst (als ob man ein verbrechen begangen hätte)
4	schlaf - unruhig
5	**allgemeines - wunden - heilen langsam**
6	**modalitäten - kälte - wetter, naßkaltes verschlechtert**
7	**modalitäten - luft - zugluft verschlechtert**
8	haut - farbe - bläulich/grün - flecke
9	**brust - entzündung - lungen**
10	**brust - entzündung - lungen - verschleppte lungenentzündung**
11	**brust - entzündung - lungen - pleuropneumonie**
12	**brust - entzündung - rippenfell - verschleppte pleuritis**
13	extremit. - entzündung - panaritium
14	extremit. - haut - aufgesprungene hände / rissig - hände
15	augen - lider - verklebt - morgens
16	ohren - geschwüre - ohrläppchen, im loch für ohrring
17	mund - modalitäten - nägelkauen, nägelbeißen
18	zähne - schlechte zähne - caries, hohle zähne
19	atmung - atemnot - anstrengung, nach
20	genital/w - menses - unregelmäßig (intervalle verschieden lang)
21	genital/w - menses - schmerzhaft (dysmenorrhoe)
22	genital/w - menses - dunkel

Methode: Wertigkeit

				Symptome:									1	.	.	.	.	.	.	.	.	.	2	.	.	.	.	.
Nr.	Arzneimittel	Neg	Wert	1	2	3	4	5	6	7	8	9	0	1	2	3	4	5	6	7	8	9	0	1	2	3	4	5
1	**sulf**	1	49	1	2	2	3	3	2	3	2	3	3	2	3	2	3	3	.	2	2	2	2	2	2			
2	sil	4	40	2	.	2	3	3	3	3	1	2	3	.	2	3	3	1	.	2	2	2	2	1	.			
3	calc	3	39	1	1	.	2	2	3	3	1	2	.	2	2	2	3	3	.	1	2	3	2	2	2			
4	lyc	3	39	2	3	.	3	1	2	2	2	3	3	.	1	2	2	1	.	2	2	3	2	2	1			
5	lach	5	35	1	.	.	2	3	2	2	3	2	.	2	1	2	2	.	2	.	2	3	2	2	2			
6	puls	5	32	2	2	1	3	1	2	1	2	3	.	.	.	1	2	2	.	.	2	2	1	2	3			
7	rhus-t	8	32	1	.	2	3	2	3	3	1	3	.	2	.	2	3	3	.	.	2	.	.	2	.			
8	sep	5	32	.	1	.	2	1	1	2	1	3	2		2	2	3	3	.	.	3	1	2	2	2			
9	**ars**	8	31	.	1	3	3	.	3	2	2	3	.	.	3	.	.	2	.	1	1	3	.	2	2			
10	nit-ac	5	31	1	.	1	2	3	2	2	1	2	.	.	.	3	3	1	.	1	2	2	2	1	2			
11	merc	5	30	1	1	2	1	2	2	2	1	3	.	.	.	2	2	2	.	.	3	2	1	2	1			
12	phos	4	29	1	1	1	1	1	1	2	3	3	2	3	.	.	1	1	.	1	2	2	1	2	.			
13	hep	10	27	.	.	.	2	3	1	2	2	3	.	2	2	3	3	2	.	.	2	.			.			
14	kali-c	9	25	2	2	.	2	1	1	3	.	2	.	.	.	1	2	2	.	.	2	2	.	3	.			
15	nat-m	7	25	1	1	2	2	.	.	1	.	2	.	.	2	2	2	2	.	2	1	3	.	1	1			

mäßig ein- bis zweimal im Jahr an einer Lungenentzündung zu erkranken.

Doch leider hörte ich nie wieder etwas von meiner Patientin. Erst etwa ein Jahr später berichtete mir ein anderer Patient, der diese junge Frau gut kannte, daß jene die homöopathische Kur damals abgebrochen hätte. Sie hätte wohl „von Anfang an kein richtiges Vertrauen in die Behandlung gehabt“ und „glaubte sowieso nicht daran“. Und den Ratschlag, daß sie den akuten grippalen Infekt daheim im Bett auskurieren und deshalb der Arbeit fernbleiben sollte, habe sie mir sehr übelgenommen. Sie konnte sich angeblich „keine Krankheit leisten“ und wollte ihre Arbeitsstelle durch ihr Fehlen nicht „unnötig belasten“ bzw. ihre Kollegen nicht im Stich lassen. Sie fühlte sich damals als unabkömmlich, etc. pp. – So ist das eben. Keine Zeit für die Ausheilung eines relativ kleinen – fast banalen – Akutinfektes, der jedoch eine sehr große Hebelwirkung haben sollte und welchen wir (d. h. der Homöotherapeut und eigentlich auch die Patientin selber, denn sie wurde seinerzeit bei der Anamnese auf diese Gesetzmäßigkeiten aufmerksam gemacht) im Prinzip sehnsüchtig erwarteten mit der Perspektive, diesen Teufelskreis endgültig durchbrechen zu können. Aber durchaus Zeit (sehr viel mehr Zeit!) für eine stationär zu behandelnde Lungenentzündung nach Schema F, was da heißt erneute Immunsuppression! Und so berichtete mir mein Patient, daß seine Bekannte denn auch schon wieder mindestens einmal eine schwere Pneumonie gehabt habe und in der Klinik gewesen sei; ja daß sogar eine Knochenmarkspunktion vorgenommen worden sei, „um endlich weitere Erkenntnisse bzgl. dieses schweren Krankheitsgeschehens sammeln zu können … bla-bla-bla“.

Schade, sehr schade um diese junge Mutter! War sie doch schon auf dem richtigen Wege! – Ihre bisherigen Reaktionen haben jedenfalls eine deutliche Sprache gesprochen! – Dies kann ich aus der Erfahrung heraus so salopp, aber auch selbstbewußt, sagen und nicht zuletzt auch deswegen, weil die Naturgesetze grundsätzlich keine Kompromisse zulassen. Dazu habe ich zu viele ähnliche Fälle in meiner homöopathischen Praxis erlebt, welche sich allesamt nicht minder schlimm ausnahmen, jedoch nach anfänglichen Rückspulungsexacerbationen einen sehr zufriedenstellenden Verlauf nehmen konnten (siehe z. B. den Fall 2.10 während der Schwangerschaft, der ja auch durch einen verschleppten Krankheitsprozeß entstanden ist).

Ich habe diesen Fall bewußt hier aufgenommen, obwohl er – dem Himmel sei's geklagt – nicht zu Ende therapiert werden konnte. Und zwar deshalb, um aufzuzeigen, mit welchen „neuen“ raffinierten Diagnosen die Schulmedizin bereits „operiert“. Die Patientin wäre in jedem Fall besser beraten gewesen, wenn man von Anfang an nur von rezidivierenden Lungenentzündungen gesprochen hätte. Aber ein hereditäres Antikörper-Mangelsyndrom klingt selbstverständlich viel wissenschaftlicher! Es führt auf der anderen Seite jedoch weg vom eigentlichen Thema und den ätiologischen* Zusammenhängen. Dr. Eichelberger würde hier mit Recht von ge-

* Ätiologie: Lehre von den Krankheitsursachen oder die Krankheitsursache selbst

zielter Volksverdummung sprechen. Dem Patienten wird damit nämlich jegliche Chance zur eigenen Verantwortung und Eigeninitiative genommen. Mit dieser Diagnose ist er der ärztlichen Willkür hoffnungslos ausgeliefert, da er meint, an einem unheilbaren Syndrom zu leiden, welches sich – kausal gesehen – eigentlich viel einfacher darstellt.

4.7 Halbjährlich rezidivierende Psychose

Bei allen Psychosen* in meiner Praxis habe ich bislang immer ein stark ausgeprägtes miasmatisches Terrain angetroffen. Darüber hinaus ließ sich in fast allen Fällen eine Unterdrückung oder ein Impfzusammenhang nachweisen, akut oder in chronischem Zusammenhang**.

Die Psychosen gehören zu den sog. Gemütskrankheiten (siehe Kapitel 3.4 in Bd. 1) und verlaufen nach den bereits besprochenen Naturgesetzmäßigkeiten hinsichtlich Psyche und Gehirn. Streng genommen handelt es sich um eine ganz besondere Konstellation mehrerer Konfliktschocks (mindestens zwei), wobei die korrespondierenden hirnorganischen Areale in unterschiedlichen Großhirnhemisphären lokalisiert sind. Nur bei deren gleichzeitiger Aktivität kommt es zu den psychischen Auffälligkeiten. So gesehen sind akute Psychosen als akute Exacerbationen einer chronischen Krankheit zu verstehen.

Als bester Zeitpunkt für eine homöopathische Behandlung bietet sich ein psychosefreies Intervall an, da der Patient dann selber gut mitarbeiten kann. – Es geht ja grundsätzlich darum, daß dieser nicht wieder in einen erneuten psychotischen Schub „abdriftet“. – In der Akutphase zu beginnen ist sehr schwierig, da der Patient hier aufgrund seiner psychisch ausgeprägten Symptomatik und meist wegen der Einnahme schwerer Psychopharmaka sowie

* Psychose gemäß Roche Lexikon Medizin: vorübergehende oder sich stetig verschlechternde psychiatrische Erkrankung oder Abnormität mit erheblicher Beeinträchtigung psychischer Funktionen mit v.a. gestörtem Realitätsbezug, mangelnder Einsicht und Fähigkeit, üblicher sozialer Norm bzw. Lebensanforderungen zu genügen. Die strenge Abgrenzung gegenüber Neurose und Psychopathie ist nicht immer möglich.

** Akutes Beispiel aus meiner Praxis: Ein Mann mit Borderline-Syndrom (psychiatrisches Krankheitsbild im Grenzbereich zwischen Neurose, Psychose und schwerer Charakterstörung). Seit mehr als 15 Jahren schwerste Psychopharmaka. Bei der chronischen Anamnese konnten wir herausarbeiten, daß er seine erste akute Psychose, mit der sein langer chronischer Leidensweg begann, bei der Bundeswehr hatte. Und zwar etwa 3 Wochen nach der (fast) obligatorischen Tetanus-Impfung. Damals sofortige Einweisung in eine geschlossene Anstalt von mehrmonatiger Dauer.

der Betreuung in einer geschlossenen Abteilung/Anstalt kaum in der Lage sein dürfte, objektiv mitarbeiten zu können (z.B. gute Körpersymptome nennen/beobachten; hinsichtlich eingehender Zusammenhänge siehe Kapitel 3.4 in Bd.1).

Eine 35jährige Frau leidet seit etwas mehr als 3 Jahren an rezidivierenden Psychosen mit halbjährlichen Rückfällen. Darüber hinaus ist sie ausgesprochen depressiv und hat extrem ausgeprägte Ängste. Besonders „Zukunftsängste“ und „Lebensangst“, so daß sie nicht einmal in der Lage ist, ihren Haushalt zu führen oder „einen Schritt vor die Türe zu wagen“, geschweige denn einkaufen zu gehen.

Zur Zeit gehe es allerdings recht gut; sie sei dank der beiden Antidepressiva Zyprexa und Seroxat „gut eingestellt“ und dadurch einigermaßen stabil. Die Ängste seien nur noch latent da, sie habe „alles im Griff“. Doch wenn sie die Dosis nur eines Antidepressivum geringfügig reduziere, höre sie sofort wieder Stimmen und träume von Gott und Jesus. Auch ihre panischen Angstattacken stellten sich gleich wieder in voller Intensität ein. Ihre Hauptangst sei, daß ihr Mann vor ihr sterben könnte und sie dann allein dastehen würde.

Bei ihrem ersten akuten Psychoseschub hatte sie das Gefühl, daß „jemand bei ihr sei“, daß „jemand sie beherrsche und mitnehmen wolle“. Sie sprach von Dämonen und betete inständig zu Gott. Außerdem viel „Meditation mit Schreien“, wie sie sich selbst ausdrückte. „Dann plötzliches Erwachen ihrer Kundalini und Entweichen am Kopf“. Daraufhin Ohnmacht mit nachfolgender totaler Erschöpfung. Ein paar Tage später Stimmenhören (Engel, Gott). Eine Woche lang Schlafentzug, Appetit- und Durstlosigkeit. Nierenschmerzen. – Daraufhin Einweisung in die Klinik. Befund: akute Psychose. – Seither mit zwei Antidepressiva eingestellt und trotzdem halbjährliche Rückfälle mit Krankenhausaufenthalten.

Bei den Depressionen habe sie immer Selbstmordgedanken; „auch noch lange nach einer akuten Psychose“. Sie fühlt sich im Allgemeinen überfordert, hat „zu nichts Lust“, ist „total leer“. Seit jeher hat sie ständig Angst, daß ihrem Mann oder ihrem Vater etwas zustoßen könnte.

Vor etwa 6 Jahren habe sie schon einmal „total durchgedreht“, als sie erfuhr, daß sich ihr Mann hatte sterilisieren lassen. Seither habe sie sich sehr ungeliebt gefühlt, denn der Wunsch nach einem zweiten Kind war ein für alle Mal „ausgeträumt“. Von diesem Zeitpunkt an habe sie sich fortlaufend „durch geistige Aktivitäten überfordert“ und sehr viel mit Esoterik, Tarot, Bachblüten, Heilkosmetik, alternativen Heilweisen und Malerei (eigene Vernissage) beschäftigt, wodurch sie – ihren eigenen Worten nach – vereinsamte. Es kamen allerdings auch häufig „Hochgefühle“ auf.

Vor etwa acht Jahren litt sie innerhalb von nur zwei Jahren 14mal an einer Seitenstrangangina, jedesmal antibiotisch behandelt. Begleitend kam es hin und wieder zu Nierenschmerzen. Im Alter von 5 Jahren Entfernung beider Mandeln wegen rezidivierender Vereiterung. Durchschnittlich einmal im Jahr „Grippe“ mit Husten, Schnupfen, Hals- und starken Gliederschmerzen mit bis zu 40 °C Fieber.

Als Kind gab es häufig „Verkühlungen“ mit Halsweh und Mittelohrentzündungen, teilweise eitrig. Außerdem viel spontanes Nasenbluten. Daraufhin Verödung. Des weiteren Gerstenkörner und eitrige Bindehautentzündungen, zeitweilig auch noch als Erwachsene. Bis in die Jugendzeit „massive Schmerzen im linken Knie“; in ihrer Studienzeit dito. Sie konnte damals kaum gehen, doch „ist nie wirklich etwas gefunden worden“.

Seit ihren Psychosen habe die junge Frau keinerlei Migräne mehr, welche immer sehr heftig zu sein pflegte (Stirne bis Hinterkopf mit Übelkeit und Erbrechen) und worüber sie eigentlich ganz glücklich sei.

Des weiteren gab es öfter Scheidenentzündungen (antibiotisch behandelt), Schwindel, Sonnenallergie, leichtes Frieren, Kopfschmerzen bei Föhn oder Hitze, „gräßliche Träume“. Einmal Gürtelrose auf der linken Bauchseite (mit Salbe behandelt). Juckreiz am After und im Schambereich. Kalte Nasenspitze, Brüste und Po. In ihrer frühen Jugend relativ häufig Brechdurchfälle. Sehr empfindliche Fußsohlen. Seit der Psychose eine starke Unruhe ihrer Füße und Beine im Bett. Ein Muttermal und 2 Warzen wurden entfernt. Rückenschmerzen infolge „angeborenem Gleitwirbel“.

Die Menses waren immer recht stark, dickflüssig, dunkel und sehr schmerzhaft. Mit der Pille kam es stets zu Zwischenblutungen. Während der Schwangerschaft habe sie 33 kg zugenommen. Diese empfand sie aufgrund starker Übelkeit, Bein- und Fußschwellungen sowie vorzeitiger Wehen als recht beschwerlich.

Die junge Frau war von jeher leicht erregbar und leicht beleidigt. Sie leidet außerdem unter Mangel an Selbstvertrauen und extremer Erwartungsangst (z. B. bei Behörden, Ärzten oder sogar bei Familientreffen). Seit ihrer Psychose ist sie leicht ermüdbar. Die Schuld sucht sie immer bei sich selbst, oft auch bei Dingen, die schon jahrelang zurückliegen. Während ihrer Psychose war sie sehr hellsichtig.

Als Baby litt sie lange Zeit unter ausgeprägter Windeldermatitis (offener wunder und roter „Pavianpopo“). Windpocken machte sie zweimal durch, und Impfungen gab es viele, wobei die erste Pockenimpfung nicht angegangen ist!

Familiär sind noch Nierensteine, Gelenkarthrose, Migräne, Herzinfarkt, Nickelallergie, Gallensteine, Diabetes mellitus, genitale Pilzinfektionen, Hodenentzündungen, Pollenallergien und Gastritis zu nennen.

Repertorisation: Halbjährlich rezidivierende Psychose

SAMUEL-Serie V7.0

Nr.	Symptome
1	gemüt - schwermut, depression, traurigkeit
2	gemüt - angst, bangigkeit, banges gefühl
3	gemüt - furcht - unglück, vor
4	gemüt - angst - gewissensangst (als ob man ein verbrechen begangen hätte)
5	gemüt - wahnideen - stimmen, hört
6	gemüt - selbstmord, neigung zum
7	gemüt - reizbarkeit
8	gemüt - beschwerden infolge - erwartungsspannung, vorempfinden, ahnung
9	gemüt - empfindlich, überempfindlich
10	gemüt - selbstvertrauen, mangel an
11	schlaf - träume - schrecklich
12	allgemeines - sykotische konstitution
13	empfindungen - lebenswärme, mangel an (kälteempfindlich, dauerndes frieren)
14	modalitäten - kälte - erkältungen, neigung zu
15	modalitäten - sonne, folgen von sonnenbestrahlung
16	modalitäten - impfung, nach
17	extremit. - unruhe - beine
18	extremit. - unruhe - füße
19	extremit. - modalitäten - empfindlich - fuß - sohle
20	extremit. - schwellung - fuß
21	gliederschm./o - knie
22	anus - empfindungen - jucken
23	schm. - nieren/m - schmerz (nicht näher bezeichneter art)
24	genital/w - menses - schmerzhaft (dysmenorrhoe)
25	genital/w - empfindungen - jucken

Methode: Wertigkeit

				Symptome:									1	.	.	.	.	.	.	.	.	.	2	.	.	.	.	.
Nr.	Arzneimittel	Neg	Wert	1	2	3	4	5	6	7	8	9	0	1	2	3	4	5	6	7	8	9	0	1	2	3	4	5
1	**med**	1	49	1	1	4	2	1	1	2	3	2	.	2	3	2	3	1	3	1	3	3	3	1	1	2	2	2
2	lyc	5	48	3	3	.	.	1	1	3	3	3	2	3	2	2	3	.	.	2	.	3	3	2	3	2	2	2
3	ars	4	46	3	3	1	3	.	2	2	3	2	.	3	.	3	1	2	2	3	2	.	3	2	2	1	2	1
4	nat-m	3	46	3	2	1	2	1	2	3	1	3	1	3	.	2	3	3	.	2	2	.	2	2	2	2	1	3
5	calc	6	45	3	3	2	.	.	2	3	3	2	1	3	2	3	2	1	.	.	.	.	2	3	3	2	2	3
6	puls	6	45	3	3	2	1	.	2	3	3	3	2	3	1	.	2	3	.	.	2	.	3	2	3	2	2	.
7	kali-c	7	44	2	3	.	.	.	.	3	1	2	2	3	1	3	3	.	.	3	.	3	2	3	3	2	3	2
8	sulf	4	44	3	3	1	2	.	1	3	.	3	1	2	2	2	2	1	3	2	2	.	1	2	3	.	2	3
9	sil	6	43	2	2	.	2	.	1	3	3	3	2	3	2	3	3	.	3	.	1	.	3	1	2	.	1	3
10	caust	5	42	3	3	2	2	.	1	3	2	2	1	1	2	3	1	.	.	2	1	.	3	3	3	.	2	2
11	nux-v	6	41	2	2	3	2	.	2	3	1	3	1	2	.	3	3	2	.	.	.	.	1	2	3	2	2	2
12	phos	6	40	2	3	1	1	2	1	3	3	3	1	2	.	3	2	.	.	2	.	.	2	2	3	2	2	.
13	nit-ac	7	39	3	3	.	1	.	1	3	.	3	1	2	3	3	3	.	.	1	.	.	2	1	3	2	1	3
14	psor	9	38	3	3	3	3	.	3	2	3	1	.	1	.	3	3	2	2	.	.	.	.	2	1	.	3	.
15	rhus-t	7	38	3	3	1	2	.	1	3	1	.	1	1	.	3	2	.	.	3	3	.	2	3	1	.	2	3

Arzneimittelwahl: Medorrhinum LM18, alle 3 Tage abends, Fläschchen vorher 10mal schütteln, 5 Tropfen in einen halben Liter Wasser einrühren, davon nur 1 Teelöffel voll einnehmen; einschleichend beginnen, d. h., zunächst nur 1 Tropfen ansetzen und dann, wenn keine größeren Reaktionen auftreten, mit den Wochen langsam steigern.

Verlauf: Knapp anderthalb Monate nach Einnahmebiginn berichtet sie, daß es ihr „so weit gut gehe". Sie fühle sich körperlich und geistig kräftiger und habe auch wieder „Lust auf Auseinandersetzungen". Allerdings gäbe es seit der zweiten Einnahmewoche täglich sehr intensive Alpträume; verschiedene Themen. Zur Zeit nehme sie die volle Dosis mit 5 Tropfen alle 3 Tage. Vor ein paar Wochen war sie „für etwa 2 Tage recht niedergeschlagen" und habe viel geheult. Darüber hinaus habe sie wieder Stimmen gehört und von Gott geträumt. „Seither aber nie wieder." Seroxat und Zyprexa habe sie – ohne Rücksprache mit mir – seit 14 Tagen reduziert.

Einen Monat später der nächste Zwischenbericht. Ihr gehe es weiterhin recht gut. Die Alpträume seien verschwunden. Zwischenzeitlich habe sie Zyprexa wieder auf die ursprüngliche Dosis erhöhen müssen, da sich die Stimmen wieder gemeldet hätten. Sie habe kein Hungergefühl mehr und esse wenig. Ihre Blutwerte wiesen hohe Triglyceride und einen erhöhten Harnsäurewert aus. – Wir vereinbarten, die Dosis Medorrhinum zu steigern, und zwar schrittweise von 5 Tropfen auf 0,5 l Wasser zu 5 Tropfen auf ein Glas Wasser.

Zehn Tage später ruft ihre besorgte Mutter an, daß es ihrer Tochter sehr schlecht gehe. Sie höre seit 3 Tagen wieder vermehrt Stimmen. Sie habe vor 14 Tagen auch mit einer sog. Intervalldiät begonnen, um schneller abzunehmen. Zyprexa habe sie weiterhin eigenmächtig reduziert. „Sie höre öfter Gott; sie solle beten und Buße tun, sonst nehme er ihr ihren Sohn." Außerdem befasse sie sich in Gedanken häufig mit obszönen Wörtern. Erst gestern habe sie Medorrhinum genommen und abends eine starke Verschlimmerung feststellen müssen. Sie habe allerdings den Schritt von einem halben Liter Wasser zum Ansetzen der 5 Tropfen hin zu einem Glas Wasser abrupt vorgenommen, ohne das besprochene Einschleichen über 2 Wochen. – Wir vereinbarten zunächst eine einwöchige Pause, um dann mit der Ansatzmenge von 0,5 l Wasser fortzufahren. Für ihren akuten Zustand sollte sie Kalium bromatum LM12, 3 Tropfen auf einem Löffel voll Wasser, nach Bedarf, einnehmen; d. h., wenn es ihr besser ginge, abwarten und nichts einnehmen, und wenn sich ihr Zustand wieder verschlechterte, mit Kalium bromatum fortfahren. Leitsymptome für dieses Akutmittel waren: „Gefühl, sie sei das Ziel von Gottes Zorn", „übermäßig ausgeprägte Religiösität" sowie „Paranoia“ (lt. der Arzneimittellehre von Roger Morrison) und folgende Rubriken gemäß dem Kent-Repertorium:

- Gemüt, Wahnideen, Einbildungen, Halluzinationen, Sinnestäuschungen
- Gemüt, Wahnideen, Stimmen, hört
- Gemüt, Wahnideen, Gott, er unterliegt göttlicher Rache
- Gemüt, Wahnideen, Rache, glaubt, er sei erkoren für Gottes

Knappe sieben Wochen später meldete sich die Patientin wieder selber und berichtete hocherfreut, daß sie seit etwa einem Monat frei von allen neurologischen Medikamenten sei. Sie habe damals Zyprexa nochmals kurzfristig erhöht, um es dann, nachdem Kalium bromatum so gut geholfen und sie sich daraufhin wirklich blendend gefühlt hatte, auszuschleichen. „Alles ist sehr gut gelaufen; das hat mich selber überrascht.“ Seit längerem nehme sie nun 5 Tropfen Medorrhinum auf einem Glas Wasser, alle 3 Tage, und sie sei sehr stabil. – Wir kamen überein, das Mittel für drei Wochen weiterzunehmen, um danach den gesamten Einnahmeverlauf zwecks neuer Arzneimittelbestimmung detaillierter durchzusprechen.

Seither gab es keine Rückfälle mehr. Auch zwanghafte Bewegungen, sog. Tics, seien verschwunden; übermäßig ausgeprägte religiöse Gedanken ebenso. Sie habe 15 kg abgenommen und betreibe nun auch wieder aktiv Sport. – Wir vereinbarten, die Diät nicht zu radikal fortzuführen und größere Pausen zur Entschlackung einzuschalten, um den Organismus bei der Entgiftung nicht übermäßig zu strapazieren.

Alles in allem ging es stark bergauf. Zwischenzeitlich meldete sich sogar ihre „alte Migräne“ wieder zurück, was im Sinne des Rückspulungsprozesses eine erfreuliche Nachricht war. Aber auch die Neigung zu dieser war bald überstanden und gehörte fortan der Vergangenheit an.

Wir wollen an dieser Stelle nicht den gesamten weiteren Verlauf besprechen, denn im Gefolge ging es „nur noch“ um das weitere Abtragen der vorhandenen miasmatischen Belastung samt der geschilderten Symptomatik. Die Patientin erhielt als nächstes Arzneimittel Medorrhinum LM24 gefolgt von Medorrhinum LM30. Nach etwa 1¼ Jahren kontinuierlicher Medorrhinum-Einnahme wechselten wir schließlich zu Calcium carbonicum Hahnemanni und später Natrium muriaticum in chronischen Potenzen sowie abschließend nochmals zu Medorrhinum LM18 gefolgt von Staphisagria LM12. - Die junge Frau kann seit langem wieder ein völlig normales – im Sinne der Medizin unauffälliges – Leben führen.

4.8 Zystischer Tumor eines Eierstocks

Eine 42jährige ärztliche Kollegin ruft mich in sehr aufgeregter Verfassung wegen eines „Tumors im Bauch“ an. Das „zystenartige Gebilde“ habe gute 9 cm Durchmesser und „gehe vom linken Eierstock aus“. Bei einer Routineuntersuchung vor etwa drei Monaten sei erstmalig eine Zyste im linken Ovar (Eierstock) festgestellt worden, welche bis vor kurzem recht klein gewesen sei und vor gut einer Woche etwa 4 cm maß. Doch nun sei sie dramatisch schnell gewachsen, weswegen zu einer Operation geraten werde, welche laut ihres Gynäkologen schnellstmöglich anberaumt werden sollte, sie im Grunde genommen aber ablehnte.

Die junge Frau stille noch und habe deswegen seit Monaten regelmäßig vier- bis fünfmal die Nacht aufzustehen, was sie „sehr stresse“. Vor ein paar Monaten sei sie mit ihren beiden Kindern zur Kur gewesen, einer sog. Mutter-Kind-Kur, wegen ihres chronischen Erschöpfungssyndroms. Schon damals hätte sie im linken Eierstock Schmerzen empfunden, ein Ziehen und Stechen. Es seien zwei Zysten festgestellt worden, welche jedoch bei stillenden Müttern durchaus normal seien, so die betreuenden Ärzte.

Des weiteren gab es Trichomonaden mit einem weißlich-gelben Ausfluß. Die junge Frau, die ja auch Homöopathin war, hatte es schon mit Thuja C30 und Medorrhinum C30 und C200 versucht, was auch zwischenzeitlich half. Doch die Beschwerden kamen wieder zurück und nun die 4 cm große „gekammerte Zyste“ dazu, mit scharf stechenden Schmerzen. Zur Zeit sei sie auch mit ihren Menses fünf Tage überfällig, welche vorher immer sehr regelmäßig und pünktlich kamen. Ein erneuter Versuch ihrerseits mit Medorrhinum und Thuja in anderer Potenz habe hinsichtlich des Eierstockes keine weitere Besserung gebracht.

Auf meine Frage, wie es denn mit ihrer psychischen Verfassung bestellt sei, auch die Wochen und Monate vor dieser Diagnosestellung, kam prompt das Leitsymptom für diese Art von Erkrankung heraus: Sie stand in einer sehr problematischen Beziehung. Sie sei mit ihrem Partner jetzt vier Jahre zusammen und habe nun dieses gemeinsame Kind. Am Anfang ihrer Schwangerschaft habe er jedoch auf einer Abtreibung bestanden, was sie sehr getroffen habe, doch nun sei er der „glücklichste Vater der Welt“. Die beiderseitige Beziehung sei deswegen so problematisch, da sie ein ständiges Versteckspiel bedeutete, denn ihr Partner sei katholischer Priester. Mit dieser Situation habe sie sich bereits vier Jahre lang anfreunden müssen, doch seit dem Kinde habe ihr Partner „nur noch Augen für seinen Sohn“; sie sei ihm eher gleichgültig. „Seit einem Jahr haben wir nicht mehr miteinander geschlafen; erst kurz vor der Mutter-Kind-Kur wieder.“ Seither leide die junge Frau; ja sie empfinde manchmal sogar ein wenig Haßgefühle. Sie sei „völlig enttäuscht" und fühle sich „total vernachlässigt". Es gebe überhaupt kein liebes Wort mehr. „Dies ist für mich ein großer Konflikt; ich möchte ihn auf der anderen Seite aber auch nicht verlassen …"

Gemäß den Naturgesetzmäßigkeiten der Zweiphasigkeit der Erkrankungen und dem ontogenetischen System der Tumoren handelt es sich bei Ovarialzysten um Heilungszelltumoren, mit anderen Worten um überschießende Heilungsphänomene von zuvor nekrotisierenden Eierstöcken in der vagotonen Phase der Erkrankung, welche mit der Zeit wieder indurieren, um voll funktionsfähiges Ovarialgewebe zu bilden (Genaueres hierzu siehe Kapitel 3 in Bd. 1). Im Grunde genommen also – rein physiologisch gesehen – ein recht erfreulicher Prozeß und im Prinzip nichts wirklich Dramatisches, da der zugrunde liegende Konflikt (Verlustkonflikt) und die sympathikotone Streßphase bereits überwunden sind.

Repertorisation: Zystischer Tumor eines Eierstocks

SAMUEL-Serie V7.0

Nr.	Symptome
1	**gemüt - liebe, beschwerden durch unglückliche**
2	**gemüt - kummer - beschwerden durch kummer**
3	allgemeines - krebsartige leiden
4	allgemeines - tumoren - cystische
5	genital/w - ovarien - tumoren
6	genital/w - ovarien - tumoren - links
7	genital/w - ovarien - tumoren - cysten
8	genital/w - ovarien - tumoren - krebs
9	genital/w - menses - unterdrückt
10	genitalschm./w - ovarien
11	genitalschm./w - ovarien - links
12	genitalschm./w - stechender - ovarien
13	genitalschm./w - stechender - ovarien - links

Methode: Wertigkeit

Nr.	Arzneimittel	Neg	Wert	Symptome: 1 . . . . 2 . . . . . 1 2 3 4 5 6 7 8 9 0 1 2 3 4 5 6 7 8 9 0 1 2 3 4 5
1	**lach**	1	31	2 3 2 . 3 3 2 2 3 3 3 2 3
2	apis	5	17	. 2 2 1 3 . 2 . 2 3 . 2 .
3	graph	3	16	. 2 2 3 1 . . 1 3 1 1 1 1
4	lyc	7	15	. 1 3 . 3 . . . 3 3 . 2 .
5	coloc	6	13	. 2 . . 2 . 2 . 1 3 1 2 .
6	plat	6	13	. 2 . . 2 . 2 . 1 2 2 2 .
7	ars	6	12	. 1 3 . 2 . . 1 2 1 . 2 .
8	staph	7	12	2 3 . . 1 . . . 2 2 . 2 .
9	brom	7	11	. . 3 2 . . . . 2 1 2 1 .
10	con	7	11	. 1 3 . . . . 2 3 1 . 1 .

Arzneimittelwahl: Tägliche Einnahme von Lachesis LM18. Das Fläschchen vorher 10mal schütteln, 5 Tropfen auf ein Glas Wasser, davon nur 1 Teelöffel voll.

Schon nach ein paar Tagen berichtete die junge Ärztin, daß ihre Menses bereits nach der zweiten Gabe des potenzierten Klapperschlangengiftes eingesetzt hätten. Sie habe deswegen mit den Tropfen pausiert. Außerdem stelle sie fest, daß sie wieder etwas mehr weinen und empfinden könne. Ich ließ die Tropfen weiternehmen und besprach nochmals eingehend die Zusammenhänge bzgl. der Naturgesetzmäßigkeiten, daß nämlich eine Ovarialzyste einen überschießenden Heilungsprozeß bedeute und sie deswegen keine voreiligen Entscheidungen hinsichtlich eines operativen Eingriffs vornehmen solle.

Etwa vier Wochen später strahlte die junge Mutter erleichtert durch das Telefon, die Zyste sei „viel viel kleiner geworden", von einer Operation sei auch seitens ihres Gynäkologen nun keine Rede mehr. Zur Zeit gebe es nur noch geringfügige Schmerzen „um die Eisprungzeit", ein wenig brennend, stechend. Auch die Brust tue ihr zur Zeit teilweise weh, was sie aber auf das überstürzte Abstillen zurückführe. Wir vereinbarten, hierfür zwischenzeitlich Phytolacca C30 zu nehmen, 5 Globuli auf ein Glas Wasser und davon nach Bedarf nur einen Schluck. Hinsichtlich der Fortführung der chronischen, bzw. besser gesagt, subakuten Kur war mit Lachesis fortzufahren, und zwar ab sofort nur alle zwei bis drei Tage. – Der Tumor mußte nie operiert werden; er war mit der Zeit einfach nicht mehr nachweisbar.

5. Die ältere Generation

Zum Schluß nun noch drei interessante Fälle von „Oma und Opa“. Sie sind insofern für die junge Familie von Bedeutung, als daß man sich hier noch einmal ganz konkret bewußtmachen kann, daß sich die Miasmen immer weiter in den Organismus „hineinfressen“ und ihr Gesicht und Erscheinungsbild nur an der Oberfläche ändern. Energetisch ist alles beim alten. Aus den einstigen Blähungskoliken und Windeldermatitiden im Säuglingsalter sind nun – meist mit schulmedizinischer „Hilfe“ – handfeste rheumatische oder andere degenerative Beschwerden geworden. Dies ist selbstverständlich nicht wörtlich zu nehmen; aber beide Beschwerdebilder gehören – cum grano salis – zu demselben miasmatischen Hintergrund, und eben dieser ist nach wie vor noch im Körper vorhanden!

5.1 Chronische Schlaflosigkeit

Die 66jährige Großmutter einer kleinen Patientin von mir fragt an, ob auch sie durch die klassische Homöopathie Hilfe erwarten könne. Sie leide seit über zehn Jahren an massiven Schlafstörungen und könne zeitweilig 60 Stunden lang nicht schlafen! Auf der anderen Seite gehe es wieder einmal für 24 Stunden an einem Stück. Oft schlafe sie auch nur für ein paar Stunden, wache sehr häufig auf und könne im folgenden nicht wieder einschlafen. Oder sie finde von Anfang an keine Ruhe, obwohl sie todmüde zu Bett gehe.

Begonnen habe alles mit einer Meningo-Encephalitis tuberculosa vor etwa zwölf Jahren, also einer tuberkulösen Gehirnentzündung mit Hirnhautbeteiligung. „Es war sehr schlimm damals“, erinnerte sich die Patientin. Sie habe zwei Jahre lang schwerste Medikamente einnehmen müssen, worauf sie „richtig aufgeschwemmt wurde“. Sie konnte zu dieser Zeit auch „kein einziges Wort mehr behalten“. Ihre Gedächtnisfunktion war so gut wie erloschen. „Es ging erst nach zwei Jahren langsam wieder bergauf.“

Etwa drei Monate vor dieser Meningo-Encephalitis hatte die gute Frau „einen Kropf bekommen“, einen sog. kalten Knoten, welcher schließlich weit im Gesunden operativ entfernt wurde. Seither mußte sie künstliche Schilddrüsenhormone (Euthyrox 100) hinzuführen. Nach der Gehirnentzündung litt die arme Frau sehr lange Zeit unter schwersten Depressionen und war stark suizidgefährdet.

Dies klingt doch sehr nach einer Unterdrückung, nicht wahr? Der kalte

Knoten bzw. die Struma (Kropf), als Zeichen einer tuberkulinischen Belastung, wird entfernt, und kaum drei Monate danach gibt es eine hochakute tuberkulinische Komplikation in Form einer Meningo-Encephalitis, welche nun wiederum – wie kann es auch anders sein – mit schwersten schulmedizinischen Geschützen – immunsuppressiv behandelt wird! Weiteres Resultat sind Depressionen mit Neigung zu Selbstmord und die oben angeführten immensen Schlafstörungen, welche immer noch anhalten. Bestätigt wird die tuberkulinische Prädisposition der Patientin auch dadurch, daß sie selbst sowie ihre beiden Eltern früher eine akute Lungentuberkulose hatten und daß ihre Mutter und Oma mütterlicherseits im Kindesalter Rachitis hatten! – Fast bilderbuchartige miasmatische Verhältnisse; deutlicher geht es schon gar nicht mehr!

Neben diesem dominant miasmatischen Geschehen gab es noch eine zweite und dritte „Schiene“ im Leben dieser Patientin. Zum einen eine sehr ausgeprägte Kummersymptomatik und zum anderen eine zusätzliche sykotische Belastung. Demzufolge sind also alle Miasmen präsent, denn die Tuberkulinie wird ja als Kombination von aktiver Psora mit latenter Syphilis gesehen, welche allerdings so eng miteinander verquickt ist, daß sie ein eigenes typisches Erscheinungsbild aufweist. Somit kann es – miasmatisch und homöotherapeutisch gesehen – an sich nicht schlimmer kommen. Wir haben es also hier mit einem tiefgreifenden komplex-miasmatischen Fall zu tun.

Die Kummersymptomatik der Patientin reicht bis in ihre früheste Kindheit zurück, als sie im Alter von sechs Jahren beide Eltern verlor. Später, als sie verheiratet war, sollte sich ein ähnlicher Schicksalsschlag wiederholen; sie verlor auf tragische Weise ihren so sehr geliebten, einzigen Sohn. Darüber hinaus habe sie mit 25 Jahren „ein Kind“ geheiratet; ihr Ehemann sei bis heute sehr unselbständig gewesen, „das habe ich lange nicht verwunden“. „Er ist so negativ, das höre ich 365 Tage im Jahr; das macht mich richtig fertig. – Ich habe das noch nie jemandem gesagt!“ Bei Kummer ziehe sich die Frau immer zurück: „Ich habe meinen Kummer nie erzählt. Ich bin immer in den Wald gegangen.“ Besonders früher habe sie „viel geschluckt“. „Alle haben sie bei mir ihre Probleme abgeladen.“ Auf ihre Jugend angesprochen, schossen der Frau Tränen in die Augen: „Ich muß weinen, wenn ich an meine Jugend denke.“ Sie hatte eine „schwierige Kindheit“. Sie habe ihre Mutter „selten gesehen“, da diese so krank war. Schon im zarten Alter von sechs Jahren sei sie teilweise verantwortlich für ihren kleinen Bruder gewesen, als die Mutter zur Kur geschickt wurde. Früher habe sie „nie geweint“ bzw. „ich durfte nicht weinen“. Auch am Grab der Mutter gab es keine Tränen. Bis vor kurzem konnte sie keinerlei weißen Blumen ertragen, denn sie mußte damals weiße Blumen ins Grab ihrer Mutter werfen. Zur Zeit versuche die Patientin sich ihr „krankhaftes Helfersyndrom" abzugewöhnen.

Die sykotische Prädisposition der Frau zeigte sich besonders im gynäkologischen Bereich: Pillenunverträglichkeit, eine Fehlgeburt, operative Entfernung der Plazenta, frühere genitale Pilzinfektionen und Neigung zu Fluor vaginalis, häufige Blasenentzündungen, früher ein sehr unregelmäßiger Menstruationszyklus mit starken, schmerzhaften, intensiv riechenden Blutungen, um hier nur die wichtigsten Symptome zu nennen.

Auf das Anführen weiterer Symptome möchte ich allerdings verzichten, da die eigentliche Thematik dieses Buches die junge Familie mit Kindern ist – und nicht „Oma und Opa" – und da darüber hinaus dieser Fall bei weitem zu komplex ist und deshalb hier nur schemenhaft skizziert werden soll. Wir beschränken uns somit auf ein paar wenige ergänzende, stichpunktartig aufgeführte Angaben aus dem Leben der Patientin: große Nervosität, Gürtelrose, Rückenschmerzen, Knochenhautentzündungen, Beschwerden aus dem rheumatischen Formenkreis, feuchtkaltes Wetter verschlechtert, Nachtschweiße, „fliegende Hitze" im Klimakterium (Wechseljahre) mit Schweißausbrüchen, Furunkulose, Mandelentzündungen mit schließlicher Tonsillektomie (Entfernung der Mandeln), Neigung zu Kopfschmerzen, noch schlechterer Schlaf bei Vollmond, stark vermehrtes Ohrenschmalz, Hämorrhoiden, Harninkontinenz, leichtes Umknicken im Knöchelbereich und Ischias.

Auch ein paar Daten aus der Blutsverwandtschaft seien noch genannt, um den miasmatischen Tiefgang dieses Falles besser einschätzen zu können: Tuberkulose, Syphilis, Meningo-Encephalitis, Rachitis, Neigung zu schwere Bronchitiden, mehrfaches Nicht-Angehen von Pockenimpfungen, schwerere Impfreaktionen, massive Furunkulose, frühkindliches Gelenkrheuma, Fehl- und Totgeburten, Kaiserschnitte, Schilddrüsenkrebs. – Besonders das Vorhandensein der mehrfachen Tuberkulosen (beide Eltern), einer Syphilis (Onkel mütterlicherseits), einer Meningo-Encephalitis (Mutter) sowie mehrfacher Fehl- und Totgeburten zeigt deutlich, daß die hereditäre Primärmiasmatik äußerst intensiv vorhanden ist und alle Miasmen umfaßt und folglich der homöopathische Weg zur endgültigen Ausheilung entsprechend lange dauern wird.

Wie die Repertorisation deutlich erkennen läßt, haben wir zunächst antituberkulinisch behandelt und die Schlaf- wie auch die Kummersymptomatik stärker berücksichtigt, während alle anderen Symptome zeitweilig zurückgestellt wurden. Die Patientin erhielt also zunächst Natrium muriaticum LM18, 5 Tropfen auf ein Glas Wasser, alle 3 Tage einzunehmen, einschleichend beginnen.

Repertorisation: Chronische Schlaflosigkeit

SAMUEL-Serie V7.0

Nr.	Symptome	
1	**gemüt - kummer**	
2	**gemüt - kummer - stiller**	
3	**gemüt - trösten verschlechtert**	
4	**kopf - gehirnentzündung (incl. tuberkulös) / gehirnhäute**	*‹selbst und familiär›*
5	**schlaf - schlaflosigkeit - schläfrigkeit mit**	
6	allgemeines - entzündungen - knochen - periost, des; periostitis	
7	empfindungen - empfindlichkeit - schmerz, gegen	
8	modalitäten - luft - freien, im - verlangen nach frischer luft	
9	modalitäten - mond - vollmond	
10	modalitäten - wärme - luft, warme l. verschlechtert	
11	hautausschl./a - furunkel	
12	**brust - lungen - tuberkulose**	*‹selbst und familiär›*
13	ohren - ohrschmalz - vermehrt	
14	äußerer hals - struma	
15	anus - hämorrhoiden	
16	harnblase - entleerung - unwillkürlich	

Methode: Wertigkeit

Nr.	Arzneimittel	Neg	Wert	1	2	3	4	5	6	7	8	9	10	11	12	13	14	15	16	17	18	19	20	21	22	23	24	25
1	lyc	2	31	2	.	1	2	1	.	3	3	2	2	3	3	1	2	3	3									
2	puls	4	29	3	2	.	1	3	1	3	3	.	3	1	3	.	.	3	3									
3	**nat-m**	4	28	3	3	3	2	2	.	.	2	.	2	2	2	.	2	2	3									
4	lach	4	27	2	.	.	2	2	1	3	2	.	3	3	2	.	2	3	2									
5	sulf	3	27	.	.	1	2	2	1	1	3	3	2	3	3	1	.	3	2									
6	sep	3	26	1	.	3	.	3	1	3	1	2	.	2	2	1	1	3	3									
7	sil	4	26	.	.	3	2	2	2	3	.	3	.	2	3	1	2	2	1									
8	bell	4	25	.	.	2	3	3	2	2	1	2	.	3	.	1	1	2	3									
9	calc	1	25	1	.	1	2	2	1	1	1	2	1	2	3	2	3	2	1									
10	phos	6	24	.	.	.	2	3	.	3	1	.	2	2	3	.	2	3	3									
11	jod	6	23	.	.	.	2	.	2	1	3	.	3	2	3	.	3	2	2									
12	merc	5	22	2	.	1	2	2	2	1	.	.	3	3	2	.	.	2	2									
13	ars	5	21	1	.	2	.	1	2	2	2	1	.	2	2	.	.	3	3									
14	hep	6	21	.	.	.	.	2	1	3	1	.	.	3	3	2	2	2	2									
15	caust	8	18	3	.	.	.	2	.	.	1	1	.	.	.	3	2	3	3									

Schon nach etwa sechs Wochen war der Schlaf der Patientin ein wenig gebessert. Besonders am Tag nach der Einnahme der Tropfen war sie „wesentlich ruhiger und gelassener“, ein Gefühl, das sie schon lange nicht mehr kannte. Auch ihre Schweißausbrüche im Brustraum hatten sich bereits deutlich vermindert. Weitere acht Wochen später konnte die Frau wieder „richtig gut schlafen“. Morgens wachte sie erfrischt auf wie seit über zehn Jahren nicht mehr. „Ich bin ja so glücklich.“ – Auch viele andere Symptome hatten sich unter dem potenzierten Kochsalz merklich abgeschwächt oder waren gänzlich verschwunden, während wieder andere resistent geblieben waren.

Alles in allem ein recht positiver Verlauf, so daß wir Natrium muriaticum in der LM24 folgen ließen.

Der weitere Verlauf soll hier nicht mehr verfolgt werden, da er den Rahmen dieses Buches sprengen würde. Wir behandelten die anderen Themen und miasmatischen Zusammenhänge noch mit Sulfur LM18, gefolgt von Medorrhinum LM18 und LM24, und kamen schließlich nochmals auf Natrium muriaticum LM18 zurück, gefolgt von Pulsatilla LM12. Selbstverständlich gab es auch einige akute Heilungskrisen (z. B. einen Herpes zoster [Gürtelrose]), welche unter dem Rückspulungsprozeß gemäß der Hering'schen Regel auftraten und erfolgreich akut mit den entsprechenden LM6- oder D12-Potenzen behandelt wurden. Seither – nach etwa zweieinhalb Jahren Behandlungszeit – hat die Patientin kein weiteres Mittel mehr erhalten und erfreut sich einer recht guten Gesundheit. Selbst ihre Gedächtnisleistung hatte sich vollkommen normalisiert.

5.2 Chronische Polyarthritis

Ein Großvater von drei Kindern leidet seit seinem 63. Lebensjahr an schwerer Polyarthritis (Gelenkrheumatismus), welche sich fortlaufend verschlimmert. Jedenfalls werden die Schmerzen immer intensiver und sind kaum noch auszuhalten. Darüber hinaus macht sich eine größer werdende Müdigkeit breit, wie auch steigende Appetitlosigkeit, so daß der arme Mann in diesem Jahr bereits 25 Pfund abgenommen hat und nur noch 60 kg wiegt. Vor gut vier Jahren habe alles begonnen, und seither habe er auch „Wasser in den Knien", so daß er „alle 14 Tage punktiert" werden müsse. Er war auch schon mehrmals für jeweils vier Wochen in der Klinik, allerdings mit mäßigem Erfolg. Bis vor einem Jahr habe er Methotrexat (MTX) genommen, welches in der Roten Liste unter „Zytostatika und Metastasenhemmer" zu finden ist und demnach als schweres Chemotherapeutikum eingestuft werden muß! Zur Zeit erhalte er von seinem Arzt regelmäßig Goldspritzen und müsse parallel dazu Arthotec zweimal täglich einnehmen, ein Antirheumatikum mit dem Wirkstoff Diclophenac. Darüber hinaus nehme er auch regelmäßig Cortison und bei Bedarf ein Paracetamol-Präparat.

Ursprünglich wurde der gute Mann „auf HWS-Syndrom" behandelt, denn die Schmerzen hätten anfangs in der rechten Schulter begonnen, nachdem er bei Antritt einer Bahnfahrt einen schweren Koffer ins Gepäcknetz gehoben habe. Damals habe es „einen richtigen Stich gegeben", und seither wurde es schlimmer. So erhielt er damals eine Spritzenkur mit dem Resultat einer kontinuierlichen Gewichtsabnahme. Ein anderer konsultierter Orthopäde meinte, es handele sich nicht um ein HWS-Syndrom, sondern seine Verdachtsdiagnose lautete Rheuma. Laut Röntgenuntersuchungen waren nun schon beide Schultern und Knie befallen, wobei der Patient immer noch ausschließlich Schmerzen in der rechten Schulter verspürte. So wurde er schließlich in eine Klinik eingewiesen und man begann unverzüglich mit den schweren Metastasenhemmern und Eis zum Kühlen. „Je länger ich MTX nahm, desto schlimmer wurde es und desto mehr breitete es sich auf alle Glieder aus!", so die Beobachtungen des armen Mannes. In diesem Jahr sei er auch wieder in der Klinik gewesen. Als er nach fünf Wochen Behandlung vor kurzem entlassen wurde, sei er „kaum noch aus dem Bett gekommen", so schlimm sei alles geworden. Und es gebe derzeit keine Aussicht auf Besserung.

Morgens beim Aufstehen gehe es ihm immer besonders schlecht. Er müsse dann anfangs ganz langsam laufen. Erst nach etwa zehn Minuten Bewegung gehe es allmählich besser. Doch „zuviel Laufen" bewirke wieder eine deutliche Verschlechterung. Schon das Liegen im Bett bereite ihm sehr große Schmerzen in der Schulter, so daß sein Schlaf sehr zu wünschen übrigließ. Sein Zustand sei bereits so schlimm, daß ihm sein Arzt geraten hätte, einen „Antrag auf einen Schwerbeschädigtenausweis (100 %)" zu stellen.

Wetterwechsel mache alles viel schlimmer. „Besonders von schön zu schlecht." Trockene Kälte sei gut verträglich; nur Nässe oder Naßkälte – „so typisches Novemberwetter" – sei überhaupt nicht auszuhalten.

Früher habe es zweimal ein Magengeschwür gegeben wegen zuviel Ärger in der Arbeit und Mittelohreiterungen. Heute sei dies jedoch „kein Thema mehr". Vor 14 Jahren sei eine Hundehaarallergie in Form juckender Hautreaktionen für etwa ein Jahr mit Salben behandelt worden. – Ansonsten gab es nicht viel an Krankheiten zu berichten. Der Mann war ein warmer Typ; auch im Winter habe er nicht gefroren bzw. mußte sich nie besonders warm anziehen. Nachts strecke er immer seine Füße aus dem Bett, auch in der kalten Jahreszeit sei dies so. Früher habe er am liebsten auf dem Bauch geschlafen, doch heute gehe dies nicht mehr wegen der anhaltenden Schmerzen. An den Fußsohlen sei er von jeher sehr empfindlich; barfuß über Steine laufen sei schon ein großes Problem. Darüber hinaus bestehe ein ausgeprägtes Verlangen nach frischer Luft; die brauche er „auf jeden Fall", das sei sehr wichtig für ihn. Fieber habe es in seinem Leben sehr selten gegeben, und wenn, dann „höchstens mal 38 °C". Mit Auftreten des Rheumas seien seine Augen morgens manchmal verklebt; das komme im Jahr durchaus ein paarmal vor. Seit drei Jahren gebe es auch Hämorrhoiden, allerdings ohne nennenswerte Beschwerden, und seit ein paar Jahren müsse er nachts bis zu fünfmal auf die Toilette zum Wasserlassen. Der letzte Klinikaufenthalt bescherte ihm auch öfter Nachtschweiße, welche immer noch anhielten; da müsse er dann sogar den Schlafanzug wechseln. Im Psychischen mache sich seine Krankheit in Form einer leichten Erregbarkeit und Ungeduld bemerkbar, was er zuvor nie kannte; „besonders seit diesen Tabletten". „Früher war ich die Ruhe selbst."

Von der Familie des Patienten war nicht mehr allzu viel zusammenzutragen, da er keinen mehr fragen konnte. Beim Vater war nur noch ein „sehr schlimmes Rheuma" erinnerbar; „er hatte nur noch gelegen". Seine Mutter litt an Hautkrebs, und seine Schwester hatte Diabetes mit Blindheit und Rheuma. Von seinem Bruder waren Bypässe und auch Diabetes bekannt.

Der Mann erhielt zwei Arzneimittel: ein chronisches und eines, um die akuten Schmerzspitzen ein wenig besser abzubauen. Das waren Medorrhinum LM18, 5 Tropfen auf ein Glas voll Wasser, alle 3 Tage abends einen Löffel voll einzunehmen, einschleichend beginnen, und Rhus toxicodendron LM12, 3 Tropfen auf einem Teelöffel voll Wasser, morgens und abends, nur an den Medorrhinum-freien Tagen.

Schon nach vier Wochen kam die erste erfreuliche Nachricht, die unseren eingeschlagenen Weg bestätigte: „An manchen Tagen habe ich schon Ruhe, an anderen dagegen ist wieder der Teufel los. Aber ich kann nachts wieder gut schlafen!" Wir vereinbarten, weiterhin nur 3 Tropfen alle 3 Tage zu nehmen, da es schon bei 4 Tropfen zu heftigeren Reaktionen kam und die Schmerzen regelrecht angeheizt wurden. Und Rhus toxicodendron sollte er fortan nur noch nach Bedarf einnehmen, sozusagen bei den akuten Schmerzspitzen, und gleichzeitig auf das Paracetamol verzichten. – Ein paar Wochen später, nach etwas mehr Stabilität, begannen wir dann mit dem Ausschleichen der schulmedizinischen Medikamente. Wir fingen mit Arthotec an, wobei das Medorrhinum nun wieder bis auf 5 Tropfen zu steigern war, da die Schmerzen „lange nicht mehr so intensiv waren wie damals". Der Mann konnte seine Arme gut bewegen und das Laufen klappte auch schon recht zufriedenstellend. Die Goldspritzen – und dies hatte er eigenmächtig entschieden – hatte er sich seit etwa fünf Wochen nicht mehr geben lassen. Und mit Rhus toxicodendron als Akutmittel kam er gut zurecht.

Später, als die Schmerzen noch deutlich weniger geworden waren und in der Schulter überhaupt kein Schmerz mehr zu verspüren war, wechselten wir zu Medorrhinum LM24 und begannen parallel dazu, mit Cortison – über einen Zeitraum von drei Monaten – auszuschleichen. Unter dieser Prozedur wurde sein Blutbild hinsichtlich der Leukozyten immer wieder auffälliger (14 000), was jedoch ganz normal ist, denn nun konnten die entzündlichen Prozesse – Entzündungen sind ja gemäß dem Gesetz der Zweiphasigkeit der

Repertorisation: Chronische Polyarthritis

SAMUEL-Serie V7.0

Nr.	Symptome
1	gemüt - reizbarkeit
2	schlaf - lage - bauch, auf dem
3	**allgemeines - reaktionsmangel**
4	**modalitäten - kälte - wetter, naßkaltes verschlechtert**
5	modalitäten - bewegung - bessert
6	modalitäten - bewegung - fortgesetzte b. bessert
7	**modalitäten - heben, überanstrengung der muskeln und sehnen durch h. verschlechtert**
8	**modalitäten - wetter - feuchtes wetter verschlechtert**
9	modalitäten - luft - freien, im - verlangen nach frischer luft
10	fieber/o - innerliche hitze
11	schweiß/z - nachts
12	rücken - modalitäten - verheben, leichtes
13	**extremit. - modalitäten - empfindlich - fuß - sohle**
14	**extremit. - hitze - fuß - brennend - entblößt sie**
15	**gliederschm./m - rheumatismus**
16	**augen - lider - verklebt - morgens**
17	anus - hämorrhoiden
18	**harnblase - harndrang - nachts**

Methode: Wertigkeit

Nr.	Arzneimittel	Neg	Wert	Symptome: 1 . . . . 2 . . . . . 1 2 3 4 5 6 7 8 9 0 1 2 3 4 5 6 7 8 9 0 1 2 3 4 5	
1	lyc	2	39	3 . 2 2 3 2 2 2 3 2 2 3 3 . 3 1 3 3	
2	**sulf**	4	38	3 . 3 2 3 . 1 2 3 3 3 . . 3 3 3 3 3	*‹chronisch›*
3	**rhus-t**	4	37	3 . . 3 3 3 3 3 1 3 2 3 . . 3 3 2 2	*‹akut›*
4	puls	4	35	3 1 . 2 3 3 . 3 3 2 3 . . 3 3 2 3 1	
5	calc	3	34	3 1 3 3 1 . 3 3 1 2 2 3 . . 2 3 2 2	
6	ars	5	31	2 1 2 3 2 . . 3 2 3 3 . . . 3 2 3 2	
7	carb-v	3	31	3 . 3 2 1 1 2 2 3 2 3 . 1 . 2 2 3 1	
8	kali-c	3	29	3 . 2 1 2 1 2 1 1 2 3 . 3 . 2 2 3 1	
9	**med**	4	29	2 1 3 3 2 . . . 1 2 1 . 3 3 3 3 1 1	*‹chronisch›*
10	sep	3	28	3 . 2 1 2 1 1 2 1 2 3 2 . . 2 2 3 1	
11	graph	7	26	3 . 2 2 . . 3 1 2 . 2 3 . . . 3 3 2	
12	sil	7	26	3 . . 3 . 2 3 2 . 2 3 . . . 2 1 2 3	
13	con	6	25	2 . 3 1 3 3 3 1 . 2 3 . . . . 1 1 2	
14	caust	6	24	3 . 1 . 2 1 2 . 1 2 3 . . . 3 2 3 1	
15	ferr	7	24	2 . 2 2 3 3 2 2 . 2 2 . . . 2 . 2 .	

Erkrankungen ein Teil der Heilungsphase! – ihren Heilungsverlauf nehmen. Das Blutbild zwei Monate später ergab dann nur noch „10 200 Leukos“ und die „Rheumakurven sind alle weg“, wie mir mein Patient telefonisch versicherte. „Vorher sind sie sehr hoch gewesen!“ Zwischenzeitlich gab es noch heftigere Reaktionen in den Mittelfußknochen, morgens für etwa eine Stunde, die sich aber wieder nach ein paar Wochen verloren. Und der nächtliche Harndrang hatte sich vollständig gegeben. Auch sein Gemüt habe sich sehr zum Positiven verändert; er sei nun wieder „der Alte“ und nicht mehr so erregbar, und er habe wieder 14 Pfund zugenommen. Rasenmähen und mehrere Kilometer lange Spaziergänge, ja sogar Bergwandern mit den Kindern und Enkelkindern waren nun kein Thema mehr. „Ich bin sehr zufrieden.“

Später wechselten wir noch zu Sulfur LM18 und LM24, was weiterhin zur Geamtstabilität beitrug, dem Mann jedoch zwischenzeitlich (fast unerträglich) juckende, rotfleckige Hautausschläge bescherte, im Grunde genommen aber als erfreuliche Toxinausscheidung zu werten war, denn „sämtliche Blutwerte waren bestens“. – Darüber hinaus erinnerte sich der Mann nun auch wieder daran, daß er so einen Hautausschlag schon früher einmal gehabt hatte (Hundehaarallergie!). Somit handelte es sich wohl auch um die Rückspulung des gesamten Krankheitsgeschehens und war als äußerst segensreich und positiv zu anzusehen, selbst wenn es zwischenzeitlich anstrengte! – Das Rhus toxicodendron brauchte er zu diesem Zeitpunkt schon lange nicht mehr und auch das Blutbild war völlig unauffällig geworden. Die Gesamtbehandlungsdauer – d.h. bis der Mann frei von jeglichem Medikamentenkonsum war, incl. den homöopathischen Arzneimitteln – betrug nur etwa eindreiviertel Jahre.

5.3 Morbus Alzheimer

Dieser letzte Fall ist sehr beeindruckend, denn er veranschaulicht sehr deutlich, daß auch im Alter – trotz schwerster schulmedizinischen Diagnosen – mit der Homöopathie noch relativ viel zu erreichen ist.

Eine 61jährige Frau sucht mit ihrer Schwester meine homöopathische Praxis auf. Seit etwa ihrem 50. Lebensjahr leidet sie an der Alzheimer-Krankheit*, deren Auswirkungen aber erst im letzten Jahr sehr extrem

* Morbus Alzheimer: meist im Präsenium (5. Lebensjahrzehnt) auftretende Degenerationskrankheit mit Atrophie (Schwund) der Großhirnrinde mit zunehmender Verblödung (Merkfähigkeits- und Denkstörungen) bei relativ lang erhaltener Gemütsansprechbarkeit. Klinische Symptome sind Orientierungslosigkeit, Leistungsabbau, Demenz, verwaschene neuropsychologische Symptome wie Aphasie (Störung der Sprache bei erhaltener Funktion der zum Sprechen benötigten Muskulatur), Apraxie (Unfähigkeit, bei erhaltener Beweglichkeit zu handeln, d.h. Körperteile zweckmäßig zu bewegen; dadurch ensteht das Bild sinnloser Bewegungen), Agnosie (Störung des Erkennens trotz ungestörter Funktion des entsprechenden Sinnesorgans oder weitgehend normaler Leistung der Wahrnehmung), Akalkulie (Unfähigkeit, trotz erhaltener Intelligenz auch nur einfachste Rechenaufgaben zu lösen) etc., epileptische Anfälle (fokal oder generalisiert) und Gangstörungen.

geworden seien. Vor einem Jahr habe sie jedenfalls noch Auto fahren können. Ihre Schwester war bei der Anamnese zugegen, da die Patientin keine normale Unterhaltung mehr führen konnte. Auf die meisten Fragen lächelte sie nur mit kindlichen Augen. Oder sie schüttelte einfach den Kopf. Es konnte aber auch sein, daß sie dieselbe Frage kurze Zeit später bejahte. Ihre Schwester gab schon am Telefon an, daß „fast keine Intelligenzleistung mehr da" sei. „Sie ist wieder etwas kindlicher. Ihr Verhalten entspricht etwa dem eines Drittkläßlers, aber bei einem Kind ist die Intelligenz da!" Das Gedächtnis war völlig „weg" und zählen konnte sie nur noch bis etwa zehn. Weiter kam sie nicht; dann sagte sie immer: „Das kann ich nicht." Des weiteren konnte sie „die Realität nicht mehr einschätzen" und hatte eine ausgeprägte Orientierungslosigkeit. Schon einfache Dinge, wie das Aufmachen eines Hosenknopfes, bereiten ihr Probleme. Oder wenn sie die Spülmaschine im Haushalt ihrer Schwester ausräumen sollte, wußte sie nicht, was sie tun sollte. Man mußte es ihr explizit vormachen, und selbst dann gab es hin und wieder Probleme!

So gestaltete sich die Anamnese als recht schwierig, denn die Patientin konnte von sich aus kaum etwas berichten. Darüber hinaus war sie kaum in der Lage, komplette Sätze zu formulieren. Deshalb erzählte ihre Schwester das meiste. Aber auch sie konnte nicht alles wissen, denn sie lebte hier im süddeutschen Raum, während die Patientin schon seit etwa 40 Jahren in Frankreich zu Hause war. Es war also viel schwieriger als bei der Anamnese mit Kleinkindern, denn bei Kindern wissen die Eltern – besonders die Mütter – i. d. R. sehr gut Bescheid, da sie ihr Kind ständig um sich herum haben und beoachten können. In diesem Fall jedoch fehlten einfach wichtige Details und Zusammenhänge von großen Teilen des Lebens der Patientin. So waren wir gezwungen, vieles aus der Erinnerung der Schwester zusammenzutragen, und das war nicht gerade allzu umfassend.

Die Frau war Mutter von vier Kindern und hatte von jeher die Tendenz, sich zu überlasten. Ihr erster Ehemann hatte sie ziemlich bald betrogen. Auch hatte er immer wieder mit ihr geschimpft, „was nun die Kinder übernommen haben". Liebe habe sie in ihrem ganzen Leben kaum empfangen. Mit ihrem zweiten Mann war es auch nicht besser. Dieser wurde des öfteren handgreiflich und hat sie geschlagen, so daß sie sich schließlich auch von ihm getrennt habe. Schon ihr Vater sei sehr streng gewesen; da habe sie „öfter was mit dem Riemen bekommen". Über Jahre hinweg habe sie „Nervenpillen" eingenommen, immer dann, wenn sie mit den Kindern und dem großen Garten überlastet war; sehr lange Zeit, „seit ihrem ersten Mann".

Der Stuhlgang der Patientin sei hart. Sie trinke deshalb viel Apfelsaft. Und ihre Hände seien fast immer eiskalt. Zur Zeit habe sie die Medizin, welche ihr wegen ihrer Alzheimer-Krankheit vor ein paar Monaten verschrieben wurde, „weggeworfen". Sie habe keinerlei Vertrauen mehr zu dem Neurologen und seiner Behandlung, aber ihre Kinder drängten sie ständig, etwas zu tun und wieder dorthinzugehen. Früher habe sie oft gesagt: „Keiner will mich." Auch jetzt noch hat sie des öfteren von ihrer Tochter Mireille negativ gesprochen: „Ich habe Angst, die bringt mich um." Im Auto nach Deutschland hat sie mehrmals erzählt, daß Mireille – jetzt 19 Jahre alt – sie vor kurzem zu Boden geschlagen habe, da sie ihr kein Geld für ihre Feten gegeben habe. Mireille sei auch sonst sehr ruppig mit ihr. Ärger mit der Tochter habe es über Jahre hinweg bis heute „reichlich gegeben". „Sie hat sich regelrecht fertigmachen lassen", so ihre besorgte Schwester. Die Wunde aufgrund der Handgreiflichkeiten mit ihrer Tochter war noch zu sehen.

Das schlimmste zur Zeit sei die „Nichtbeachtung in der Familie". Ihre Kinder, mittlerweile alle erwachsen und außer Haus, kämen zeitweise vorbei und sähen nach dem Rechten. Dann unterhielten sie sich untereinander und „tun so, als würde ich für sie nicht existieren." „Keiner fragt nach mir: Wie geht es Dir? Sie sitzen da, reden und reden, und ich sitze daneben, als gehöre ich nicht dazu. Keiner nimmt mich ernst." Und sehr betroffen sei sie damals gewesen, als ihr ältester Sohn vor etwa sieben Jahren heiratete und sie nicht zur Hochzeit eingeladen habe, weil sonst sein Vater nicht gekommen wäre. „Damals wollte ich dann nicht mehr leben."

Die Patientin hatte schon immer ein sehr „extrem ausgeprägtes Mitgefühl". Ihre Schwester charakterisierte sie als „dienerisch" und „will immer helfen". Trost akzeptiere sie schon, doch war sie fast immer alleine. Und eigentlich habe sie auch stets alles erzählt. Hin und wieder gab es mal Knie- und auch Rückenschmerzen. Manchmal habe sie das Gefühl, eine Mütze auf dem Kopf zu haben; bei Müdigkeit oder großer Überanstrengung. Des weiteren gab es wohl auch Lippenherpes. Auf meine Frage, ob sie etwas daraufschmiere, antworte sie jedoch: „Ich weiß nicht." Diese Antwort erhielt ich übrigens auf die meisten meiner Fragen, so daß wir nicht viele Anhaltspunkte hinsichtlich der Echtheit dieser Symptome hatten. Aber schreckhaft war die Frau auf jeden Fall. Davon konnte ich mich in der Praxis selber überzeugen. Sie zuckte schon zusammen, als das Telefon läutete.

Mehr konnten wir nicht in Erfahrung bringen, und so war es recht schwierig, anhand der wenigen Symptome zu einem geeigneten Arzneimittel zu kommen. Das einzige, was die Schwester der Patientin noch zu berichten wußte, waren ein paar Angaben zur Blutsverwandtschaft. Sie selber und eine weitere Schwester litten an Polyarthritis. Des weiteren gab es familiär Diabetes mellitus, Gicht, Übergewicht, Syphilis des Vater aus seiner vorehelichen Zeit, Rheuma, Depressionen, Steißlagen und eine Totgeburt während der Schwangerschaft bei den Geschwistern der beiden.

Die Patientin erhielt zunächst Baryum carbonicum LM18, 5 Tropfen auf ein Glas Wasser, alle drei Tage morgens, im Wechsel mit Nux vomica LM18. Baryum ist typisch für Demenz und kindliches Benehmen und deckt dazu auch noch die paar anderen Symptome relativ gut ab. Und Nux vomica

Repertorisation: Morbus Alzheimer

SAMUEL-Serie V7.0

Nr.	Symptome
1	gemüt - demenz
2	gemüt - demenz - senilis, dementia
3	gemüt - imbezillität
4	gemüt - vergeßlich
5	gemüt - gedächtnisschwäche
6	gemüt - kindisches benehmen
7	gemüt - kummer
8	gemüt - zorn, ärger
9	gemüt - mitfühlend
10	gemüt - auffahren - geräusch, durch / erschreckt, leicht
11	allgemeines - syphilis *<familiär>*
12	modalitäten - narkotika verschlechtern
13	extremit. - kälte - hände
14	rectum - obstipation
15	stuhl - konsistenz - hart
--	**gemüt - kummer - beschwerden durch kummer**
--	*gemüt - lebensüberdruß, lebensmüde*
--	*kopf - kappe, gefühl, als ob man eine k. aufhat*
--	*kopf - zusammenschnüren, spannung*
--	*kopf - zusammenschnüren - band oder reifen*

Methode: Wertigkeit

Nr.	Arzneimittel	Neg	Wert	1	2	3	4	5	6	7	8	9	10	11	12	13	14	15	16	17	18	19	20	21	22	23	24
1	**nux-v**	2	30	2	1	3	1	2	.	2	3	2	3	.	3	2	3	3	2	2	.	2	.				
2	lach	2	29	1	1	3	2	3	.	2	1	.	2	2	3	3	3	3	3	1	.	1	.				
3	lyc	4	29	.	.	3	3	3	.	2	3	1	3	.	2	3	3	3	1	1	.	2	.				
4	phos	2	29	2	1	2	3	3	.	.	2	3	2	2	1	2	3	3	.	3	.	2	.				
5	**nat-m**	3	28	.	1	2	2	2	.	3	3	2	3	.	1	3	3	3	3	2	.	2	1				
6	ign	1	26	1	1	2	1	2	2	3	3	2	2	.	1	2	2	2	3	.	.	1	.				
7	sulf	3	26	1	1	3	2	2	.	.	3	.	2	2	1	3	3	3	.	1	1	3	3				
8	ars	3	25	1	.	2	1	3	.	1	3	.	3	2	1	3	3	2	1	3	.	1	.				
9	aur	3	25	.	1	2	2	2	.	3	3	.	1	3	1	3	2	2	3	3	.	.	.				
10	**bar-c**	4	25	.	2	3	3	3	3	1	1	.	3	.	.	2	2	2	.	.	.	1	.				
11	merc	3	25	1	.	2	3	3	.	2	1	.	2	3	1	3	2	2	.	1	.	2	2				
12	ph-ac	3	25	2	.	3	3	3	.	2	2	.	1	2	1	3	1	2	3	.	.	1	.				
13	sep	4	25	.	1	2	1	3	.	1	3	.	3	.	2	3	3	3	.	1	.	1	.				
14	caust	4	24	.	.	2	2	3	.	3	2	2	2	.	1	2	3	2	3	1	.	3	.				
15	nit-ac	4	24	.	.	1	1	3	.	.	3	2	2	3	1	2	3	3	1	2	.	3	3				

„läuft beinahe durch“ und ist besonders angezeigt aufgrund des früheren immensen Arzneimittelkonsums über viele Jahre hinweg.

Einen Monat später meldete sich die Schwester zur Abgabe des ersten Zwischenberichtes. „Sie kann die Arzneimittel nicht selbständig einnehmen. In Frankreich wird sie niemanden haben, der ihr hilft. Das Schütteln ist schon schwierig und das Herauskriegen eines Tropfens ebenfalls. Eigentlich sind die zwei Fläschchen schon zuviel für sie.“ Sie sage zwar, es gehe ihr besser, aber hier in Deutschland „bin ich ja auch immer für sie da“. Und „wo Intelligenz gefordert wird, ist's schwer.“ Sie werde noch für etwa eine Woche hier zu Besuch bleiben, doch dann wolle man sie wieder nach Hause bringen. Ob es die Möglichkeit einer anderen Einnahmeform gebe, mit der sie nicht so „überfordert“ werde.

Nach nochmaliger eingehender Prüfung des Falles erhielt die Patientin nun eine einmalige Gabe von 5 Globuli Natrium muriaticum C30, mit der Maßgabe, das Mittel 5 Wochen auswirken zu lassen. Der Grund für den Wechsel zu Natrium war zum einen der bisherige Verlauf, welcher zu keinen sichtbaren Reaktionen geführt hatte, und die Tatsache, daß das potenzierte Kochsalz fast alle Symptome gut abdeckte und das Hauptmittel für eine fortgesetzte Kummersymptomatik ist, welche zweifelsohne bei der armen Patientin bestand. Ja im Grunde genommen zog sich jene durch ihr ganzes Leben hindurch, ob es nun ihre beiden Ehen waren, ihre eigene Kindheit betraf oder das jetzige Verhalten ihrer Kinder ihr gegenüber. Dies wird durch das Symptom „Beschwerden durch Kummer“ am besten beschrieben und entspricht einer Causa, welche in der Homöopathie sehr hoch einzustufen ist. Darüber hinaus hat Natrium muriaticum einen großen Bezug zu Lebensüberdruß, welcher bei der Patientin in der Vergangenheit zeitweilig sehr ausgeprägt vorhanden war. Die letzten drei Symptome sind quasi als synonym zu verstehen für das manchmal auftretende, eigenartige Gefühl, eine Mütze auf dem Kopf zu haben. Selbst dort ist Natrium gut vertreten! – Somit wurde nun der Fall gänzlich anders bewertet; deshalb also der vorzeitige Wechsel zum Kochsalz.

Der nächste Zwischenbericht kam pünktlich zur vereinbarten Zeit. Ihre Schwester sei wieder nach Frankreich zurückgekehrt, und ihr gehe es sehr gut. Sie habe am Telefon „ziemlich gut gesprochen und auch mal gelacht“ und „sie schreibt nun angeblich Tagebuch, was sie alles so tut“. Die Beziehung zu ihrer Tochter habe sich deutlich verbessert und auch mit ihrem Sohn gebe es keinen Streit mehr. Dieser hätte neulich sichtlich gestaunt, was sie alles im Haushalt und Garten verrichtet habe (z. B. Beete jäten, Blumen und Stäucher schneiden etc.). Sie findet wohl auch jetzt ihre Sachen viel besser wieder und ist weniger vergeßlich. „Und sie ist so glücklich, daß ihr das nicht schadet mit der Homöopathie; sie hatte ja so große Angst vor den Medikamenten damals." Das sollte mir ihre Schwester unbedingt mitteilen, darauf hätte sie großen Wert gelegt; sie sei ja so dankbar. – Wir warteten noch zwei weitere Wochen ab und wiederholten dann die Gabe von Natrium muriaticum C30.

Einen Monat später gibt es weiterhin recht gute Nachrichten. Ihre Familie lasse sie in Ruhe und bedränge sie nicht mehr mit dem Neurologen und seiner schulmedizinischen Therapie. So sei der psychologische Druck nun endgültig weg. Auch das Klima mit ihren Kindern sei wieder gut. Die Beobachtungen ihres Sohnes scheinen dies zu bestätigen: „Die Moral meiner Mutter ist gut. Sie hat keinen Kummer mehr und ist sorgenlos. Das einzig Auffällige ist nur, daß sie noch relativ vergeßlich ist. Es besteht aber ein großer Unterschied zu vorher!" Zur Zeit male sie ein wenig – ihre Schwester hatte ihr Mandalas zum Ausmalen geschickt –, und es mache ihr Spaß. „Ich habe das Gefühl, es ist gut für ihr Gehirn", so ihre Schwester aus Bayern. Sie arbeite regelmäßig im Garten und fühle sich dabei wohl. Am Telefon klinge sie weiterhin gut und man könne sich (fast) richtig mit ihr unterhalten! Sie habe sogar schon einen kurzen Brief an ihre Schwester geschrieben.

Nach weiterem mehrwöchigen Abwarten und Auswirkenlassen des Arzneimittels erhielt die Patientin nochmals eine Gabe Natrium muriaticum, diesmal jedoch in der Potenz C200, womit sich ihre Verfassung wiederum weiter stabilisierte. Zu einem späteren Zeitpunkt wird sie sicherlich noch Phosphorus LM18 einzunehmen haben; einerseits deckt der Phosphor auch viele der uns bekannten Symptome und Zusammenhänge ab, und andererseits handelt es sich hier um ein antisyphilitisches Mittel. Die Potenz LM18 als Dilution dürfte unserer Patientin dann hoffentlich auch keine Schwierigkeiten mehr hinsichtlich der Tropfendosierung bereiten. Schließlich gibt es auch noch ein paar handfeste Hinweise auf das Arzneimittel Medorrhinum, denn unlängst wußte ihr Sohn in einem ausführlichen Telefongespräch einige wichtige, für mich bis dato nicht bekannte Daten und Zusammenhänge aus dem Leben seiner Mutter zu berichten.

Sicherlich ist es bei diesem Fall von großem Vorteil gewesen, daß die Patientin noch nicht auf einen jahrelangen Medikamentenkonsum bzgl. ihrer Alzheimer-Krankheit zurückblicken konnte. Sie hatte sich von Anfang an geweigert, derartig schwere Medikamente einzunehmen, und sie hatte mit Recht große Angst vor den vielen Nebenwirkungen. Natürlich kann man in diesem Fall noch nicht von echter generalisierter Ausheilung sprechen; dazu ist es noch viel zu früh und dazu gibt es auch noch zu große Gedächtnisprobleme. Aber – selbst wenn nur dieser Zustand erhalten bliebe, so ist er für die Patientin doch wieder lebenswert! Sie kann wieder halbwegs am Leben teilnehmen und wird auch von ihrer Familie wieder als Mensch geachtet. Ein himmelweiter Unterschied zu ihrem vorhergehenden Zustand! Inwieweit wir noch ein wenig mehr erreichen können, hängt sicherlich auch davon ab, wie fortgeschritten die organischen Manifestationen dieser – in schulmedizinischen Kreisen als unheilbar geltenden – Krankheit im Gehirn sind.

Gestatten wir uns abschließend noch ein paar Bemerkungen zu den Ansichten der Neuen Medizin hinsichtlich des Entstehens von Morbus Alzheimer. Wie bereits weiter oben ausgeführt, sieht die Schulmedizin diese Erkrankung als Großhirnrindenatrophie, was sich auf den ersten Blick auch so ausnimmt. Aber gemäß den Erkenntnissen der Neuen Medizin, welche ja auf fünf Naturgesetzmäßigkeiten basiert und jederzeit verifizierbar ist, handelt es sich um keine echte Großhirnrindenatrophie per se, sondern um Ermüdungserscheinungen des Gehirnbindegewebes durch den steten Wechsel von wiederholt aktiven und inaktivierten Konflikten. Und zwar immer an derselben Stelle des Gehirns. So ziehen sich die Gehirnwindungen bei langer Konfliktdauer etwas zusammen und die Sulci (Hirnfurchen) erscheinen größer. Im hirnorganischen Reparationsstadium der jeweiligen Heilungsphase geschieht das genaue Gegenteil, so daß es bei stetig rezidivierenden Konflikten zu sog. Ziehharmonikaeffekten des Gliagewebes in den entsprechenden vernarbten Hirnarealen kommt. Im Prinzip also ein ewiges Hin und Her. Durch diesen immer wieder stattfindenden Ziehharmonikaeffekt kommt es dann im „Endzustand" zu Ermüdungserscheinungen des Gewebes – so ähnlich wie wir dies auch von der Materialermüdung im technischen Bereich her kennen – und damit zur Verfestigung und Verkleinerung des Gewebes, was in der Folge den Eindruck eines primären Gehirnschwundes erweckt.

Bezieht man diese Gedankengänge auf unseren Fall, so wird mit einem Mal glasklar, daß das zweite Vorgehen als ein echt kausales Vorgehen zu werten ist! Nicht die Kindlichkeit oder die Rubrik „Dementia senilis" ist wirkliches Leitsymptom, sondern die rezidivierende Kummersymptomatik der Patientin! Diese „schlug immer an derselben Stelle des Gehirns ein" (siehe hierzu Band 1, Kapitel 3) und verursachte „Kurzschlüsse" im Gehirn durch Demyelinisierung, welche dann im Heilungsprozeß unter Zuhilfenahme von Ödemen mit vermehrter Glia (Hirnbindegewebe) wieder repariert wurde. Und aufgrund der vielen und langanhaltenden Konfliktsituationen – über viele Jahre hinweg, ja eigentlich das ganze Leben lang – kam es nun zu „Materialermüdungserscheinungen", was den vermeintlichen Schwund ausmacht.

Somit sehen wir wieder einmal mehr, was wir alles mit der Klassischen Homöopathie zu leisten imstande sind, sofern wir kausal therapieren und den richtigen Ansatz haben. Und dies können wir deutlich einfacher, wenn wir Kenntnisse um die echten Naturgesetzmäßigkeiten haben und uns nicht nur auf die „wissenschaftlichen Lehrmeinungen“ der heutigen Schulmedizin verlassen müssen. Darüber hinaus wird auch offensichtlich, daß die Grenze der Klassischen Homöopathie eigentlich der Mensch ist mit seinen Ansichten und Voreingenommenheiten. Die Klassische Homöopathie kann jedenfalls viel, viel mehr, als manche zu glauben bereit sind oder als sich manche Therapeuten überhaupt zutrauen.

Epilog

„Homöopathie ist angewandte Wissenschaft und keine Theorie“, ein Zitat des großen amerikamischen Homöopathen James Tyler Kent um die letzte Jahrhundertwende. *„Es gibt für die Krankheiten eine Logik“,* so Dr. Otto Eichelberger, einer der bekanntesten und erfolgreichsten deutschen homöopathischen Ärzte unserer Zeit. – Zwei Statements, welche für sich sprechen und nur allzu wahr sind und denen eigentlich nichts hinzuzufügen ist.

Darüber hinaus hat Dr. Eichelberger in seinen langjährigen Münchener homöopathischen Kolloquien mehr als einmal hinsichtlich der etablierten Lehrmedizin prophezeit: *„Das 20. Jahrhundert wird einmal als das dümmste in die Medizingeschichte eingehen!“* – Ob dem wirklich so ist, darüber werden selbstverständlich zukünftige Generationen von Menschen und Medizinhistorikern zu urteilen haben. – Gemeint ist damit, daß „die heutige Hochschulmedizin immer noch auf den ‚Jugendsünden‘ Virchows und Pasteurs bis zum heutigen Tag verharrt“, wie sich der Homöopath an anderer Stelle einmal ausdrückte, denn beide Herren „widerriefen“ gegen Ende ihres Lebens. Nur hatte sich der Prozeß „moderne Schulmedizin“ längst schon verselbständigt und niemand nahm mehr Notiz von der Wandlung seiner alten Lehrer.

Pasteur war nämlich gegen Ende seines Lebens der Überzeugung, daß die Mikroben *nur Anzeiger, keineswegs* aber *Verursacher* von Leiden seien. – Aber genau auf letzterem fußt jegliche schulmedizinische Theorie sowie die gesamte heutige Pharmazie! – *„Wenn Sie meinen, Krankheiten einfach dadurch beseitigen zu können, daß Sie die dabei auftretenden Bakterien unterdrücken und abtöten, dann können Sie ganz schlimme Wunder erleben.“* Er erkannte demnach auch das Phänomen der Unterdrückung, welches den Homöopathen schon lange – nämlich spätestens seit der Miasmenlehre Hahnemanns – vertraut ist! Und Virchow, der als Begründer der Zellularpathologie angesehen wird, bekannte sich gegen Ende seines Lebens zur Lebenskraft! Es sah also Krankheit auch als etwas Energetisches, Geistartiges an, als eine Verstimmung des energetischen Zentrums bzw. *eine Verstimmung der Lebenskraft,* wie Hahnemann dies treffend formulierte. Aus diesem Grunde ist es absolut verkehrt, die Mikroben oder irgendwelche anderen Krankheitssymptome einfach lokal bekämpfen zu wollen, denn man rührt nicht an den eigentlichen Ursachen der Krankheit, sondern verschärft eher deren Auswirkungen! – Die orthodoxe Lehrmedizin scheint also Ursache und Wirkung zu verwechseln! – *Die Natur und damit der Organismus machen niemals etwas falsch bzw. Sinnloses!* Es sind nur wir Menschen, die die einzelnen Phänomene der Natur nicht verstehen und teilweise völlig falsch interpretieren.

Auch der Vater der Impfungen – Edward Jenner – machte die Erfahrung, daß sein Vaccinationsverfahren keinerlei Schutz hinterließ, denn von ihm geimpfte Personen erkrankten trotzdem an den Pocken. So zweifelte er am Ende seines Lebens: „Ich weiß nicht, ob ich nicht doch einen furchtbaren Fehler gemacht und etwas Ungeheures geschaffen habe.“ Trotzdem wird heute fleißig weitergeimpft, ohne Rücksicht auf Verluste! Ob schon damals Pasteur Herdenbesitzern Schadenersatz leisten mußte wegen der schweren Impfschädigungen bei Tieren, ob durch Massenimpfungen ganze Epidemien ausgelöst wurden oder ob wir schrittweise immer chronisch kränker werden, ob das Heer von verhaltensgestörten bzw. MCD-Kindern sowie Behinderungen immer weiter wächst – man hat die Wahrheit einfach verdreht und behauptet, die Impfungen seien ein Segen für die Menschheit und man habe eher zuwenig geimpft, sonst wäre alles noch viel schlimmer gekommen. Dr. Eichelberger geht mit dieser Einstellung hart ins Gericht und spricht – wie schon an anderer Stelle angedeutet – ganz salopp von „gezielter Volksverdummung“.

Die heutige Medizinwelt der sogenannten modernen Schule (Universitätsmedizin) kennt – hinsichtlich Therapie – eigentlich nur Stahl, Strahl und Chemie. Von einer geistartigen Instanz ist keine Rede. Im Gegenteil, sie wird sogar ins Lächerliche gezogen und als nicht wissenschaftlich abgetan. Es werden nur Werte und Parameter therapiert und nicht der Patient. Man bekämpft nur noch und schießt mit mehr oder weniger schweren chemischen Mitteln gegen den vermeintlichen Feind von außen (Mikrobe, Virus, Bakterie, Pilz, Chlamydie etc.) und meint, wenn die lokalen organischen Erscheinungen nicht mehr nachzuweisen seien, dann bestünde auch die Krankheit nicht mehr. Und so kommt es, daß es immer mehr chronische Leiden und Syndrome gibt.

Wenn man sich heutzutage ein klinisches Wörterbuch zur Hand nimmt, kommt man aus dem Staunen nicht mehr heraus, wie viele schreckliche Dinge es da gibt, die aber – mit der homöopathischen Brille betrachtet und mit den Kenntnissen um die wahren biologischen Naturgesetzmäßigkeiten – oft hausgemacht zu sein scheinen! Beispielsweise das sog. West-Syndrom (epileptische Krampfanfälle mit BNS-Krämpfen, Hypsarrhythmie und einer psychomotorischen Behinderung – meist nach Impfungen!), SIDS (sudden infant death Syndrome, plötzlicher Kindstod – meist nach Impfungen!), Guillain-Barré-Syndrom wie z. B. als Komplikation von Windpocken (z. B. nach suppressiver Behandlung, gegen die Natur), Krampfanfälle und/oder Behinderungen bei Frühchen (nach Intubationen und/oder sonstigen als bedrohlich empfundenen intensivmedizinischen Errungenschaften sowie nach Impfungen), etc. pp. Auch sog. erblich bedingte Krankheiten gehören meines Erachtens dazu: z.B. Mukopolysaccharidose (eine schwere Stoffwechselerkrankung, die mit auffälligen Verhaltensstörungen und teilweise auch mit Behinderung einhergeht und angeblich erblich bedingt ist, aber, wie ich in meiner Praxis gesehen habe, wohl eher auf Impfungen zurückzuführen ist!). Auch die Friedreich'sche Ataxie könnte eine Spätfolge der Polioimpfung sein und zum sog. PPS, dem PostPolioSyndrom, gehören. Jedenfalls habe ich dahingehende Informationen und Vermutungen aus meiner Praxis heraus. Bei einer Patientin von mir weigern sich beispielsweise sämtliche dafür in Frage kommenden Labore, ein genetisches Gutachten ihrer Kinder und Eltern zu erstellen, um jener kein Beweismaterial für eine eventuelle Impfklage an die Hand zu geben. Auch so „komische" Diagnosen wie Gilles-de-la-Tourette-Syndrom wegen blitzartiger Zuckungen der gesamten Skelettmuskulatur und diversen Tics gehen meines Erachtens auf Impfungen zurück und/oder haben etwas mit Unterdrückungen zu tun (z.B. bei einer kleinen Patientin erst nach mehrfacher Unterdrückung einer Mandelentzündung aufgetreten, gefolgt von einer Lungenentzündung, welche wiederum immunsuppressiv behandelt wurde! – oder bei einem anderen 13 Jahre alten Mädchen postvaccinaler Genese verbunden mit schwer ausgeprägten Zwängen); zumindest weist die homöopathische Therapie deutlich in diese Richtung. Und erinnern Sie sich an den Fall der Dialyse nach der Unterdrückung einer banalen Angina durch Antibiotika (siehe Band 1, Kapitel 2.4.1.2 *Beispiel einer Unterdrückung*)? – Dies sind keine Einzelfälle, glauben Sie mir! Unterdrückungen sind heute geradezu an der Tagesordnung, und in Kombination mit den Miasmen und/oder Impfungen können sie eben sehr zerstörerisch wirken. Die Dunkelziffer ist also exorbitant hoch! Aber als Schulmediziner kann man eben so etwas nicht erkennen – da man ja die Naturgesetzmäßigkeiten und Wirkungsweise der klassischen Homöopathie nicht kennt! –, und somit kommt man zu den abenteuerlichsten Diagnosen!

Die Homöopathie unterscheidet sich grundlegend von allen anderen naturheilkundlichen Therapierichtungen. Sie ist etwas ganz Besonderes! Sie ist *die Krone der Medizin, die ars divina, die Medizin der Zukunft,* denn

- nur sie kann *Miasmen abtragen*
- nur sie kann *Impfbelastungen und Impfkomplikationen lösen*
- nur sie kann *Unterdrückungen aufheben*
- nur sie kann in die *familiäre Prädisposition* (Blutsverwandtschaft) *eingreifen*
- nur sie kann (chronische Fälle) *dauerhaft heilen* und
- nur sie kann *sanft, schnell* und *ohne Nebenwirkungen heilen.*

Wir müssen also wieder den Weg zurück zur Natur finden! Zu selbständigem Denken und Handeln. Der *mündige Bürger bzw. Patient* ist der Mensch von heute und morgen. Nur so haben wir eine Chance, etwas positiv zu verändern. Unsere Kinder werden es weitertragen, da sie nicht manipuliert sind und sich im Einklang mit der Natur befinden.

Auf jeden einzelnen kommt es an! Hören wir auf damit, zu denken, der einzelne könne nichts bewirken! *Ein jeder ist doch Teil vom Ganzen.* Und das Ganze kann sich nur ändern, wenn jeder einzelne – oder zumindest viele – sich oder etwas ändert. – Was und wieviel der einzelne Mensch wirklich zu leisten vermag, sehen wir an dem „Mann mit den Bäumen“*. Es handelt sich um einen Hirten im Hochland der französichen Alpen, der ganz alleine (!) eine um 1910 noch sehr verlassene, karge, unwirtliche Gegend in eine mehrere Quadatkilometer große, idyllische Waldlandschaft verwandelte, indem er – über Jahrzehnte hinweg – nach System täglich 100 Bäume pflanzte. Nur etwa 30 Jahre später war aus der einstigen Wüstenei eine lebensspendende Oase natürlichen Waldes mit mehreren Ortschaften entstanden, welche mehr als 10 000 Menschen glücklich machte! Wenn man bedenkt, „daß ein einziger Mann mit seinen beschränkten physischen und moralischen Kräften genügt hat, um aus der Wüste dieses ‚gelobte Land‘ erstehen zu lassen“, dann muß uns das Mut machen in dem Bewußtsein, doch sehr viel erreichen zu können. Wir müssen eben nur anfangen zu handeln und nicht von vorneherein resignieren! *Wenn jeder von uns auch nur einen Bruchteil von dem macht, was dieser alte Mann geleistet hat, dann können wir sehr wohl die Welt positiv verändern und wieder „gesund machen“, zu einem Paradies auf Erden.* Und damit die Welt gesundet und überall Frieden herrscht, muß sich zunächst der Mensch ändern, denn er ist Teil der Natur und damit Teil der Schöpfung.

Ich bin glücklich, diesen Weg mit unseren Kindern** und ihren jungen

* *Jean Giono, „Der Mann mit den Bäumen“, 12. Auflage 1996, Theologischer Verlag Zürich*
Wenn Sie wirklich aktiv werden wollen im Sinne von Aufklärung und positivem Denken, dann kaufen Sie bitte dieses Büchlein und studieren die 37 Seiten aufmerksam. Sie werden hochmotiviert sein für Ihr zukünftiges Wirken, auch wenn es sich bislang noch so aussichtslos ausgenommen hat!

** Die Kinder in meiner Praxis – und ganz besonders die entwicklungsgestörten und behinderten Kinder – haben mich (homöopathisch) am meisten gelehrt. Sie haben – zu Beginn ihres jungen Lebens jedenfalls – vielfach noch eine relativ unverfälschte Lebenskraft und damit auch gute Reaktionen auf die richtig gewählten Potenzen und Similia. Die relevanten miasmatischen Zeichen und Symptome und die globalen hereditären Zusammenhänge können bei ihnen am besten studiert werden. Und dieses erarbeitete und erfahrene Wissen ist dann viel, viel leichter auf die Erwachsenen zu übertragen, so daß recht häufig gute Zusammenhänge evident werden, die einem sonst verschlossen geblieben wären.

Familien gehen zu dürfen. Es macht Spaß und erfüllt einen mit Zufriedenheit und Zuversicht, sehen zu können, wie wir mit der Zeit deutlich gesünder werden und somit einen Beitrag dazu leisten, unsere Welt mit all ihren Problemen wieder lebenswerter zu machen. *Der Schlüssel liegt in einer gesunden jungen Generation, die natürlich aufwachsen kann* (jedenfalls frei von Impfungen, Antibiotika und anderen immunsuppressiven Medikamenten sowie frei von unnötigen Operationen, wenn wir einmal die Unfallchirurgie beiseite lassen), *selbständig denkt und keinerlei Ängste zu haben braucht, da sie sich im Einklang mit den kosmischen Gesetzen weiß und die Lösung in sich selbst sucht,* nicht im Außen. Und dazu kann die chronische Homöopathie, insbesondere durch das gezielte Abtragen der komplexen, meist hereditären Miasmen, einen großen Beitrag liefern.

Vom selben Autor:

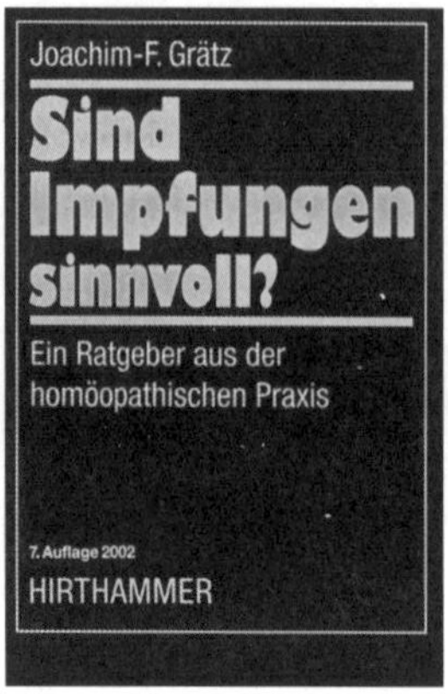

Anhand von biologischen Zusammenhängen und Naturgesetzmäßigkeiten hinsichtlich unseres Immunsystems sowie dem Wesen von Krankheiten führt der Autor den Beweis, daß Impfungen eine grobe Mißachtung von Naturgesetzen sind. Ein wahrhaft empfehlenswerter Ratgeber in erster Linie für Mütter mit Kindern, Homöopathen, Heilpraktiker, Ärzte und dann für jeden, der sich für Homöopathie, Gesundheit, Krankheit, Neigung zu Krankheiten und echtes Heilen interessiert.

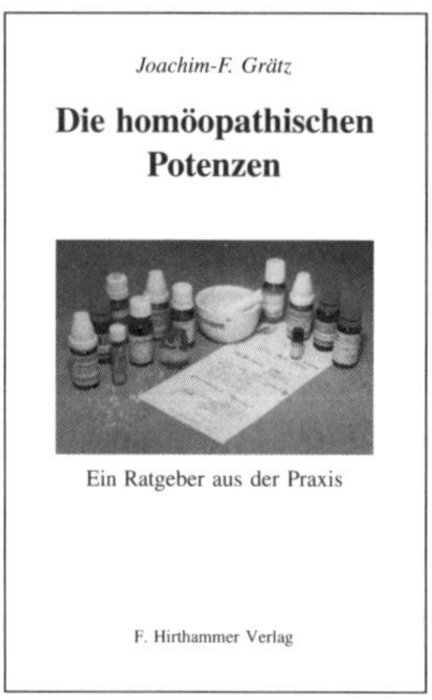

Wissenswertes bzgl. der homöopathischen Potenzen für jedermann. Interessierte Laien aber auch Therapeuten finden eine umfassende Darstellung untermauert mit übersichtlichen Fallbeispielen aus der Praxis. Es wird nicht nur auf die Herstellung der einzelnen Potenzen eingegangen, sondern auch auf die grundlegenden Unterschiede zwischen Tief- und Hochpotenzen, deren Anwendung bei der Akutbehandlung oder einer chronischen Kur sowie bei akuten Zwischenbehandlungen während eines laufenden chronischen Arzneimittels. Darüber hinaus gibt der Autor Antworten auf die meisten immer wieder gestellten Fragen.

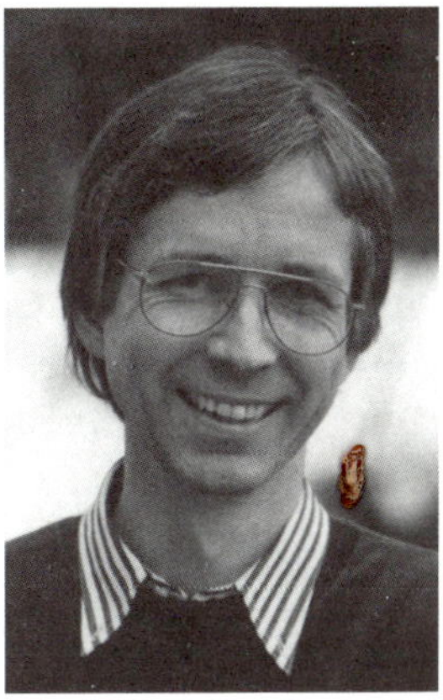

Dr.-Ing. Joachim-F. Grätz, verheiratet, 3 Kinder, arbeitet ausschließlich klassisch homöopathisch unter Berücksichtigung der sog. Miasmen (chronische Grundkrankheiten, Krankheit hinter den Krankheiten). Der geborene Berliner und langjährige Starnberger, frühere Ingenieurwissenschaftler und Softwarespezialist sowie Autor eines 400-seitigen Fachbuches bzgl. 3D-CAD (Hightech) und eines wegweisenden Werkes bzgl. der Impfthematik aus Sicht der Klassischen Homöopathie *„Sind Impfungen sinnvoll? – Ein Ratgeber aus der homöopathischen Praxis"* sowie des aufklärenden Buches hinsichtlich der sog. Potenzen *„Die homöopathischen Potenzen – Ein Ratgeber aus der Praxis"* lebt und praktiziert in Oberhausen i. Obb. Neben der Arbeit in seiner Praxis für Klassische Homöopathie engagiert er sich sehr für diese sanfte Heilweise durch zahlreiche Veröffentlichungen in Fachzeitschriften sowie Referate bei Naturheilvereinen und auf Kongressen. Außerdem leitet er Arbeits- und Mütterkreise für Klassische Homöopathie.